Differenzialdiagnostisches Denken

Von
Prof. Dr. med. habil. Gerhard Klumbies
ehemals Direktor
der Medizinischen Poliklinik
der Friedrich-Schiller-Universität Jena

und
Priv.-Doz. Dr. med. Holger H. Sigusch
Direktor der Klinik für Innere Medizin I
Heinrich-Braun-Krankenhaus Zwickau

4., erweiterte Auflage
mit 61 Tafeln, 4 Tabellen und
19 Abbildungen

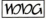 Wissenschaftliche Verlagsgesellschaft mbH Stuttgart

Anschrift der Verfasser:

Prof. Dr. med. Gerhard Klumbies
Sophienstraße 14
07743 Jena

Priv.-Doz. Dr. med. Holger H. Sigusch
Chefarzt der Klinik für Innere Medizin I
Heinrich-Braun-Krankenhaus Zwickau
Städtisches Klinikum
Karl-Keil-Str. 35
08090 Zwickau

Die 1. – 3. Auflage erschienen im S. Hirzel Verlag Leipzig bzw. Stuttgart und Leipzig.

Bibliographische Information der Deutschen Bibliothek
Die Deutsche Bibliothek verzeichnet diese Publikation in der Deutschen Nationalbibliographie; detaillierte bibliographische Daten sind im Internet unter http://dnb.ddb.de abrufbar.

ISBN-10: 3-8047-2221-0
ISBN-13: 978-3-8047-2221-7

Ein Markenzeichen kann warenrechtlich geschützt sein, auch wenn ein Hinweis auf etwa bestehende Schutzrechte fehlt.

Jede Verwertung des Werkes außerhalb der Grenzen des Urheberrechtsgesetzes ist unzulässig und strafbar. Dies gilt insbesondere für Übersetzung, Nachdruck, Mikroverfilmung oder vergleichbare Verfahren sowie für die Speicherung in Datenverarbeitungsanlagen.

© 2006 Wissenschaftliche Verlagsgesellschaft, Birkenwaldstraße 44,
D-70191 Stuttgart
Printed in Germany
Satz: primustype Robert Hurler GmbH, Notzingen
Druck und Bindung: Ludwig Auer, Donauwörth
Umschlaggestaltung: Atelier Schäfer, Esslingen

Inhaltsverzeichnis

Vorwort und Einführung 9

Differenzialdiagnostische Tafeln und Begleittexte 25
Kopfschmerzen 26
Brustschmerzen 34
Oberbauchschmerzen 42
Mittel- und Unterbauchschmerzen 52
Rückenschmerzen 62
Gliederschmerzen 72
Lähmungen 88
Sensibilitätsstörungen 100
Bewusstseinsstörungen 108
Krampfanfälle 120
Schlafsucht 125
Schlaflosigkeit 128
Schwächegefühl ohne ersichtlichen Grund 130
Schwindel 133
Pruritus 138
Fettsucht 145
Magersucht 148
Zyanose 150
Pigmentanomalien 153
Trommelschlägelfinger 157
Exophthalmus 159
Struma 162
Hyper- und Hypothyreose 166
Halsvenenstauung 168
Gynäkomastie 171
Herzrhythmusstörungen 174
Hypertonie 180

Hypotonie, Kollaps, Schock 188
Heiserkeit 192
Husten und Auswurf 198
Dyspnoe 200
Schluckstörungen 213
Pleuraerguss 220
Aszites 226
Erbrechen 230
Diarrhoe 238
Obstipation 248
Blutungen aus den Atemwegen 253
Blutungen aus den Verdauungswegen 258
Ikterus 266
Hepatomegalie 276
Splenomegalie 283
Lymphknotenschwellungen 290
Proteinurie 298
Hämaturie 302
Miktionsstörungen 308
Durst 312
Ödeme 314
Akutes Nierenversagen 318
Vegetative Funktionsstörungen 320
Fieber (Ursachen) 324
Fiebertypen 327
Fieber und Organsymptomatik 331
Leukozytose und -penie 360
Eosinophilie und -penie 362
Monozytose 362
Lymphozytose und -zytopenie 365
Anämie 366
Erythrozytose 374
Hämorrhagische Diathese 377

Normalwerte und Differenzialdiagnose der Abweichungen 385

Übersicht 387

Blut 390
    Blutgerinnung 392
    Blutserum: Farbstoffe 394
    Säuren, Basen, Elektrolyte, Metalle 395
    Eiweiß, Enzyme 400
    Fette 405
    Kohlenhydrate 408
    Harnpflichtiges 409
Herz und Kreislauf 410
Lunge 411
Magen, Darm 412
Pankreas 413
Niere 413
Nebenniere 415
Schilddrüse 416
Bindegewebe 418
Liquor cerebrospinalis 419

Sachverzeichnis 421

Vorwort und Einführung

Differenzialdiagnostisches Denken ist die geistige Haupttätigkeit des Arztes. Bei jedem Patienten entfaltet es die Anamneseerhebung, bestimmt die Schwerpunkte der persönlichen Krankenuntersuchung, leitet die Wahl von Zusatzuntersuchungen und ist Voraussetzung für eine gezielte Therapie.

Morgagnis weltberühmtes Werk „De sedibus et causis morborum" über Sitz und Ursache der Krankheiten war 1610 mehr ein Konzept und noch keine systematische Darstellung. Es begründete aber die pathologische Anatomie.

Als man zu unterscheiden begann zwischen -itis für Entzündung, -om für Raumforderung und -ose für Degeneration hatte man ein diagnostisches Schema: Nephritis, Nephrom, Nephrose, Adenitis, Adenom, Adenose, Myelitis. Myelom, Myelose usw.

So faszinierend es war, Krankheiten durch ihre Namen zu charakterisieren, die wissenschaftliche Entwicklung sprengte diesen Rahmen. Man denke nur an Neuritis, Neurom, Neurose. Von Letzterer wurden die Tabes dorsalis und andere degenerative Erkrankungen abgegrenzt und schrittweise wurde die Neurose ganz aus dem Gebiet nervaler Störungen verdrängt, sodass sie jetzt nur noch Verhaltensstörungen anderen Ursprungs bezeichnet, nämlich erworbene Fehlprogrammierungen psychischer Verhaltenssteuerung. Dagegen wurden degenerative Folgen des Diabetes mellitus lange als Neuritis angesehen, konnten aber nun nicht mehr als Neurose bezeichnet werden, sondern wurden ganz unbestimmt zur Neuropathie erklärt. Ähnlich sieht es auf anderen Gebieten aus. An Wortbildungen können wir uns also heute nicht mehr halten. Das Bedürfnis nach einem überschaubaren Rahmen für die differenzierende Diagnostik ist aber eher gewachsen.

Die „Differenzialdiagnose innerer Krankheiten" von Max Matthes, einem meiner Vorgänger als Direktor der Medizinischen Universitäts-Poliklinik Jena, erschien in immer neuen Auflagen von 1919 bis 1950. Die letzten Auflagen bis zur 13. hatte H. Curschmann fortgeführt. In diesem Lehrbuch wurden, von Verdachtsdiagnosen ausgehend, ausführlich Krankheiten mit Krankheiten verglichen. Mit der anwachsenden Zahl neu erkannter Krankheitsbilder wurde dies zwangsläufig unübersichtlich.

Die „Differentialdiagnose innerer Krankheiten" von Robert Hegglin bzw. seinem Mitarbeiter W. Siegenthaler folgte 1952 und hat inzwischen 17 Auflagen erreicht. Hegglin leitete wiederum eine Medizinische Universitäts-Poliklinik, nämlich in Zürich. Ein Zufall ist dies nicht; denn gerade in den Polikliniken müssen Krankheiten einer relativ großen Zahl neuer Patienten täglich in wenigen Stunden diagnostiziert werden.

Die Technik des Diagnostizierens änderte sich. Man begann, sich vom führenden Symptom leiten zu lassen und listete alle Krankheiten auf, bei denen es auftrat. Solche Checklisten wurden erdrückend, und mit Recht stellte Hegglin fest: „Meist gibt es allerdings so viele Möglichkeiten, dass aus einer wahllosen Aufzählung kein Gewinn zu erzielen ist und andere Erscheinungen mitverwertet werden müssen."

Die Wahl der Gesichtspunkte für die Unterteilung fiel bei verschiedenen Autoren unterschiedlich aus und sogar unterschiedlich von Symptom zu Symptom beim gleichen Autor. Dies erschwert den Überblick außerordentlich und ganz unnötig.

Das vorliegende Buch geht von einem einzigen, gut begründeten Unterteilungsprinzip aus. Wir glauben, dass die meisten Ärzte heute intuitiv angenähert so diagnostizieren und dass nur die Lehrbücher dies bisher nicht nachgezeichnet haben. Bedeutet es doch Erleichterung und größeren Überblick.

Für den angehenden Arzt bedeutet die Einstellung auf Differenzialdiagnostik noch einmal eine besondere geistige Herausforderung. Denn der Student lernt die Krankheitslehre in einer völlig anderen Form kennen, als dieses Wissen vom behandelnden Arzt abgefordert wird.

Er erlernt Krankheiten mit den ihnen zugehörigen Symptomen.

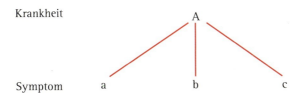

Dies ist die begreifbarste Form der Wissensaneignung, nämlich in kurzen Kausalzusammenhängen. Aber abverlangt wird vom Arzt, dass er vom Symptom ausgehend wissen muss, bei welchen Krankheiten es vorkommt.

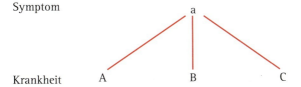

Gedankenlos wäre es zu meinen, das sei ja dasselbe, nur rückwärts. Es handelt sich um eine vollständige Neuanordnung des Wissens.

Im Wesentlichen bringt Differenzialdiagnostik keinen neuen Wissensstoff. Sie ist eine Neuanordnung des erworbenen Wissens unter dem Gesichtspunkt der praktischen Nutzbarkeit. Konkret stellen sich differenzialdiagnostisch zwei Grundfragen:

1. Bei welchen Krankheiten kommt das gegebene Symptom vor?
2. Durch welche Symptome unterscheiden sich diese Krankheiten?

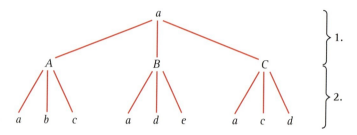

Der zweite Schritt bewegt sich in dem schon vertrauten Bereich des Wissens, nämlich der Kenntnis zu einer Krankheit gehöriger Symptome. Man sollte meinen, Lehrbücher der Differenzialdiagnose befassen sich vor allem mit der ersten, noch unbekannten Frage und würden für die zweite auf das bereits erworbene Wissen verweisen. Doch blättert man die eingeführten Bücher durch: Sie beginnen erst richtig mit dem zweiten Schritt. Für den ersten bieten sie kaum mehr als Listen. Und wer eine solche Liste lernt, hat nichts gelernt, was er auch in anderen Fällen verwenden kann, kein verallgemeinerungsfähiges Wissen, keine Entwicklung selbstständigen differenzialdiagnostischen Denkens.

Nachschlagewerke für Spezialgebiete wie Kinderheilkunde oder für Subspezialitäten der Inneren Medizin bringen auch Raritäten und Spezialmethoden, deren Berücksichtigung für einen Spezialisten unentbehrlich ist. Für die differenzialdiagnostische Ausbildung aller Ärzte aber wären sie weit mehr überfordernd als hilfreich.

Zu schätzen sind differenzialdiagnostische Bildbände, besonders in der Dermatologie, Hämatologie, Röntgen-, Ultraschalldiagnostik usw., auch für Krankheitsbilder, die durch Ein-Blick-Diagnostik zu erkennen sind. Dies trifft für die meisten Erkrankungen aber nicht zu. Andere Bücher gehen dadurch weiter, dass sie zu den zahlreichen Symptomen, die sich aus der zweiten Frage ergeben, auch noch die Methoden zu deren Erfassung angeben, manche geben bei den Labormethoden auch gleich die Normalwerte mit an. Bei Unerfahrenen kommt dabei der Eindruck auf, man müsse alle zusammengestellten Untersuchungen durchführen, um zu klären, welche Erkrankung vorliegt. Niemand mit Erfahrung geht aber so vor, dass er alle Untersuchungen für alle Krankheiten, die zu einem Leitsymptom gehören, aufs Programm setzt.

Das „Leitsymptom" hat nur die didaktische Funktion, vor Augen zu stellen, was hinter diesem einen Symptom alles verborgen sein kann. Schon ein zusätzliches Symptom (das man ebenso als „Leitsymptom" betrachten kann, hinter dem eine Menge von Möglichkeiten steht) engt den Kreis der in Betracht kommenden Krankheiten auf diejenigen ein, die zugleich bei beiden Leitsymptomen vorkommen. Das betrifft regelmäßig nur einen Bruchteil.

Selbstständiges diagnostisches Differenzieren beginnt mit dem zweiten Symptom. Es siebt Krankheiten mit einer bestimmten **Symptomkombination** heraus. Ihre Zahl wird durch Hinzunehmen eines weiteren Symptoms eingeengt. Und dies Verfahren setzt man fort, bis mit aller Klarheit die Kontur einer einzigen Krankheit sich abzeichnet. Im Verlaufe dieses Vorgehens ergeben sich Handlungsanweisungen, gezielt nach ergänzenden und beweisenden Symptomen zu suchen. Dabei greifen wir den richtigen Kerngedanken wieder auf: Bei jeder zu diagnostizierenden Krankheit ist der **Ort** und die **Art** der Erkrankung zu unterscheiden. Natürlich in einer unseren modernen Kenntnissen entsprechenden Weise und ohne Vernachlässigung der Systemzusammenhänge.

Ein Arzt soll sich in seiner Wissenschaft auskennen wie in einem Hause, in dem jedes Organ einem Stockwerk entspricht, und der immer wiederkehrenden Zimmeraufteilung die Zahl der unterschiedlichen Krankheitsursachen (genetisch, traumatisch, toxisch, entzündlich, allergisch, neoplastisch, zirkulatorisch, hormonell, nerval usw.).

Die erste Frage der Differenzialdiagnose „Bei welchen Krankheiten kommt ein gegebenes Symptom vor?" verlangt eine Auslese aus der Gesamtheit aller Krankheiten. Man muss fähig sein, in Gedanken das ganze Gebäude zu durchlaufen, wenn man auch sehr bald lernt, wohin man sich darin in bestimmten Fragen zu wenden hat.

Die Tafeln

Sie sind das Kernstück dieser Einführung ins differenzialdiagnostische Denken. Sie stellen nicht nur die bei einem Leitsymptom infrage kommenden Krankheiten vor, sondern diese gleich in einem Rahmen zusätzlicher Symptome.

Dieser Rahmen ist bei allen Leitsymptomen der gleiche: Zuerst werden immer die **Organe** genannt, deren Erkrankung zu dem Leitsymptom führen kann. Dem Ort folgt die Art der Erkrankung; denn als zweites werden bei jedem Organ die in diesem Fall in Betracht kommenden **Pathogenesen** angeführt, und Letzteres nach folgendem Schema:

Von den Erkrankungen werden vorweg die *angeborenen* genannt, dann die erworbenen; zunächst die durch Schädigung aus dem *äußeren* Milieu, also Kräfte, Stoffe oder Lebewesen der Umwelt, abschließend die durch Schädigung aus dem *inneren* Milieu, also zirkulatorisch, metabolisch oder nerval.

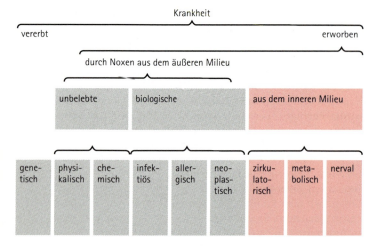

Neoplastische Veränderungen treten letztlich als *raumfordernde Prozesse* hervor. Für die Früh- und Differenzialdiagnostik maligner Tumoren ist die mittlere *Senkungsbeschleunigung* ein sehr beachteter Hinweis. An Häufigkeit noch vor den Kollagenosen werden maligne Geschwülste zu lange als Ursache fieberhafter Krankheitsverläufe verkannt und als unklare Infektionskrankheiten betrachtet. Diese symptomatische Nähe veranlasst uns in der differenzialdiagnostischen Überlegung die Tumoren zu den Infektionskrankheiten und anderen Auseinandersetzungen mit Fremdbiologischem zu stellen. Tatsächlich geht es ja bei den Malignomen um körperfremd gewordene, aggressive und zu Gewichtsabnahme und Kachexie führende Gebilde. Meist bei über 50-Jährigen.

Zirkulatorische Störungen werden durch die Anamnese angekündigt, aber erst durch die persönliche Untersuchung in Inspektion, *Perkussion, Auskultation* und Blutdruckmessung geklärt, zumindest so weit, dass die Indikation zu einer technischen Untersuchung gestellt wird. Den Durchblutungsstörungen wirkungsgleiche *hämatologische* Mängel (Anämie, Polyzythämie) führen wir ebenfalls an dieser Stelle an.

Hormonelle und *metabolische* Störungen, die auch sonst in einem Atemzuge genannt werden und sich z. T. überlappen, fügen wir auch hier zusammen, obwohl die hormonellen Erkrankungen häufig durch *Blickdiagnose* erkannt und labormäßig nur bestätigt werden, während die Stoffwechselstörungen, wenigstens in frühen Stadien, nur durch *Laboratoriumsuntersuchungen* zu erfassen sind. Die Veranlassung hierzu geben meist charakteristische, jedoch unspezifische Hinweissymptome, nicht selten auch prophylaktische Reihenuntersuchungen.

> *Nervale* und *psychische* Störungen festzustellen, gelingt nur bei der persönlichen Beschäftigung mit dem Patienten. Die *neurologische* Untersuchung, wie sie jedem Arzt zu Gebote steht, wird in ihrer Leistungsfähigkeit vielfach nicht ausgeschöpft wegen einiger Schwächen in der Differenzialdiagnose. Die *psychisch* bedingten körperlichen Störungen (nur diese kommen hier differenzialdiagnostisch in Betracht, nicht intrapsychische Abweichungen vom Normalen) fügen wir hier an, weil sie auf dem (intakten) Nervenwege wirksam werden und nichts körperlich bewirken, was nicht auch durch andere Innervationsstörungen eintreten kann. Überwiegend betreffen sie die vegetativen Funktionen. Adäquat erfasst werden können sie nur durch das Gespräch. Stark emotionelle Erscheinungen bei Schilderung der Lebensumstände, unter denen die körperliche Störung eintrat, vermögen Hinweise zu geben. Der zeitliche Zusammenhang zwischen bestimmten emotionellen und körperlichen Erscheinungen muss durch die wiederholte Verknüpfung aus dem Zufallsbereich herausgetreten sein. Durch gesprächsweise Verlebendigung der Emotion kann die körperliche Störung provoziert und dabei funktionsdiagnostisch erfasst werden.

Im Interesse der Einprägsamkeit werden diese Farbblöcke konkurrierender Pathogenesen nur *nebeneinander* aufgeführt. Das ist immer möglich, wenn nur *ein* Organ differenzialdiagnostisch in Betracht kommt.

Sind aber bei einem Leitsymptom mehrere Organe nebeneinander zu berücksichtigen und können deshalb bei jedem einzelnen die verschiedenen Pathogenesen nicht nebeneinander angeordnet werden, verzichten wir auf eine dann nur wirr zerfleckte Farbunterlegung. Es ist leichter, die gleiche Gliederung auch ohne Farbhilfe zu sehen, wenn man sie sonst stets in übersichtlicher Form kennen gelernt hat.

Chemische, toxische Schädigungen sind zum Teil anamnestisch zu klären, zum Teil aus der beruflichen, häuslichen oder Drogen-Situation. Sie rufen charakteristische *Vergiftungsbilder* hervor, die bei den häufigsten sehr bekannt sind (Alkohol, Nikotin, Kaffee, Schlafmittel, Psychopharmaka, CO, gewerbliche Lösungsmittel, Glykosidüberdosierung, Morphium), bei den selteneren in ihrer Vielfalt aber schwierige Fahndungsprobleme bilden können, auch unter Zuhilfenahme des toxikologischen Auskunftsdienstes. Laborchemische Untersuchungen sind letztlich entscheidend.

Infektionskrankheiten sind durch ihre Beeinträchtigung des Allgemeinbefindens, Fieber, Pulsfrequenz, Senkungserhöhung und Blutbildveränderungen charakterisiert, wobei bakterielle Entzündungen meist eine Leukozytose, Virusinfektionen meist eine normale Leukozytenzahl mit relativer Monozytose aufweisen. Vielfach ist die Infektionsquelle anamnestisch zu eruieren. *Erregernachweis* bzw. spezifische serologische Reaktionen sind letzter Beweis.

Parasitäre, allergische und immunologische Erkrankungen fassen wir zur zweiten Gruppe der Auseinandersetzung mit Biologischem zusammen. Sie führen wie die Infektionskrankheiten zur *Antikörperbildung* (auch wenn diese bei leicht erkennbaren Parasiten unbeachtet bleibt). Allergentests der Haut sind nur für Hautallergien beweisend und können Inhalationstest oder Probekost nicht ganz ersetzen. Nachweisbare Autoantikörper, Immunkomplexe, Schwächen im Immunsystem bilden weitere Beweisstücke. Parasitäre und allergische Erkrankungen sind regelmäßig und autoimmunologische Kollagenosen zum Teil durch eine *Eosinophilie* ausgezeichnet. Kollagenosen werden häufig als Ursache einer fieberhaften Krankheit und Senkungsbeschleunigung verkannt.

Es gibt einige Pathogenesen mehr, als in dem gezeichneten Rahmen genannt sind. Aus sachlichen Gründen, die gleich anschließend dargelegt werden sollen, gliedern wir sie jedoch in diesen Rahmen ein. Denn die 3 x 3-Gruppierung prägt sich noch leicht ein und begünstigt die geistige Ablösung von der Vorlage. In vieljähriger Lehrerfahrung an der Universität hat sich mir diese Darstellungsform als die besthaftende erwiesen.

Der Lernende unterscheidet scharf zwischen dem, was er differenzialdiagnostisch selbst *können* oder über unterschiedlich spezialisiertes Vorgehen nur *kennen* muss. Und das Können will er von *einem* erlernen, mit einer einheitlichen Denkkonzeption und nicht nach heterogenen Subspezialisten-Schemata.

Wodurch wird bei unserer Einteilung in 3 x 3 wohlbekannte Pathogenese-Gruppen die einzelne Gruppe charakterisiert?

Genetische Erkrankungen prägen sich in der *Familienanamnese* aus, bestehen seit Geburt, manifestieren sich manchmal erst in der Entwicklung, behalten einen chronischen Charakter. Der Organismus begegnet ihnen nicht mit Abwehrreaktionen, sie bleiben klinisch stumm, bis ihre Insuffizienz unter normalen Lebensanforderungen zutage tritt oder eine Einbruchspforte für andere Erkrankungen bildet.

Physikalische Schädigungen durch traumatische, mechanische, akustische, thermische, elektrische, radiologische usw. Ursachen werden fast ausnahmslos *anamnestisch* angezeigt. Sie bieten häufig äußerlich erkennbare Folgewirkungen und ein charakteristisches Schädigungsprofil.

Klare gedankliche, optisch unterstützte Gliederung ist eine Voraussetzung dafür, dass ein Wissensspeicher sich selbst durch wiederholten Gebrauch weitgehend überflüssig machen kann.

Gerade bei den sich rasch und unablässig wiederholenden differenzialdiagnostischen Aufgaben des Arztes ist eine zunehmende Selbstständigkeit wichtig. Nicht das Nachlesen, sondern das *„Dran denken!"* wird zum Hauptprinzip der Differenzialdiagnose. *Woran man nicht denkt, das diagnostiziert man auch nicht.* Absurd wäre es, das „Dran denken!" als passives Erwarten von Einfällen misszuverstehen. „Dran denken" ist das Ergebnis differenzialdiagnostischer Ordnung und geistiger Aktivität.

Bei den meisten Patienten von selbst daran denken, heißt nicht: *bei den meisten Krankheiten.* 50 % unserer Patienten stellen uns zusammen nur ein Dutzend Krankheiten vor, die eben häufig auftreten. Bei den andern 50 % steigt die Zahl unterschiedlicher Krankheiten rasch exponentiell an. Auf jedes Prozent kommen dann 10 Krankheiten und mehr. Natürlich ist nicht jede Krankheit, die unter Tausenden einmal vorkommt, uns ständig vertraut. So bleibt die differenzialdiagnostische Nachschlagemöglichkeit für jeden Arzt zeitlebens eine Notwendigkeit.

Bei Unsicherheit und Wissenslücken bilden die Tafeln auch Wegweiser zum Unbekannten.

Der Umfang entspricht dem im Studium auch lehrmäßig vermittelten Wissensrahmen.

Differenzialdiagnostisches Denken bezieht sich immer auf den Komplex aller Erkrankungen. Symptome halten sich nicht an Spezialisierungsgrenzen und Subspezialisierungsgrenzen. In der Differenzialdiagnostik manifestiert sich die *Einheit der Medizin* am stärksten. Sie bildet die Basis der gemeinsamen Kooperation von Ärzten aller Fachgebiete.

Der Text

Die Tafeln haben die erste Frage beantwortet: „Bei welchen Krankheiten kommt das gegebene Symptom vor?" Und sie beginnen schon, optisch unterstützt, mit der Beantwortung der zweiten Frage: „Durch welche Symptome unterscheiden sich diese Krankheiten?" Der Text wiederholt nichts und vermeidet z. B. bei den Infektionskrankheiten ständig zu wiederholen, dass Fieber und Blutveränderungen eintreten, sofern keine Besonderheiten zu berichten sind. Der Text setzt die Antwort auf die zweite Frage fort.

Die Ziffer nach dem Stichwort in der Tafel bzw. vor dem Stichwort im Text ermöglicht die schnelle Verbindung.

Der Text bemüht sich um knappe Äußerungen. So nennt beispielsweise bei den vegetativen Funktionsstörungen der Hinweis auf eine mögliche Tuberkulose nur die Frühsymptome dieser Krankheit, dagegen gibt bei Diarrhoen der gleiche Hinweis auf eine Tuberkulose nur Fingerzeige auf ein fortgeschrittenes Stadium. Der Text ist also keine kurz gefasste Krankheitslehre. Er würdigt das im Studium bereits erworbene Wissen und ist auf die aktuelle Fragestellung konzentriert.

Der kurze Text will sich mit wiederholtem Gebrauch zunehmend entbehrlich machen. Etwas überspitzt kann man sagen: Der Text hat die Bestimmung nicht gelesen zu werden. Richtiger: Schon bei Nennung einer Diagnose geistig präsent zu sein.

Dem Ziel des ärztlichen Zeitgewinns dient es auch, dass wir Stichworte zu Krankheiten lieber wiederholen als auf andere Textstellen zu verweisen. Da die gleiche Krankheit unter mehreren Leitsymptomen auftauchen kann, würden Verweise mehr zu einem Herumblättern führen und weniger zu einem straffen Gedankengang.

Eingeleitet wird der Begleittext zu jedem Leitsymptom von einer **Groborientierung**. Sie ist ein Ratschlag, wie man bei der Bewältigung der Abklärung umfangreicher Krankheitsgruppen jeweils zweckmäßig vorgeht.

Zur Bewertung des Auftretens oder Fehlens eines Symptoms ist es nützlich, seine Häufigkeit bei einer Krankheit zu kennen. Bei der Wahl, dies in Zahlen oder Worten auszudrücken, entschieden wir uns im laufenden Text für Worte. Sie besagen:

immer		100%
regelmäßig	über	90%
meist	über	75%
überwiegend	über	50%
häufig, oft	über	25%
manchmal	über	10%
selten	unter	10%

Nach einem Bonmot ist in der Medizin das Atypische typisch. Wenn sich jemand einen Bart zugelegt oder ihn abgelegt hat, versuchen wir durch genaueres Beachten der anderen Gesichtszüge, ihn zu erkennen. Gleiches bietet die Differenzialdiagnostik: Bei Unstimmigkeit eröffnet sie den Erkenntnisweg schärferer Betrachtung sonst unbedeutenderer Symptome.

Die Fünf-Sinne-Diagnostik und Gedankenarbeit des Arztes kann durch eine Schrotschuss-Labordiagnostik nicht ersetzt werden. Die erforderlichen Zusatzuntersuchungen sind im Text jeweils angegeben. Zur Ergebnis-Bewertung weisen Kleinziffern auf den folgenden Buchabschnitt: „Normalwerte und Differenzialdiagnose der Abweichungen".

Mehrere Methoden, zwischen denen man wählen kann, trennt ein Schrägstrich. Zuerst genannt ist die brauchbarste. Es folgen nicht nur solche, die bei einfacherer Ausstattung noch ihre Bedeutung haben, sondern auch Methoden, die wegen ihres Aufwandes nur im Bedarfsfall zusätzlich herangezogen werden.

Methoden. die nur innerhalb eines Spezialgebietes beherrscht und bewertet werden, sind lediglich als indiziert genannt.

Normalwerte und Differenzialdiagnose der Abweichungen
Zur Beurteilung von Messwerten aus Zusatzuntersuchungen finden sich hier alle Angaben im neuen Internationalen System der Maßeinheiten und daneben in den mehr konservativen Maßeinheiten. Beides ist in Praxis und Literatur noch nebeneinander vertreten.

Jeder pathologische Wert ist ein Symptom und als solches vieldeutig, bis es sich in eine Gesamtdiagnose einfügt. Nicht selten bildet ein unerwarteter Laborwert den Ausgangspunkt für Überlegungen. Differenzialdiagnostische Hinweise zu diesen Abweichungen sind also nicht weniger wichtig als zu jedem anderen Symptom.

Aufgeführt sind zuerst alle Blutwerte, dann die Werte bei der Untersuchung von Organen wie Herz, Lunge, Niere, Schilddrüse usw.

Zum Gebrauch des Buches

Wer mit einer Verdachtsdiagnose kommt, findet über das Sachverzeichnis die Stelle der diagnostischen Differenzierung. Wer von einem Leitsymptom ausgehen will, hat die Tafeln. Geordnet sind sie nach dem Ablauf einer Krankenuntersuchung: Schmerzanamnese, andere Selbstbeobachtungen, Ernährungs- und Kräftezustand, Hauterscheinungen, Kopf, Hals Brust, Blutdruck, Abdominal- und Urinbefunde, fehlender Organbefund, zum Schluss Fieber und Blutbefunde. Hochgestellte Kleinziffern in Tabellen bzw. Text verweisen auf Normalwerte und Differenzialdiagnosen.

Für einen Gewinn an Übersichtlichkeit haben wir kleine Abweichungen vom Schema immer in Kauf genommen.

Nicht gewählt haben wir eine alphabetische Befundordnung, weil Zusammengehöriges griffig aneinander gereiht werden muss, Aszites und Pleuraerguss sich näher stehen als A und P, Hepatomegalie, Splenomegalie und Lymphknotenschwellungen einander näher sind als H, S und L. Wer trotzdem lieber alphabetisch sucht, kann dies leicht nach dem Sachverzeichnis. Eine Ausnahme mussten wir bei den Infektionskrankheiten machen. Die Tafel „Fieber und Organsymptomatik" zeigt so viele Allgemeininfektionen mit *multiplem* Organbefall, dass sich der Begleittext nicht nach Organen gliedern lässt und eine alphabetische Ordnung übersichtlicher ist.

Allgemein die Symptome nach Organen zu ordnen, ist müßig. Was man Differenzialdiagnose der Nierenerkrankungen oder Herzklappenfehler nennt, ist wichtig, steht aber im Krankheitenlehrbuch ohnehin schon beisammen, leicht nachzuschlagen. Nur wie man von ganz woanders her auf eine Erkrankung kommt, also von unspezifischen Symptomen ausgehend, zwischen zahlreichen Möglichkeiten hindurch bis zu einer eindeutigen Diagnose, das bedarf einer besonderen differenzialdiagnostischen Darstellung, also z. B. der Weg von der Proteinurie zum Lupus erythematodes.

Mehreren Interessentengruppen kommt dieses Buch entgegen. Schon dem Studenten der letzten Studienjahre soll es helfen, sein erworbenes Wissen für die diagnostischen Aufgaben als Arzt zu integrieren. Der Lehr- und Prüfungsstoff für Leitsymptome an Universitäten ist voll berücksichtigt. Die hier an die Hand gegebenen Hilfen reichen weiter. Dem jungen Arzt will das Buch als Wissensspeicher dienen, der sich beim Gebrauch mit der optischen Unterstützung gut einprägt. Dem erfahrenen Arzt für Allgemeinmedizin möchte es ein schneller Berater in schwierigen diagnostischen Fragen sein und die konsiliarische Verständigung erleichtern. Dem Spezialisten kann es den Blick über seine Grenzen hinaus geschärft erhalten.

Die Berücksichtigung der neueren Entwicklungen hat Herr PD. Dr. Holger Sigusch, ehemals Oberarzt der Medizinischen Klinik I der

Friedrich-Schiller-Universität Jena, jetzt Chefarzt der Klinik für Innere Medizin I am Heinrich-Braun-Krankenhaus Zwickau übernommen, der auch für die Weiterführung des Buches zur Verfügung steht.

Dem Verlag sei an dieser Stelle für die verständnisvolle und hilfreiche Zusammenarbeit in der Gestaltung des Buches besonders gedankt!

Jena, im Herbst 2005
Gerhard Klumbies
Holger Sigusch

Differenzialdiagnostische Tafeln und Begleittexte

Kopfschmerzen

Myalgie ①
- der äußeren Kopfmuskeln
- der Nackenmuskulatur

Vasomotorischer Kopfschmerz ②
- Migräne
- Cluster-Kopfschmerz ③

Arteriitis temporalis ④
Zerebralsklerose ⑤

Schädelknochen
- fraktur
- osteomyelitis

Sinusitis frontalis ⑥
- maxillaris
- sphenoidalis

Zahnschmerzen
Kiefergelenkschmerzen ⑦
Migraine cervicale ⑧

Augen
- Refraktionsanomalien ⑨
- Akkommodationsparese ⑨
- Strabismus, Heterophorie ⑨
- Glaukom ⑩
- Hornhautaffektion
- Iridozyklitis ⑪
- Neuritis n. optici ⑫

Ohr
- Gehörgangsfurunkel ⑬
- Otitis media, Komplikationen ⑭

Epidurales Hämatom ⑮
Subdurales Hämatom ⑯
Subarachnoidalblutung ⑰
Sinusvenenthrombose ⑱
Meningitis ⑲
Enzephalitis ⑳
Hirnabszess ㉑
Hirndruck durch ㉒
- Tumor
- Ödem
- Liquorabflussstopp
- Liquorunterdruck ㉓

Neuralgie
d. Trigeminus I, II oder III ㉔
- d. Nerv. occipital. major ㉕

Läsion d. Kopf-Schmerzbahnen ㉖

psychisch bedingter Kopfschmerz ㉗
chron. posttraumat. Kopfschmerz ㉘

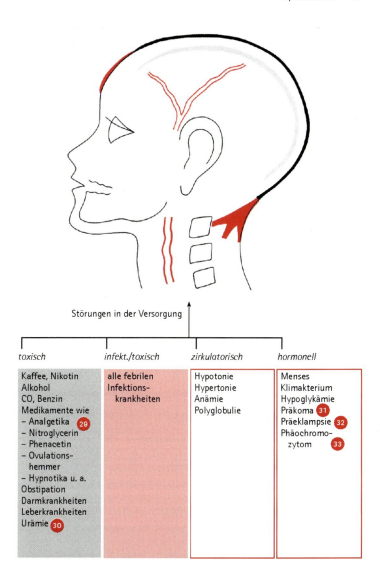

Groborientierung. Die Myalgie (Spannungskopfschmerz) ist eine Ausschlussdiagnose. Bei den anderen Kopfschmerz-Erkrankungen findet sich meist eine Begleitsymptomatik, die bei der unmittelbaren Krankenuntersuchung wegweisend für die weitere Diagnostik wird. Es ist jedoch zu beachten, dass auch symptomatische Kopfschmerzen den Kopfschmerzen vom Myalgietyp (Spannungstyp) ähneln können.

Selbst bei Fehlen von Begleitsymptomen wird man bei schwerwiegenden Kopfschmerzen *alle* Möglichkeiten systematisch überprüfen (Anamnese, Blut, -zucker, -druck, Harnstoff-N, Urin, Enzyme; ggf. Computertomographie oder Magnetresonanztomographie Schädel, - Röntgenuntersuchungen der Nebenhöhlen und der Halswirbelsäule) unter Inanspruchnahme auch des Augen-, Ohren- und Nervenarztes.

Die häufigsten Ursachen sind die Myalgie (Spannungskopfschmerz) und Migräne. Erst die komplexe Diagnose liefert dann die Basis einer angemessenen Therapie.

❶ Myalgie, Spannungskopfschmerz. Fakultativ verbunden mit vegetativen Begleiterscheinungen (nach Ausschluss symptomatischer Ursache). Keine neurologische Begleitsymptomatik. Dauer 30 min bis 1 Woche. Klinische Charakteristika: drückend-ziehender, nicht pulsierender Schmerz, bilateral lokalisierter Schmerz, typischerweise beschrieben wie „Ring um den Kopf", Spannungsgefühl, leichte bis mäßige Schmerzintensität, die die üblich körperliche Aktivität nicht beeinträchtigt, nicht durch Treppensteigen oder vergleichbare körperliche Aktivität verstärkt.

❷ Migräne. Erkrankung mit intermittierend auftretenden Kopfschmerzattacken verbunden mit vegetativen Begleiterscheinungen ohne symptomatische Ursachen. Prodromalphase („Plussymptome" z. B. Heißhunger, Hyperaktivität; „Minussymptome" z. B. Müdigkeit, Abgeschlagenheit), Kopfschmerzphase (4–72 Stunden) als Migräne ohne Aura (einseitig, pulsierend, durch Aktivität verstärkt, Beeinträchtigung im Alltag und mindestens ein vegetatives Begleitsymptom wie Appetitlosigkeit, Übelkeit, Erbrechen, Lärm-/Lichtscheu) oder als Migräne mit Aura mit zusätzlichem Auftreten von zentral erklärbaren Aurasymptomen (Flimmerskotom, Hemianopsie, grelle Lichtblitze, Halluzinationen; Hemiparese, Sprachstörung, Kribbelparästhesien).

❸ Cluster-Kopfschmerz. Kopfschmerzerkrankung mit periodisch gehäuft auftretendem, attackenförmigem und streng einseitigem Schmerz, verbunden mit lokalisierten autonomen Reizerscheinungen. Sehr starker, „vernichtender" bohrend-stechender Schmerz orbital, supraorbital und/oder temporal, frontal (nahezu nie Seitenwechsel) mit Hautrötung, Tränen- und Nasensekretion sowie Horner-Syndrom (Enophthalmus, Ptosis, Miosis). Meist nachts zwischen 1 Uhr und 3 Uhr, 1 Attacke jeden zweiten Tag bis 8 Attacken pro Tag, Dauer 15–180 min, Clusterdauer 2 Wochen bis 2 Monate

❹ Arteriitis temporalis, Riesenzellenarteriitis. Dauerkopfschmerz in der Temporalgegend. Eine Panarteriitis verwandelt die A. temporalis in einen hervortretenden, druckschmerzhaften, derben Strang, ebenso aber auch andere, weniger sichtbare Gefäße. BSG stark beschleunigt.

❺ Zerebralsklerose. Altersbedingt fortschreitend Kopfschmerz, Schwindel, Gedächtnisschwäche, Konzentrationsstörungen, Reizbarkeit, zerebrale Funktionsausfälle.

❻ Sinusitis maxillaris, sphenoidalis, ethmoidalis, frontalis. Bei Rhinitis mit eitrigem Sekret vorwiegend einer Nasenseite und Abfluss in den Rachen. Befallene Kiefer- oder Stirnhöhle klopfschmerzhaft. Röntgenaufnahme der Nebenhöhlen zeigt teilweise Verschattung bzw. Spiegelbildung.

❼ Kiefergelenkschmerzen beim Kauen, Sprechen, Druckschmerz am Gelenkköpfchen. Schmerz ausstrahlend.

❽ Migraine cervicale. Zervikogener Kopfschmerz, oberes Zervikalsyndrom. Vom Hinterkopf ausgehende Schmerzen, seitendifferent, oft durch Kopfhaltung beeinflussbar, Übelkeit, Schwindelzustände. Rezidivierend. N. occipitalis major und minor (aus C_2 und C_1)

an der Crista occipitalis oft druckschmerzhaft. Im Röntgenbild Zwischenwirbelräume verschmälert, Wirbeldeckplatteneinbrüche (Osteochondrose); Geradhaltung der Halswirbelsäule statt der normalen Lordose. Muskelspannung, radikuläre Schmerzen und vorübergehende Durchblutungsstörungen der A. vertebralis sind zu unterschiedlichen Anteilen beteiligt.

9 **Augen-Refraktionsanomalien, Akkommodationsparese, Strabismus** und Heterophorie lösen beidseitige Kopfschmerzen aus, besonders in Augenregion und Stirn, abhängig von längeren Näharbeiten, Lesen, Fernsehen.

10 **Glaukom.** Asymmetrischer, heftigster Augen- und allgemeiner Kopfschmerzanfall, Brechreiz. Anamnestisch meist Rezidiv, auslösend Pupillenerweiterung (Dunkelheit, Anstrengung, Angst, Atropin). Konjunktiva gerötet, Hornhaut matt, Bulbus steinhart. Ophthalmologische Tonometrie: bis 100 mmHg statt 20. Stündlicher Verfall der Sehkraft, unvollständig reversibel. Beim (primär) chronischen Verlauf Sehkraftminderung, nur z. T. Nebelsehen, Regenbogenfarben um Lichter.

11 **Iridozyklitis.** Durch gleichzeitige meningeale Reizung auch Schmerzen über dem ganzen Kopf. Augenspiegelung.

12 **Neuritis n. optici.** Schmerzen hinter dem Auge, verstärkt durch Augenbewegung, rasche Abnahme der Sehkraft.

13 **Gehörgangsfurunkel.** Heftiger lokaler Schmerz, verstärkt bei Druck auf den Tragus. Ohrspiegel: gerötete Erhebung; nach Durchbruch Eiter.

14 **Otitis media.** Plötzlich reißende Lokalschmerzen, vermindertes Hörvermögen, Ohrgeräusche, hohes Fieber, Leukozytose. Am folgenden Tag Trommelfellperforation, Schmerz- und Fieberabfall, zunehmende Sekretion.

⑮ Epidurales Hämatom. Schädeltrauma (Meningealarterienverletzung), erscheinungsfreies Intervall, zunehmende Kopfschmerzen, Bewusstlosigkeit, Erbrechen, Bradykardie, Mydriasis auf der Herdseite, Babinski und Hemiparese auf der Gegenseite. Neurochirurgischer Notfall. Computertomographie.

⑯ Subdurales Hämatom. Schädeltrauma (Venenverletzung) durch wochenlanges erscheinungsfreies Intervall manchmal nicht erinnerlich. Sehr langsam zunehmende Kopfschmerzen zunächst ohne neurologische Symptome und Wesensveränderung, dann Hirndruckzeichen und nach vorübergehender Reizmiosis Mydriasis. Methoden wie bei epiduralem H.

⑰ Subarachnoidalblutung meist durch Ruptur eines angeborenen Aneurysmas: plötzlich unerträglicher Kopfschmerz, Meningismus-Nackensteife, Bewusstlosigkeit. Computertomographie. Lumbalpunktion: blutiger Liquor.

⑱ Hirnsinusvenenthrombose. Akut Kopfschmerzen, Benommenheit, Meningismus, Anschwellen der Lider, Ödem am Proc. mastoides oder Nasenbluten, manchmal auch palpable Jugularvenenthrombose. Nur bei infizierten Thromben Schüttelfrost und Fieber.

⑲ Meningitis. Schwerste Kopfschmerzen. Benommenheit, Nackensteife bis Opisthotonus, schmerzgehemmt beim Versuch, bei gebeugter Hüfte das Knie zu strecken oder mit gestrecktem Knie die Hüfte über 45° zu beugen (Kernig). Beginn mit Schüttelfrost und hohem Fieber meist bei bakterieller Meningitis. Bei subakuten oder chronischen Formen anderer Erreger oft nur Kopfschmerzen. Liquorpunktion[109–113].

⑳ Enzephalitis. Als Meningoenzephalitis von der vorigen nicht abzugrenzen. Hirnnervenschädigungen führend. Als epidemische *Encephalitis lethargica* Stammhirnsymptome: Schlafsucht oder andere Schlafstörungen, hyperkinetische und akinetische Formen, Parkinsonismus.

㉑ Hirnabszess. Fieber, Hirndruckerscheinungen (Kopfschmerzen, Schwindel, Erbrechen, Bradykardie), umschriebener Ausfall zerebraler Funktionen je nach Lokalisation, Leukozytose.

㉒ Hirndruck. Diffuser Kopfschmerz, Schwindelgefühl, zerebrales Erbrechen unabhängig von der Nahrungsaufnahme, Pulslabilität, Respirationsstörungen (Gähnen, Cheyne-Stokes'sche Atmung u. a.), Hirnnervenstörungen. Dösigkeit, zerebrale Krampfanfälle, Stauungspapille. Ein *Tumor* entwickelt sich langsam und erzeugt schließlich zerebrale Herdsymptome. Das *Hirnödem* entwickelt sich rasch: Eklampsie bei Schwangerschaft, Komplikation einer akuten Glomerulonephritis, rückbildungsfähiges fokales Begleitödem bei Abszess, Tumor, Blutung. *Liquorabflussstopp*: plötzlich einsetzender Kopfschmerz und bei Nichtabklingen rasche Entwicklung einer Enthirnungsstarre. EEG/Computertomographie/zerebrale Angiographie.

㉓ Liquorunterdruck (meistens als „postpunktionelles Syndrom"). Kopfschmerz, Schwindel, Brechreiz lageabhängig: bei Hinlegen Besserung.

㉔ Trigeminusneuralgie. Sich in Abständen wiederholende heftigste Schmerzanfälle im Versorgungsgebiet eines oder mehrerer Trigeminusäste einer Seite. Motorische (Tic douloureux), vasomotorische und sekretorische Begleiterscheinungen. Hohe Berührungsempfindlichkeit

㉕ Neuralgie des Nervus occipitalis major. Siehe unter Migraine cervicale.

㉖ Läsionen der Kopf-Schmerzbahnen (zentral vom Spinalganglion C_{1+2} bzw. vom Ganglion semilunare des N. trigeminus zum Thalamus und der Großhirnrinde) bieten Schmerzgebiete entsprechend der segmentalen Innervation, d. h. konzentrisch um die Nasenspitze angeordnet. (s. S. 102–105).

27 **Psychisch bedingter Kopfschmerz** manifestiert sich vor allem als vasomotorischer und kann durch die überzufälligen zeitlichen Zusammenhänge von Emotion und Schmerz belegt werden.

28 **Chronisch posttraumatischer Kopfschmerz** ist nur in einem Teil der Fälle auf organische Ursachen zurückführbar und wird meist als psychisch bedingt angesehen.

29 **Analgetika-Kopfschmerz. Dauerkopfschmerz** durch Circulus vitiosus. Bei Absetzen Schmerzsteigerung. Beweis durch Erfolg einer dreiwöchigen, stationären Entziehungskur.

30 **Urämie.** Urämischer Geruch. Proteinurie, Zylindrurie, Erythrozyturie[83–85]. Retention von Harnpflichtigem[63–65]. Elektrolytverschiebungen[33–38]. Metabolische Azidose[28–30]. Isosthenurie um 1010^{87}.

31 **Präkoma** s. S. 134

32 **Präeklampsie.** Meist Erstgebärende. Starker Kopfschmerz, Flimmern-, Nebelsehen, Übelkeit, Erbrechen, Bewusstseinstrübung. Hypertonie, Proteinurie, Ödeme.

33 **Phäochromozytom.** Blutdruckkrisen oder Dauerhochdruck mit anderen Erscheinungen vermehrter Adrenalinausschüttung (Tachykardie, Blässe, Schweiß, Zittern, Hyperglykämie). Vanillinmandelsäurebestimmung[94], auch Adrenalin und Noradrenalin im Serum und Urin. Befindet sich der Tumor außerhalb des Nebennierenmarks, wird nur Noradrenalin gebildet, dann fehlen auch Tachykardie und Hyperglykämie. Sonographie/Computertomographie/Angiographie. Wenn noch nötig: Katecholaminspiegelbestimmung an Blutproben aus verschiedenen Höhen mit V.-Cava-Katheter. Hemm- und Provokationstests unnötig.

Brustschmerzen

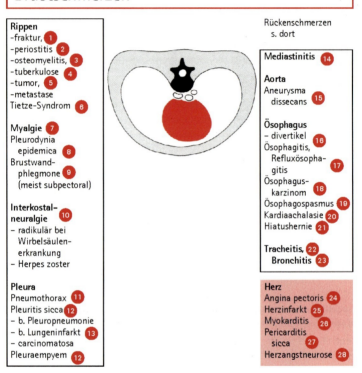

Rippen
- fraktur, ①
- periostitis ②
- osteomyelitis, ③
- tuberkulose ④
- tumor, ⑤
- metastase
Tietze-Syndrom ⑥

Myalgie ⑦
Pleurodynia epidemica ⑧
Brustwandphlegmone ⑨
(meist subpectoral)

Interkostalneuralgie ⑩
– radikulär bei Wirbelsäulenerkrankung
– Herpes zoster

Pleura
Pneumothorax ⑪
Pleuritis sicca ⑫
– b. Pleuropneumonie
– b. Lungeninfarkt ⑬
– carcinomatosa
Pleuraempyem ⑫

Rückenschmerzen s. dort

Mediastinitis ⑭

Aorta
Aneurysma dissecans ⑮

Ösophagus
– divertikel ⑯
Ösophagitis, Refluxösophagitis ⑰
Ösophaguskarzinom ⑱
Ösophagospasmus ⑲
Kardiaachalasie ⑳
Hiatushernie ㉑

Tracheitis, ㉒
Bronchitis ㉓

Herz
Angina pectoris ㉔
Herzinfarkt ㉕
Myokarditis ㉖
Pericarditis sicca ㉗
Herzangstneurose ㉘

Groborientierung. Die Differenzialdiagnose von Schmerzen im Brustkorb hat in der Notaufnahme primär meist das Ziel, den akuten Myokardinfarkt, die akute Lungenembolie und die Aortendissektion auszuschließen. Anamnese und unmittelbare Krankenuntersuchung führen schon zu weitgehender Abklärung. Nur Schluckbeschwerden müssen stets durch eine Ösophagogastroskopie bzw. eine Röntgenkontrastdarstellung des Ösophagus differenziert werden.

❶ Rippenfraktur. Lokal- und Druckschmerz, Schwellung, Schonatmung, evtl. Verschiebung, Hämoptoe, Trauma oder Vorschädigung. Röntgenbild.

❷ Rippenperiostitis nach Trauma. Lokal- und Druckschmerz, Schwellung. Röntgen: knöchern o. B.

❸ Rippenosteomyelitis. Lokal- und Druckschmerz, Schwellung, Rötung, Fieber, Senkungsbeschleunigung. Vorausgegangene Infektion mit hämatogener Erregerausbreitung. Röntgenbild: Knocheneinschmelzung. Punktion mit Erregerbestimmung.

❹ Rippentuberkulose. Wie Osteomyelitis ohne die akuten Zeichen von Spontanschmerz, Rötung und Fieber. Die Schwellung zeigt meist Fluktuation und damit einen kalten Abszess an.

❺ Rippentumor. Lokal- und Druckschmerz, Schwellung, evtl. Fraktur, Röntgenbild. Da meist Metastase, Suche nach Primärtumor bzw. nach myelo- bzw. lymphoproliferativer Erkrankung (insbesondere Plasmozytom).

❻ Tietze-Syndrom. Schwellung über dem Ansatz einer Rippe am oberen Sternum (meist 1. und 2. Rippe, seltener 3. und 4. Rippe; seltener einseitig), derb, schmerzhaft, ohne entzündliche Zeichen langsam entstehend und schwindend. Röntgen o. B., da nur Knorpelschädigung, perichondrale Reparation.

❼ Myalgie. Meist nach Husten als „Muskelkater". Druckschmerzhafte Interkostalräume.

❽ Pleurodynia epidemica, Myalgia epid., Bornholmer Krankheit. Fieber, stechende Schmerzen in der Brustwand seitlich und andere Myalgien, besonders in den Oberschenkeln. Mehrere Schübe von ca. 3 Tagen Dauer und ebenso langen Intervallen.

⑨ Brustwandphlegmone. Einseitiger Brustschmerz bei fest adduziert gehaltenem Arm, hohes Fieber, Leukozytose. Die vom M. pectoralis major überdeckte Phlegmone zeigt sich erst am unteren Pektoralisrand als Anschwellung. Irrigerweise wird oft die verdeckte Achselhöhle als Entzündungsherd vermutet.

⑩ Interkostalneuralgie. Reißende Schmerzen, dem Verlauf einer Rippe folgend. Interkostalraum stellenweise druckschmerzhaft. Bei **Herpes zoster** erscheint Tage später der Bläschenausschlag auf rotem Grund. Radikuläre Interkostalneuralgien bei Erkrankungen an der Wirbelsäule können auch multipel und doppelseitig auftreten; Röntgen.

⑪ Pneumothorax. Dyspnoe. Perkutorisch auf einer Seite Schachtelton; Atemgeräusch abgeschwächt. Röntgen: peripher keine Lungenzeichnung, Lunge am Hilus; evtl. durch Pleuraadhäsionen mit Strängen an der Brustwand adhärent. Wenn keine äußere Verletzung, Ursache kleiner Einriss von Lunge und Pleura visceralis unter plötzlichem Schmerz. Bei zunehmender Dyspnoe: Ventil- bzw. Spannungspneumothorax.

⑫ Pleuritis sicca, und exsudativa. Schmerz von der Atembewegung abhängig, desgleichen das auskultatorische Reibegeräusch. Beides wird schrittweise abgelöst von der **Pleuritis exsudativa**: zunehmende Dämpfung mit typischer oberer Begrenzungslinie (Ellis-Damoiseau) und verschwindendem Atemgeräusch; Röntgen: Lateral ansteigende Verschattung; Probepunktion zur Abgrenzung auch der metastatischen **Pleuritis carcinomatosa**, die gleichfalls zunächst trocken und mit Schmerzen beginnt, ebenso wie das bodenständige **Pleuramesotheliom**. Mit hohem Fieber einhergehend entspringt einer **Pleuropneumonie** die gleiche Entwicklung einer erst trockenen, dann feuchten Pleuritis; hierbei wird der Erguss oft eitrig als **Pleuraempyem**.

Das *Punktat* erweist sich in allen diesen Fällen als Exsudat, hat also im Gegensatz zum Transsudat eine Dichte von über 1,015 g/ml und ein Gesamteiweiß von über 30 g/l. Es ist gewöhnlich serös, blutig bei den genannten Tumoren, eitrig bei Empyem. Im Sediment sind für Tumoren Zellverbände charakteristisch, für Entzündungen Leukozyten. Die Entzündungserreger sind bakteriologisch (Blutkultur, Kultur des Punktates bzw. molekularbiologisch mittels PCR – Polymerasekettenreaktion, eine Methode zur spezifischen Amplifikation von Erbsubstanz, hier vom nachzuweisenden Erreger – zu identifizieren. Ihr scheinbares Fehlen ist auf Tuberkulose verdächtig; Nachweis durch Kultur bzw. PCR.

⑬ Lungenembolie. Plötzlicher Thoraxschmerz (Schmerzen beim tiefen Einatmen spricht häufig für periphere Lungenembolie), bei größeren Infarkten Dyspnoe, Tachykardie, Hämoptoe, Kollaps bis zum kardiogenen Schock. Vorausgehend eine Thrombose. Bei einer Infarktpneumonie nachfolgend Fieber und Pleurareiben, evtl. Exsudat, blutig.

⑭ Mediastinitis durch Ausbreitung einer eitrigen Entzündung aus Hals, Lunge, Pleura, Bauch, lymphogen, hämatogen, durch Ösophagusperforation, äußere Verletzung und am häufigsten bei Z. n. Thoraxoperation. Hohes Fieber, Schmerzen retrosternal, Schluckbeschwerden, Husten, Rekurrenzparese, Singultus. Röntgen: Mediastinum verbreitert, Computertomographie.

⑮ Aneurysma dissecans. Stärkster Vernichtungsschmerz mit Ausstrahlung in den Rücken und das Abdomen. Seitenunterschiede des Pulses. Typen: Stanford A (mit Beteiligung der Aorta ascendens) und Stanford B (Beginn distal des Abganges der A. subclavia sin.). Typ A: diastolisches Geräusch bei akuter Aortenklappeninsuffizienz, Perikarderguss, Organperfusionsstörungen je nach Verlauf der Dissektionsmembran. Typ B: Organperfusionsstörungen je nach Verlauf der Dissektionsmembran. Insbesondere Typ A Dissektion häufig bei Marfan-Syndrom (Spinnenfingrigkeit u. a. Anomalien). Diagnose: Magnetresonanztomographie/Computertomographie/transösophageale Echokardiographie, das Röntgenbild liefert nur indirekte Hinweise. Therapie der Typ A Dissektion primär notfallmäßig operativ, Typ B Dissektion primär konservativ.

(16) Ösophagusdivertikel. Schluckbeschwerden, Druck hinter dem Sternum, Wiederhochwürgen von Speisen. Ösophagoskopie/Röntgenkontrastdarstellung.

(17) Ösophagitis. Schluckbeschwerden, Druckgefühl. Bei **Refluxösophagitis/gastroösophagealer Refluxkrankheit** (GERD) überwiegend kein Sodbrennen oder Retrosternalschmerz, evtl. Bildung eines Ulcus pepticum; vor allem bei Alkoholabusus, Hiatushernie, chron. Abdominalbeschwerden und nach Operation zur Beseitigung einer Achalasie. Ösophagoskopie.

(18) Ösophaguskarzinom. Steckenbleiben der Speisen an bestimmter Stelle hinter dem Sternum, Druckgefühl. Ösophagoskopie mit Biopsie/CT-Thorax, seltener Röntgenkontrastdarstellung.

(19) Ösophagospasmus, akuter. Steckenbleiben eines größeren Nahrungsbrockens beim Essen. Druckgefühl durch Spasmus. Baldige Lösung, gefördert durch Trinken.

(20) Ösophagusachalasie, Kardiaachalasie. Druck hinter dem Xiphoid. Erbrechen unverdauter Speisen. Röntgenkontrastdarstellung: Ösophagus erweitert, flüssigkeitsgefüllt, Kontrastbrei sinkt in eine glatte konische Stenose am unteren Ösophagus, durch die sich stricknadeldick eine sehr stark verzögerte Entleerung vollzieht. Gewichtsabnahme. Endoskopie. Manometrie.

(21) Hiatushernie. Beschwerden hinter dem Sternum, im Liegen häufiger, beim Stehen geringer. Röntgenkontrastmitteldarstellung in Kopftieflage: ein Teil des Magens über dem Zwerchfell. Röntgenbild, Gastroskopie.

(22) Tracheitis *sicca:* Reizhusten schon durch Atmen und ohne Auswurf, *exsudativa:* mit hörbarer Verschleimung und Auswurf.

(23) Bronchitis. Husten, Auswurf, Giemen, Brummen (bei zusätzlicher Bronchialobstruktion). Bei manchen Infekten mit Fieber. Als chronische Bronchitis (WHO Definition: Husten und Auswurf während mindestens dreier aufeinander folgender Monate pro Jahr im Verlaufe von zwei aufeinander folgenden Jahren) mit zunehmenden Mengen nichteitrigen Sputums (kontrollieren!) und zum Teil als *obstruktive Bronchitis* mit verlängertem und verschärftem Exspirium und Emphysembildung (aber ohne zeitlich scharf abgegrenzte Anfälle und anfallsfreie Zeiten wie beim Asthma). Lungenfunktionsprüfung: verminderte Leistung. Röntgen: zur Frage von pneumonischen Infiltraten bei akuten Exazerbationen und Ausschluss von Staublunge und Bronchialkarzinom. Bei Verdacht auf Bronchiektasen („maulvolle Expektoration"): Computertomographie.

㉔ Chronisch stabile Angina pectoris. Charakteristisches Beschwerdebild mit retrosternal lokalisiertem, viszeralem Schmerz (drückend, brennend, abschnürend etc.), welcher in typischerweise durch körperliche (und emotionale) Belastungen ausgelöst wird. Die Beschwerden sprechen innerhalb weniger Sekunden auf die Gabe von Nitroglycerin an. Von einer atypischen Angina pectoris spricht man, wenn eines der genannten Kriterien nicht zutrifft. EKG/Belastungs-EKG/Echokardiographie (Wandbewegungsstörungen)/Stressechokardiographie/Myokardszintigraphie/Koronarangiographie.

㉕ Akutes Koronarsyndrom. Mit ST-Hebung im EKG (klassischer transmuraler **Myokardinfarkt**) und ohne ST-Hebungen im Myokardinfarkt (intramuraler oder NSTEMI – Nicht-ST-Elevations-Myokardinfarkt und instabile Angina pectoris). Klinisch gemeinsam sind Beschwerden unter Ruhebedingungen (sehr starke Schmerzen, – Vernichtungsschmerz – beim transmuralen Myokardinfarkt). EKG: ST-Hebungen, -Senkungen , T-Negativierungen, keine nennenswerten Veränderungen. Labor: Troponin I[67] und T[67], CK[51], CK MB Masse[51], LDH[51], ASAT[51]

㉖ Myokarditis. Häufigste Formen sind viral bedingt (Enteroviren > Coxsackieviren). Meist als Peri-Myokarditis mit thorakalen (häufig atemabhängigen) Schmerzen. Große Bandbreite der Symptomatik von leichten EKG-Veränderungen über supraventrikuläre und ventrikuläre

Extrasystolie, Herzinsuffizienz bis zum kardiogenen Schock. Fieber ist möglich aber keinesfalls obligat, Anstieg von Troponin I[67] und T[67], CK[51] und CK MB Masse bei Auftreten von Myozytolysen. Röntgenaufnahme des Thorax/Echokardiographie/Koronarangiographie zur Abgrenzung gegenüber der koronaren Herzkrankheit, ggf. Endomyokardbiopsie mit molekularbiologischem Virusnachweis in der Biopsie (Virusserologie im Kontext der Myokarditis wenig sinnvoll).

27 **Pericarditis sicca.** Schmerzen besonders bei Inspiration, Linderung im Sitzen. Aktionssynchrones Reibegeräusch (Lokomotivgeräusch), das nach Eintreten der P. exsudativa verschwindet (Herztöne möglicherweise leiser werdend); dafür Verbreiterung der Herzgrenzen. Fieber und Leukozytose sind möglich. Röntgen: Herzschatten dreieckförmig, unten breit. EKG: ST-Hebung (die Grenzen der Koronarversorgung nicht beachtend – Abgrenzung zum Infarkt), Senkung der PQ-Strecke, bei Erguss Niederspannungs-EKG möglich. Echokardiographie/Koronarangiographie zur Abgrenzung gegenüber der koronaren Herzkrankheit.

28 **Herzangstneurose.** Nach Erfahren von einem Infarkt o. Ä. chronifizierender Circulus vitiosus zwischen Angst und angstbedingten Herzreaktionen.

Raum für handschriftliche Eintragungen

Oberbauchschmerzen

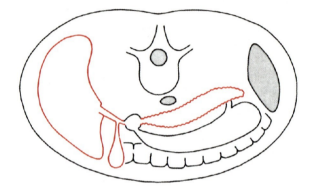

Oberbauchschmerzen 43

Myalgie d. Bauchwand **Neuralgie** Herpes zoster **Pleuritis** ● Peritonitis	◐ Subphrenischer Abszess ◐ **Hepatitis** Leberabszess ◐ Cholangitis ◐ **Cholezystitis** Pericholezystit. Adhäsionen ○ Cholelithiasis Gallenblasenhydrops ◐ Gallenblasenempyem ○ Dyskinesien der Gallenwege Postcholezystektomiesyndrom Gallenwegsparasiten ●◐ **Pankreatitis** Pankreaszyste Pankreaskarzinom Pfortaderthrombose	**Ösophagus**achalasie Refluxösophagitis Hiatushernie **Gastritis** funktionelle Magenbeschwerden Aerophagie Magenkarzinom Ulcus ventriculi u. **duodeni** ● Ulkusperforation **Colon** irritabile Appendizitis *initial* Kolonkarzinom	*fortgeleiteter* (Stenokardie-) Schmerz z. B. in die Gallenblasenregion *emotionell* ausgelöste Gastralgie, Gallenkolik, Kolonspasmen, Achalasie, Stressulkus ○ Aneurysma dissecans ○ Angina abdominalis ● Mesenterialarterienverschluss Milzinfarkt Milzstechen Milzschwellung, akute, bei – Pfortaderthrombose – Infektionskrankheit	○ Schmerzanfall ◐ Schmerz, Fieber, Leukozystose ● Schmerz, starke Abwehrspannung

Groborientierung. Hochakute Schmerzzustände unterscheiden nach Fieber und Abwehrspannung. Diese und leichtere Schmerzzustände weiter differenzieren nach Lokalisation und Begleitsymptomen. Bestätigung gezielt *morphologisch* (Sonographie/Endoskopie/Endosonographie/Röntgenologie/Computertomographie) und *laborchemisch* (Gallenfarbstoffe, Enzyme bes. ALAT, APH, LIP). Bei unbestimmten Beschwerden und Senkungsbeschleunigung oder Gewichtsabnahme neben Magen- auch Pankreas-, Gallenwegs- und Kolonkarzinom ausschließen.

❶ Myalgie der Bauchwand. Bei willkürlicher Anspannung, Druck und Husten schmerzhaft.

❷ Neuralgie. Einschießender, reißender Schmerz halbseitig im Versorgungsgebiet eines Segments. Wirbel- und Bandscheibenerkrankung am zugehörigen Foramen intervertebrale röntgenologisch ausschließen, Rückenmarktumoren neurologisch. Bei **Herpes zoster** folgt in wenigen Tagen der Bläschenausschlag, ebenfalls halbseitig segmental.

❸ Pleuritis. Bei In- und Exspiration Schmerzverstärkung und Reibegeräusch, Letzteres kann bei Basalpleuritis fehlen, schwindet mit der Exsudatbildung. Erguss zuerst im Zwerchfellrippenwinkel röntgenologisch erkennbar. *Mit* Fieber meist postpneumonisch, *ohne* Fieber tumorverdächtig. Probepunktion, Zellsediment-Ausstrich.

❹ Peritonitis. Anfangs lokalisierter Schmerz, druckschmerzhafte Bauchdecken-Abwehrspannung, Loslassschmerz, Tachykardie und – falls dies nicht durch Abkapselung lokalisiert bleibt – Passagestörung mit Stuhl- und Windverhaltung, Erbrechen, trockene Zunge, Durst, Kollaps, Facies abdominalis: akutes Abdomen: chirurgischer Notfall. Ursachen: Durchwanderungs-Cholezystitis, -Appendizitis, -Divertikulitis, -Adnexitis, exsudative und nekotisierende Pankreatitis, Darmwandschädigung durch (Dick-)Darmverschluss oder Mesenterialarterienverschluss, inkarzerierte Hernien, Ovarialtumor-Stieltorsion, Tubarruptur. Eingrenzung der Diagnose aus der Lokalisation, Anamnese und Begleitsymptomatik (z. B. Fieber. Röntgen: Luftsichel in der Zwerchfellkuppel bei Perforation, Spiegelbildungen im Darm bei Ileus). Die mehr willkürliche Abwehrspannung ängstlicher Patienten, zumal bei akuten Schmerzen wie z. B. Gallenkolik, aber ohne Peritonealreizung ist ablenkbar und ohne Loslassschmerz. Alle vom Oberbauch ausgehenden Anlässe werden nachfolgend noch näher charakterisiert.

❺ Subphrenischer Abszess. Lokalschmerzen mit hohem Fieber. Leber-Tief- und Zwerchfell-Hochstand; Röntgen zeigt oft Luft und Spiegelbildung in der Eiterhöhle unter dem Zwerchfell. Sonographie. Computertomographie. Ggf. unter Operationsbereitschaft Probepunktion.

❻ Hepatitis. Als akute Hepatitis verlaufende Hepatitis A und B. Lokal Druckgefühl, Leber meist vergrößert, druckschmerzhaft. Ikterus, Subikterus oder zwar anikterisch, aber direktes Bilirubin vermehrt[23]. Stuhl hell, Harn dunkel[23]. Appetitlosigkeit, Juckreiz. Leberenzyme erhöht (ALAT, ASAT, GLDH)[51]. Normalisierung meist im Verlaufe eines Vierteljahres. Hepatitis B geht in etwa 10 % in chronische Verläufe, die Hepatitis C verläuft nur in 25 % ikterisch in den anderen Fällen inapperent, bei 80 % finden sich chronische Verläufe nicht selten mit Entwicklung von Zirrhose und hepatozellulärem Karzinom

❼ Leberabszess. Leber geschwollen, druckschmerzhaft, manchmal Buckel palpabel. Verminderte Atembewegung des rechten Zwerchfells. Hohes Fieber, hohe Leukozytose. Sonographie/Probepunktion in Operationsbereitschaft.

❽ Cholangitis. Ikterus, Leber vergrößert, stark druckschmerzhaft. Fieber, Schüttelfröste, Milzschwellung. Leukozytose. Direktes Bilirubin[23] und APH[51] erhöht.

❾ Cholezystitis. In der Gallenblasenregion zirkumskript starker Schmerz und Druckschmerz, hohes Fieber, Leukozytose. Anamnestisch häufig: Rezidivneigung, Fettunverträglichkeit. Bei Pericholezystitis reflektorische Abwehrspannung. Urobilinogenvermehrung weist auf

Leberbeteiligung[24]. Sonographie: Wandverdickung, Cholelithiasis, pericholezystitische Adhäsionen.

❿ Cholelithiasis. Überwiegend symptomlos. Zum Teil Ursache einer akuten, rezidivierenden oder chronischen Cholezystitis. Steineinklemmung: **Gallenkolik,** Schmerzausstrahlung zum rechten Schulterblatt, oft Brechreiz, Schweißausbruch, Blässe, Tachykardie. Auslösend häufig eine fettreiche Mahlzeit. Sonographie. Bei Steinverschluss des *Ductus cysticus* entwickelt sich manchmal ein Gallenblasenhydrops (palpabel: prallelastisch, birnenförmig und beweglich) oder Gallenblasenempyem (dsgl. hoch empfindlich, hohes Fieber, Leukozytose). Bei Steinverschluss des *Ductus choledochus:* Verschlussikterus, Stuhl hell, Urin dunkel. Erhöht ist direktes Bilirubin[23], APH, LDH[51].

⓫ Dyskinesien der Gallenwege. Typische Gallenkolikbeschwerden aufgrund psychovegetativer Spasmen oder anderer vegetativer Reizzustände.

⓬ Postcholezystektomiesyndrom. Fortbestehen kolikartiger Gallenbeschwerden trotz Cholezystektomie. Sphincter Oddi Dysfunktion (SOD) möglich. Selten liegt ein übersehener Stein oder Rezidivstein im Ductus choledochus vor. Endosonographie/endoskopische retrograde Cholangiographie (ERC).

⓭ Gallenwegsparasiten. Vor allem Askariden können Ursache von Cholezystitis, Gallenwegsverschluss, Cholangitis und Leberabszess werden. Im Blut Eosinophilie. Wurmeier im Stuhl und im mittels Duodenalsonde gewonnenen Gallensaft. Bei der röntgenologischen Darstellung der Gallenwege erscheinen die Spulwürmer manchmal als Füllungsdefekte.

⓮ Pankreatitis. Perakute, akute und chronische Formen. Entsprechend unterschiedliche Lokalbeschwerden von Vernichtungsschmerz bis zu chronisch-rezidivierendem Druckgefühl. Regelmäßig Lipase erhöht[51] und meist ein Befund bei Sonographie. *Darüber hinaus* bei *akutem*

Auftreten: Schmerz gürtelförmig, besonders links, meist löffelweises Erbrechen mit Blut, Subileus, Meteorismus, Fieber, oft Peritonitis, Aszites, Schock. Amylase erhöht im Blut und Urin[51]. Dazu meist Hyperglykämie[61], Albuminurie. Sonographie/Computertomographie. Bei der *chronischen* Form: rezidivierender Schmerz, meist Gewichtsabnahme. Oft verbunden mit Gallenwegserkrankungen, Fettstühlen; manchmal Diabetes. Bleiben trotz Lipasebestimmung und Sonographie Zweifel: Sekretin-Pankreatozymin-Test[80] oder auch endoskopische retrograde Pankreatikographie (ERP)/Computertomographie.

🔴 **Pankreaszyste** und Pseudozysten. Prallelastisch palpabel. Anamnestisch Pankreatitis, Mukoviszidose, Cholezystitis. Die Sonographie kann auch kleinere Zysten als Zufallsbefunde entdecken. Endosonographie/Computertomographie.

🔴 **Pankreaskarzinom.** Beschwerden kommen in der Regel zu spät und auch zu unbestimmt. Nur wenn ein Pankreaskopfkarzinom die gemeinsame Mündung mit den Gallenwegen verschließt, gibt der schmerzlose Verschlussikterus[23, 24, 51] mit gestauter, palpabler Gallenblase (Courvoisier'sches Zeichen) einen Tumorhinweis. Sonst müssen Gewichtsabnahme und einsetzende Beschwerden immer auch an ein Pankreaskarzinom denken lassen. Die Diagnose ist meist zu sichern durch Sonographie/endoskopische retrograde Cholangiopankreatikographie (ERCP)/Computertomographie. Röntgenologisch ist nur bei Pankreaskopfkarzinom die Ausweitung der C-förmig ihn umgebenden Duodenalschleife auffällig.

🔴 **Pfortaderthrombose/Mesenterialvenenthrombose.** Starke Schmerzen im rechten Oberbauch. Kreislaufschock. Blutige Durchfälle. Meist hohes Fieber. Milzschwellung. Ausbildung eines Kollateralkreislaufs mit hervortretenden Bauchvenen, Ösophagusvarizen. Ursache: portale Hypertension bei Leberzirrhose, Stase bei Polyzythämie, entzündliche oder neoplastische Prozesse im Bauchraum. Leukozytose, später durch splenomegale Markhemmung Leuko-, Erythro- und Thrombozytopenie. Sonographie.

(18) Ösophagusachalasie, Kardiaachalasie. Druckgefühl hinter dem Xiphoid, Erbrechen unverdauter, ungesäuerter Nahrungsreste. Röntgen: Ösophagus dilatiert, flüssigkeitsgefüllt, Kontrastbrei zeigt eine glatte konische Einengung vor der Kardia mit sehr geringem und lang verzögertem Breifluss in den Magen. Gewichtsverlust.

(19) Refluxösophagitis – gastroösophageale Refluxkrankheit (GERD). Schluckbeschwerden, Druckgefühl. Bei *Refluxösophagitis* überwiegend kein Sodbrennen oder Retrosternalschmerz, evtl. Bildung eines Ulcus pepticum; vor allem bei Alkoholabusus, Hiatushernie, chron. Abdominalbeschwerden und nach Operation zur Beseitigung einer Achalasie. Ösophagoskopie.

(20) Hiatushernie. Druck und Schmerz hinter dem Xiphoid, Sodbrennen; Stehen sowie Luftaufstoßen erleichtert, Liegen provoziert die Beschwerden. Röntgen-Magen: Ein Teil des Magens und die Magenblase finden sich über dem Zwerchfell im Brustraum (im Liegen und bei Abdomenkompression). Ösophagogastroskopie.

(21) Gastritis, funktionelle Magenbeschwerden. Nur durch Biopsie unterscheidbar. Diffuser Druck oder Schmerz und Druckschmerz im linken Oberbauch, besonders nach Essen. Meist Appetitlosigkeit, Aufstoßen, belegte Zunge. *Akut* einige Tage dauernd, *chronisch* mit geringeren oder keinen Beschwerden. Auslösend Ernährungsfehler durch zu reichliche oder zu grobe, zu heiße oder zu kalte, unregelmäßige oder toxische Nahrung (Säufergastritis mit besonders morgendlichen Beschwerden) oder Stauungsgastritis, psychovegetative motorische und sekretorische Störungen wie auch Gastralgien. Helicobacter pylori Befall ggf. durch Gastroskopie inkl. Biopsie und Urease-Schnelltest ausschließen.

(22) Aerophagie. Spannungsgefühl im linken Oberbauch, Aufstoßen. Röntgenol. übermäßig luftgefüllte Magenblase. Als Dauerzustand bei emotionellen Schluckern oder vegetativ gesteigerter Ösophagusperistaltik.

❷❸ Magenkarzinom. Allenfalls geringe, chronische Beschwerden im linken Oberbauch, Inappetenz, besonders gegenüber Fleisch. Erst im Spätstadium Schmerzen, Brechreiz, Gewichtsabnahme, Hämatemesis kaffeesatzartig. Bei über 40-Jährigen frühzeitig Gastroskopie mit Biopsie/Röntgenkontrastdarstellung.

❷❹ Ulcus ventriculi und duodeni. Das einzelne Ulkus ist nur eine Episode im vieljährigen Verlauf der *Ulkuskrankheit*. Bei den Schmerzrezidiven nach erscheinungsfreien Intervallen bildet sich nicht immer ein Ulkus aus. Die Rezidive liegen beim Ulc. duodeni überwiegend im Frühjahr und Herbst. Schmerz und Druckschmerz werden an einem Punkt angegeben, bei Ulc. ventriculi weiter links, beim Ulc. duodeni rechts der Mittellinie. Beim Ulc. ventriculi überwiegend Schmerz nach dem Essen, beim Ulc. duodeni überwiegend Nüchternschmerz. Bei Ulkusblutung Teerstuhl. Gastroduodenoskopie. Beteiligung von Helicobacter pylori klären durch Urease-Schnelltest/histologisch am Biopsiematerial.

❷❺ Ulkusperforation. Dolchartiger, anhaltender Schmerz. Bretthart Bauchdecken-Abwehrspannung. Bei gedeckter Perforation lokalisiert; bei offener entwickelt sich das schwere Bild einer diffusen Peritonitis und die Röntgenuntersuchung in Seitenlage zeigt Luft unter der Bauchdecke. Meist anamnestisch Ulkuskrankheit. (Fehldiagnose Herzinfarkt).

❷❻ Colon irritabile. Reizkolon. Stuhlbeschwerden, überwiegend Obstipation, weniger häufig Diarrhoe oder wechselhaft. Schmerzen im Dickdarmverlauf. Meist Unverträglichkeit verschiedener Nahrungsmittel. Sonst o. B.

❷❼ Kolonkarzinom. Bei Lokalisation an der Flexura lienalis diffuses Druckgefühl im Querkolon wie bei Gastritis. Tumor nicht selten palpabel. Gewichtsabnahme, Obstipation. Koloskopie/ (Röntgenkontrasteinlauf).

㉘ Stressulkus, Stresserosionen. Im Schock, bei Verbrennung, Sepsis, schweren Traumen. Endoskopie.

㉙ Aneurysma dissecans (hier insbesondere Typ Stanford B Dissektion, s. S. 37). Vernichtungsschmerz, ausstrahlend in Rücken und Bauch. Organperfusionsstörungen und Schmerz je nach Verlauf der Dissektionsmembran. Sonographie/ Computertomographie/ Magnetresonanztomographie. Bei Marfan-Syndrom (Spinnenfingrigkeit u. a.) und Hypertonie.

㉚ Angina abdominalis. Heftiger Bauchschmerz bei älteren Menschen nach Hauptmahlzeit. Verschwindet nach Nitroglyceringabe. Verengung einer Mesenterialarterie durch Aortographie nachweisbar. Vgl. S. 56

㉛ Mesenterialarterienverschluss, Mesenterialinfarkt. Heftigster Bauchschmerz, blutige Durchfälle, Abwehrspannung, Entwicklung einer Peritonitis. Lactat und LDH[51] erhöht. Laparotomie zeigt infarzierten Darmteil.

㉜ Milzinfarkt. Plötzlicher Lokalschmerz, schonende Atmung, am folgenden Tag manchmal perisplenitisches Reiben.

㉝ Milzstechen. Nach heftigem Lauf.

㉞ Akute Milzschwellung ist schmerzhaft, das Organ weich und am linken Rippenbogen, wenn nicht palpabel, so doch perkutabel. Die akute Schwellung tritt in Begleitung von Infektionskrankheiten (z. B. infektiöse Mononukleose) oder von einer Pfortaderthrombose (s. oben) auf. Sonographie.

Raum für handschriftliche Eintragungen

Mittel- und Unterbauchschmerzen

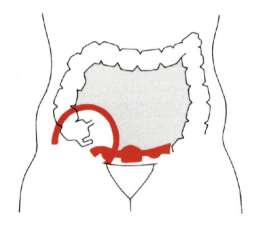

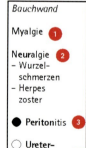

Bauchwand

Myalgie ❶

Neuralgie ❷
- Wurzel-
  schmerzen
- Herpes
  zoster

● **Peritonitis** ❸

○ **Ureter-
  steinkolik** ❹

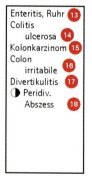

Enteritis, Ruhr ⓬
Colitis
  ulcerosa ⓮
Kolonkarzinom ⓯
Colon
  irritabile ⓰
Divertikulitis ⓱
◐ Peridiv.
  Abszess ⓲

Mittel- und Unterbauchschmerzen

Bauchtrauma ⑤
Obturation ⑥
 - Stuhl-
  verstopfung
 - Fremdkörper
 - Gallenstein
 - Neoplasma
Darm-
 verwachsungen ⑦
Intoxikation
 ○ - Bleikoliken ⑧
 ○ - Porphyria
  acuta ⑨
Lymphadenitis
 mesenterialis ⑩
○ Angina
 abdominalis ⑪
● Mesenterial-
 infarkt ⑫

Appendizitis, ⑲
 - chron.
Perityphlit. ⑳
 Abszess
Morbus Crohn ㉑

Uterine Koliken ㉒
 - Dysmenorrhoe
 - b. Myom
 - Korpus-
  karzinom
● Ovarialtumor-
 Stieldrehung ㉓
○ Tubarabort ㉔
◐ Adnexitis ㉕
◐ Douglasabszess ㉖

○ **Ileus,**
mechanischer ㉗
Fremdkörper,
 Gallenstein
 Askaridenknäuel
Tumor, Enterit.
 regionalis
Darm-
 verwachsungen
Hernien-
 Inkarzeration
Invagination
Volvulus

paralytischer
nach Traumen
nach Operationen
nach Perforation
nach Kolik
nach Pancreatitis
 acuta
bei Peritonitis und
 Mesenterialinfarkt
Mesenterial-
 venenthrombose
Hypokaliämie
Coma diabeticum
 - urämicum
Vaguslähmung
 durch
 Hirnschädigung,
 Infektions-
 krankheit

○ Schmerz-
 anfall
◐ Schmerz,
 Fieber,
 Leuko-
 zystose
● Schmerz,
 starke
 Abwehr-
 spannung

Groborientierung. Durch unmittelbare ärztliche Untersuchung sind bei *perakuten* Schmerzzuständen von den sofort operationspflichtigen (mechanischer Ileus, Mesenterialinfarkt, Ovarialtumor-Stieldrehung, Tubarruptur) abtrennbar: die Nierenkolik, Bleikolik, Porphyria acuta und Angina abdominalis.

Die *anderen* Schmerzzustände können nach Lokalisation, Entwicklung und Begleitbefunden abgeklärt werden. Jedoch schon Verdachtsfälle auf Appendizitis, Divertikulitis sowie Grenzfälle (Obturation, Traumen) nur in der Obhut des Chirurgen. Ebenso der z. T. Schmerzzuständen *folgende* paralytische Ileus.

❶ Myalgie. Sonst weiche Bauchdecken, besonders bei Anspannung (Heben beider Beine) schmerzhaft und druckschmerzhaft. Zum Beispiel nach anhaltendem Husten.

❷ Neuralgie. Reißender Schmerz, halbseitig im Versorgungsgebiet eines Segments. Bei Zoster erscheint einige Tage später der Bläschenausschlag auf rotem Grund. Bei degenerativen Wirbel- und Bandscheibenschaden im Lendenbereich auch radikuläre Schmerzen in verschiedenen Segmenten mit Hyper- und Hypästhesie neben- und nacheinander. Die Bauchwand wird segmental von Th 9–L 1 versorgt, L 2 u. 3 greifen von der Lende auf den Oberschenkel über.

❸ Peritonitis. Abwehrspannung, Druckschmerz, Loslassschmerz. Bei *lokal* abgekapselter Form Abszessbildung mit Fieber und Leukozytose. Bei *diffuser* Peritonitis: Meteorismus, auskultatorisch Stille wegen paralytischer Darmatonie. Blutdruckabfall, Pulsanstieg (Pulszahl steigt über die systolische Blutdruckzahl in mmHg). Kräfteverfall, ängstlich eingefallenes Gesicht (Facies hippocratica), Brechreiz, Singultus, Schonatmung, Oligurie, Retention harnpflichtiger Stoffe[63, 64, 65], Elektrolytverschiebungen [33–38], Leukozytose, später Fieber, Rektaltemperatur höher als 0,5 °C über der Axillartemperatur. Röntgen: Abdomenübersicht im Stehen: vielfältige Spiegelbildungen in Dünn- und Dickdarm; bei Magen- oder Darmperforation: Luftsichel unter dem Zwerchfell. Chirurgischer Notfall. Ursachen s. u.

④ Uretersteinkolik. Plötzlich wehenartiger Schmerz von der Nieren- zur Genitalregion einer Seite. Anamnestisch oft als Rezidiv. Erythrozyturie. Außerhalb des Anfalls Mikrohämaturie provozierbar durch Treppensteigen. Ohne Erythrozyturie: Ureterabknickung (Ren mobilis), Ureterkompression (Tumor, akzessorische Gefäße) oder spastische Ureterdyskinesie. Sonographie/Röntgen: Leeraufnahme/nur noch selten i. v.-Urographie.

⑤ Bauchtrauma. Schock. Klingt bei bloßer Bauchwandprellung (Lokalschmerz, Wandhämatom) in etwa 90 min ab. Bei eigentlichem stumpfem Bauchtrauma nimmt die schockbedingte Hypotonie und Tachykardie eher zu, ebenso die Bauchdeckenspannung. Bauchumfang und Leukozytose. Rektal-axillare Temperaturdifferenz steigt, Urinsekretion sinkt. Atmungsabhängiger Bauchschmerz. Möglicherweise auch Schmerzausstrahlung in die Schulter, Douglas-Schmerz; tastbare, wachsende Resistenzen im Abdomen, zunehmende Flankendämpfung. Sonographie erkennt Leberruptur/Röntgen: freie Luft im Peritonealraum; α-Amylase und Lipase erhöht[51]; Magensonde: blutiges Sekret, Peritoneallavage: bluthaltig. Zerreißung von Milz (oft), Nieren oder Leber führt zur inneren (Ver-)Blutung. Bei Riss von Magen, Darm, Gallenblase, Pankreas oder Harnblase entwickelt sich eine Peritonitis. Diese tritt auch bei jeder perforierenden Bauchverletzung auf. Genaue Klärung bei Notfalloperation vorher ggf. Sonographie/Computertomographie/Probelavage.

⑥ Obturation des Darmes, die sich noch vor Ausbildung eines Obturationsileus löst, äußert sich in einer peristaltischen Kolik, lokalisier- und auskultierbar. Bei Neoplasma wiederholt und zunehmend.

⑦ Darmverwachsungen, Adhäsionen, Briden. Nach vorausgegangener Operation gelegentlich Schmerzen bis Koliken, lokalisiert und rezidivierend. Sonst erscheinungsfrei, Adhäsionen mit der Bauchwand können bei Abheben einer breiten Bauchwandfalte ziehend schmerzen.

❽ Bleikoliken. Ständiger Umgang mit Blei (ähnlich bei anderen Schwermetallen). Sehr blasse Haut. Bleisaum am Zahnfleischrand. Urin wird im Licht rotbraun durch Porphyrinurie[25]. Kopfschmerz, müde, appetitlos, obstipiert. Heftige Abdominalkoliken. Seltener neurologische Störungen. Im Blutbild vermehrt basophil getüpfelte Erythrozyten[6], häufig auch Retikulozyten[5] und Siderozyten[7]. Manchmal erworbene sideroachrestische Anämie. Erhöhte Bleiwerte im (Serum und) Urin.

❾ Porphyria acuta. Heftige Abdominalkoliken führen nicht selten zur sinnlosen Laparotomie. Urin verfärbt sich unter Lichteinwirkung rotbraun. Porphyrinausscheidung nachweisbar[25], ständig vermehrte Porphobilinogenausscheidung mittels der Urobilinogenprobe[24]. Chronische Obstipation. Neurologische und psychische Störungen.

❿ Lymphadenitis mesenterialis. Kann bei Toxoplasmose unbestimmte Bauchschmerzen machen; manchmal auch äußere Lymphknoten tastbar. Titerbewegung im Sabin-Feldmann-Test. – Bei Mesenteriallymphknotentuberkulose chronisch unbestimmte Bauchschmerzen, meist auch andere Tuberkulosemanifestationen, Gewichtsabnahme, leichte Temperaturen, Senkungsbeschleunigung, Lymphozytose. Sonographie.

⓫ Angina abdominalis, Dysphagia intermittens angiosclerotica intestinalis (in Parallele zur Angina pectoris oder Claudicatio intermittens). Kommt aber auch bei Panarteriitis nodosa vor und bei starkem Abzapfen von Blut aus einem Mesenterialgefäßstamm durch einen Kollateralkreislauf zum Bein bei Stenose einer A. iliaca communis. Meist ältere Patienten mit auch anderen Zeichen einer Gefäßsklerose. Anfallsweise Bauchschmerzen, vielfach eine halbe Stunde nach reichlichem Essen, über eine Stunde anhaltend, Rezidive mit der Zeit heftiger. Nitroglycerin hilft. Beweis durch Aortographie mit Darstellung der Truncus coeliacus, A. mesenterica sup. und inf.

⓬ Mesenterialinfarkt. Heftigster aller Abdominalschmerzen, anhaltend mit kolikartigen Steigerungen, nur diffus lokalisierbar. Bradykardie. Abdomen gespannt, aber anfangs gut eindrückbar.

Durchfall, z. T. blutig. Zwischen der 7.–12. Stunde symptomärmeres Intervall mit zunehmend tachykardem Schockzustand und zunehmender Leukozytose. Danach paralytischer Ileus und Peritonitis. Auf Angiographie ggf. verzichten, da Operation meist zu spät erfolgt. Lactat, LDH erhöht.

13 **Enteritis.** Mit krampfartigen Leibschmerzen rasch anwachsender Stuhldrang. Explosionsartige Darmentleerung und weiterhin Durchfälle; ausnahmsweise, bei **Ruhr** überwiegend, mit Blut. Schwäche, bei stärkeren Allgemeinerscheinungen Fieber, Leukozytose. Bei anhaltenden Diarrhoen Exsikkose mit Elektrolytverschiebungen[33–38]. Bei chronischem Verlauf intermittierende Durchfälle, Meteorismus, Gurren, Resorptionsstörungen[39–40, 46], Gewichtsabnahme, Anämie. – Toxische, virale, bakterielle, allergische Ursachen s. Tafel „Diarrhoe". Epidemiologische Anamnese, bei unklaren Ersterkrankungen Rektalabstrich (unbedingt bei Arbeit mit Lebensmitteln, Kindergartengemeinschaft mit den Genannten). Beschleunigte Meldepflicht auch diagnostisch wichtig.

14 **Colitis ulcerosa.** Täglich mehrfach Durchfälle mit Schleim, Blut, dabei Tenesmen. Meist in monatelangen Schüben mit im Durchschnitt einjährigen Pausen verlaufend, seltener kontinuierlich. Zeitweise Gewichtsabnahme, Anämie. Beweisend Rektoskopie/Koloskopie: Hochrote, samtartige Schleimhaut, die schon durch die Instrumenteinführung siebartig blutet; Biopsie. Koloskopie bzw. Röntgen-Kontrasteinlauf zeigen die Ausdehnung des Prozesses, der, meist mit einer Proktitis beginnend, aufsteigend schließlich das gesamte Kolon erfasst: Haustrenverlust, Pseudopolyposis, Wandstarre, Strukturverlust. Mit der jahrzehntelangen Dauer steigt das Karzinomrisiko. Schubauslösung häufig psychisch, ersichtlich aus einer biographischen Anamnese. – Seltener tritt ein *fulminanter* Schub auf mit 30 und mehr Durchfällen täglich, Exsikkose, Oligurie, Anstieg harnpflichtiger Stoffe[63–65], mit septischen Temperaturen und lebensbedrohlichem Schockzustand (toxisches Megakolon).

⑮ Kolonkarzinom. Prädilektionsstellen Rektum und Sigma. Prästenotische peristaltische Koliken, dabei tastbare Darmsteifungen, z. T. auch Tumor palpabel, Letzteres auch ohne Stenosezeichen bei Caecumtumoren. Wechsel von Obstipation und Durchfällen. Blut im Stuhl, nicht nur aufgelagert; auch in geringsten Mengen nachweisbar[78]. Anämie. Allmählich Gewichtsverlust und Blutsenkungsbeschleunigung. Frühzeitige digitale Austastung! Sonographie/ Rektoskopie, Koloskopie/Röntgen-Kontrasteinlauf.

⑯ Colon irritabile, Reizkolon. Bauchschmerzen, Blähungen, Obstipation, Durchfälle oder beides. Schleimbeimengungen, wenn reichlich = *Colica mucosa*. Morphologische und Labordiagnostik o. B., jedoch meist weitere vegetative Funktionsstörungen.

⑰ Divertikulitis. Meist am distalen Kolon. „Appendizitis links."

⑱ Peridivertikulitischer Abszess bei gedeckter Peritonitis, dem perityphlitischen Abszess entsprechend, jedoch weniger gut palpabel.

⑲ Appendizitis. Anfangs meist Oberbauchschmerz, nach Stunden zum rechten Unterbauch wandernd. Übelkeit, Erbrechen. Abwehrspannung. Druckschmerz am Mc. Burney (Mitte Nabel – Spina) oder Lanz-Punkt (Grenze rechts/mittl. Drittel interspinal). Loslassschmerz im linken Mittelbauch (Blumberg). Schmerzzunahme bei Verdrängung des Dickdarminhaltes im Querkolon auf den Blinddarm zu (Rovsing). Rektal: Douglasschmerz, besonders rechts. Rektal-axillare Temperaturdifferenz auf 1,0 °C erhöht. Tachykardie. Leukozytose. Sonographie. Hohe Leukozytose bei *Empyem*. Bei *Perforation* in die freie Bauchhöhle plötzliche Änderung der Symptomatik im Sinne einer diffusen Peritonitis (s. o.). Bei gedeckter Perforation:

⑳ Perityphlitischer Abszess. Lokalisierte Rechtsperitonitis. Soweit es die Abwehrspannung zulässt, tumorähnlicher Tastbefund. Hohe Leukozytose, Temperatur und Pulsfrequenz. Sonographie/ Computertomographie.

㉑ Morbus Crohn (auch Enteritis regionalis oder Ileitis terminalis). Befall irgendeines Dünn- oder Dickdarmsegmentes, überwiegend des Dünndarmendes. Dann oft im rechten Unterbauch Resistenz palpabel. Windverhaltungen, krampfartige Bauchschmerzen, Abwehrspannung, Druckschmerz, Brechreiz, Fieber und Leukozytose im akuten Schub. Während des chronischen Verlaufes rezidivierend Meteorismus und Bauchschmerzen. Durchfälle, manchmal als Teer- oder Blutstuhl, Anämie, Gewichtsabnahme. Häufig Fistelbildungen. Sonographie/Röntgen-Kontrastdarstellung: Pflastersteinrelief der (stark verdickten) Darmwand, Stenosezeichen. Wenn endoskopisch erreichbar, auch Biopsie.

㉒ Uterine Koliken treten auf in Verbindung mit der Periode, mit tastbaren Myomknoten oder bei Korpuskarzinom mit blutig-serösem Ausfluss. Sonographie.

㉓ Ovarialtumor-Stieldrehung. Bei größeren und lang gestielten Tumoren, die bis in den Oberbauch gewandert sein können. Mit Behinderung des venösen Abflusses Wachstum durch Stauung; Spannungsschmerzen, Übelkeit, Erbrechen. Bei starker Torquierung und Unterbrechung des arteriellen Zuflusses plötzlich schweres Krankheitsbild: starke Schmerzen, peritonealer Schock, Darmatonie, Meteorismus, Abwehrspannung. Sonographie.

㉔ Tubarabort. Wiedereinsetzen der Blutung nach einmaligem Ausbleiben der Regel, verbunden mit wehenartigen Schmerzen rechts und links im Unterbauch. Abgang von Dezidua ohne fetale Zotten (nach Blutbefreiung Betrachtung in klarem Wasser). Gynäkologische Klärung. Sonographie. – Bei **Tubarruptur** aus vollem Wohlbefinden plötzlich starker Unterbauchschmerz, Kollaps, zunehmende Anämie, lebensbedrohlicher hämorrhagischer Schock. Hochgradige Blässe, auch der Lippen, eingefallenes Gesicht, angestrengte Atmung, immer kleiner und schneller werdender Puls. Dämpfung über der Symphyse ohne Fluktuation der Gerinnungsmassen. Sonographie. Unverzügliche Operation.

㉕ Adnexitis. Meist im Anschluss an eine Menstruation plötzlich mit Übelkeit und Brechreiz einsetzende starke Schmerzen im Unterleib. Abwehrspannung über dem Unterbauch. Eitriger Fluor. Hohes Fieber mit Leukozytose. Nach einigen Stunden gehen Schmerzen und Abwehrspannung etwas zurück. Gynäkologische Untersuchung. Nach Abklingen der Entzündung schließen sich vielfach *chronische* Folgen auf dem Boden von Narbenzug und Adhäsionsbeschwerden an: Unterbauch- oder Kreuzschmerzen, Dysmenorrhoe, Kohabitationsbeschwerden, Stuhlgangsbeschwerden, Obstipation, Meteorismus. Sonographie.

㉖ Douglasabszess. Nach Adnexeiterung und Pelviperitonitis kann die Abkapselung am tiefsten Punkt der Bauchhöhle die Abwehrspannung der Bauchdecken, Meteorismus, Übelkeit und Brechreiz schwinden lassen. Es bleiben Fieber und Leukozytose. Fluktuation und Vorwölbung vom Rektum und hinteren Scheidengewölbe aus palpabel. Probepunktion und Stichentleerung durch den Gynäkologen/Chirurgen.

㉗ Ileus. Noteinweisung dringlicher als Differenzierung der Ursache. Die Allgemeinsymptomatik unterscheidet sich anfänglich. Bei *Obturation:* Anwachsende peristaltische Koliken mit Pausenschmerz; Zeitabstand etwa bei den Koliken des Dünndarms 3, des Dickdarms 9 Minuten. Darmsteifungen, verstärkte Auskultationsphänomene. Bei Strangulation auch der Gefäßversorgung: Plötzlich heftigster Bauchschmerz und Schock. In der geblähten Darmschlinge vor der Strangulationsstelle fehlt im Gegensatz zur Obturation die Peristaltik (v. Wahl'sches Zeichen). Ungestümer weiterer Verlauf. Bei *paralytischem* Ileus: auskultatorisch Totenstille. Alle Formen zeigen bald gemeinsam die Folgen des Stopps der Darmpassage. Auftreibung des Leibes durch geblähte Darmschlingen. Trockene Zunge. Nach wiederholtem Aufstoßen (oder Singultus) Erbrechen, voluminös, gallig, später fäkulent. Auch Durchfälle treten zunächst bei den mechanischen Ileusformen auf, umso reichlicher, je höher der Verschluss sitzt; und zwar beim Strangulationsileus dünn und blutig. Stuhl- und Windverhaltung kommen für die Diagnostik zu spät.

Erst mit Entwicklung der Peritonitis zunehmend Abwehrspannung und Druckschmerz. Die eingefallene, blasse Facies hippocratica zeigt die Dehydratation. Ansteigen von Hämatokrit[2] und Leukozytenzahl. Oligurie, Retention von Harnpflichtigem[63-65], Elektrolytverschiebungen[33-36], pH-Verschiebung[28-30]. Die Röntgen-Leeraufnahme zeigt schon frühzeitig geblähte Darmschlingen und zahlreiche Flüssigkeitsspiegel. Sonographie kann Lokalisation und Ursache klären helfen. (Ursache des mechanischen Ileus: überwiegend äußere Hernien, manchmal Darmadhäsionen (nach früherer Operation), Tumor (bei Älteren), Invagination (bei Kindern), andere Ursachen seltener.)

Bei *paralytischem* Ileus keine Peristaltik auskultierbar. Sofern keine Peritonitis besteht, weiche Bauchdecken. Meteorismus in Dünn- und Dickdarm. Hypotonie, Tachykardie; Pulszahl übersteigt die Ziffer des systolischen Blutdrucks in mmHg. Leukozytose. Oligurie. Trockene Zunge, Singultus. Erbrechen. Röntgen: Abdomenübersicht im Stehen: In allen Fällen multiple Flüssigkeitsspiegel in überblähten Darmschlingen.

Rückenschmerzen

statisch

Muskulatur

„Muskel-
rheumatismus" ①

Myalgien
 b. Grippe u.
 and. Infektions-
 krankheiten

Wirbelsäule

Haltungs-
 schwäche ②
Skoliose ③
Kyphose ④
Lordose ⑤
Geradstreckung

Wirbel
Spina bifida ⑥
Wirbelfraktur ⑦
Spondylitis ⑧
Wirbel-
 metastase ⑨
Spondylosis
 deformans ⑩
Osteochondrose ⑪

Beteiligung bei
Osteoporose ⑫
Osteomalazie ⑬
Ostitis
 fibrosa
 generalisata ⑭
Ostitis
 deformans ⑮

Bandscheiben
Chondrosis ⑯
 intervertebr.

*kl. Gelenke
u. Bänder*
Wirbelluxation
Spondylo-
 listhesis ⑰
Spondylitis
 ankylosans ⑱
Kokzygodynie ⑲

viszeral

Retroperitoneal-organe

Niere
Nierenkolik ⑳
Hydronephrose ㉑
Pyelonephritis ㉒
Glomerulonephr. ㉓
Nierenabszess ㉔
Nierentumor ㉕
Niereninfarkt ㉖

Pankreas
Pankreatitis ㉗
Pankreaszyste ㉘

inn. Genitale

Deszensus ㉙
Retroflexio ㉚
Dysmenorrhoe
Gravidität
Tumoren ㉛
Parametritis ㉜
Parametropathia
 spastica ㉝

nerval zugeleitet

Wirbelkanal	
Rückenmark- tumoren 34 Radikuläre Schmerzen 35	Visz.-kutane Schmerz- ausbreitung bei Abdominal- erkrankungen, Pleura- oder Peritoneal- reizung Aggravation, Simulation

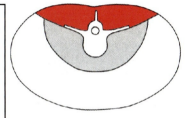

Groborientierung bei Rücken-, Kreuzschmerz, Lumbago, Hexenschuss: *Muskel*paket des Erector trunci druckschmerzhaft? Bei Fehlhaltung, Bewegungseinschränkung oder Schmerz an der *Wirbelsäule: Röntgen*untersuchung. Bei *radikulärer* Schmerzausbreitung auch Benennung des Segments. Bei Schmerzen *in Höhe von Nieren und Pankreas:* Urinuntersuchung, negativenfalls auch Lipase. Verbindung mit Unterleibsschmerz, Regelstörung oder Fluor: *gynäkologische* Untersuchung. Berücksichtigung *abdomineller* Befunde.

❶ **„Muskelrheumatismus".** Sammelbegriff für Myalgien unterschiedlicher Genese. Dementsprechend Auslösung durch Daueranstrengung oder einmaliges Verheben, durch ungeschickte Bewegung oder Kälte. Druck- und Bewegungsschmerz fixiert oder wandernd, flüchtig oder hartnäckig, rezidivierend oder nicht. Mit oder ohne andere rheumatische Erscheinungen; m. od. o. bohnengroße Muskelhärten oder Hartspann-Partien; m. od. o. beschleunigte Blutsenkung; m. od. o. Eosinophilie. Vereinzelt echte Polymyalgia rheumatica (s. S. 350).

❷ **Haltungsschwäche.** Durch Muskelanspannung korrigierbare skoliotische, kyphotische oder lordotische Fehlhaltung aufgrund asthenischer Muskel- und Bindegewebsschwäche, mangelnder Muskelaktivität oder einer Myopathie (progressive Muskeldystrophie, die infantil am Becken oder juvenil am Schultergürtel beginnt).

❸ **Skoliose.** Wegen asymmetrischer Wirbelanlage, als statische Korrektur bei Schieflage des Beckens, als Zwangshaltung bei Bandscheibenprolaps mit radikulärem (Ischias-)Schmerz, als Folge beruflicher Gewohnheitshaltung (z. B. Zahnarzt). Durch Drehung der Wirbel ist die sichtbare Achsenverbiegung der Dornfortsatzreihe geringfügiger als die der Wirbelkörper; dafür entsteht aber auf der konvexen Seite ein Rippenbuckel. Röntgen!

❹ **Kyphose.** Arkuär oder angulär. Rundrücken bei *Alterskyphose* (Rö: osteoporotische Keilwirbel) und *Adoleszentenkyphose,* M. Scheuermann (Rö: Fehlen der Randleisten vorn an mehreren Wirbelkörpern). Nahezu winklige Kyphose bei *rachitischem* Sitzbuckel (Rö: gerade Brustwirbelsäule mit Knick zur Lendenwirbelsäule und Keilwirbeln im Knickbereich). Anguläre Kyphose bei Wirbelkörperzusammenbruch (Kompressionsfraktur, Tuberkulose).

5 Lordose. Übernormal durch hohe Absätze, Gravidität, Spondylolisthesis (s. u.) und z. T. bei Chondrosis intervertebralis. Geradstreckung anstelle der normalen Lordose in der Lenden- bzw. Halswirbelsäule oft schon frühes Zeichen einer Osteochondrose (s. u.) oder Chondrosis intervertebralis.

6 Spina bifida. Spaltmissbildung: nicht geschlossener Wirbelbogen. Unter der evtl. vorgewölbten Haut liegt Rückenmark teilweise ohne Knochendeckung. Manchmal Behaarung über dem Kreuzbein. Röntgen zeigt auch geringe, äußerlich nicht erkennbare Defekte.

7 Wirbelfraktur. Trauma, auch indirektes mit Kompressionsfraktur. Röntgen, dabei auch Klärung einer Vorschädigung am Ort der Fraktur.

8 Spondylitis. Miterkrankung eines Wirbelkörpers bei Allgemeininfektionen. Die Symptomatik entwickelt sich meist erst nach deren Abklingen. Lokalschmerz, Blutsenkungsbeschleunigung. Bei Tuberkulose chronischer Verlauf mit Knocheneinschmelzung. Röntgen/Computertomographie/Magnetresonanztomographie/Knochenszintigraphie.

9 Wirbelmetastase. Anhaltende Schmerzen. Meist Primärtumor schon bekannt (Bronchial-, Prostata-, Mammakarzinom). Röntgen: Knochendefekt und -deformierung. Computertomographie/ Magnetresonanztomographie.

10 Spondylosis deformans. Bewegungseinschränkung der Wirbelsäule. Lokalschmerz, besonders bei Bewegungsbeginn. Evtl. auch radikuläre Schmerzen. Röntgen: Verschmälerung der Zwischenwirbelräume; an den Wirbelkörpern Deckplatteneinbrüche, Randwulst-, Randzacken-

bis Brückenbildungen. Im Alter als Nebenbefund so verbreitet, dass auf Röntgen verzichtet wird.

11 **Osteochondrose.** Einbrüche der knorpeligen Deckplatten der Wirbelkörper mit Eindringen von Bandscheibenmaterial ins subchondrale Gebiet (Schmorl'sche Knötchen), Verschmälerung des Zwischenwirbelraumes, subchondrale Sklerosierung. Oft frühzeitig anstelle der physiologischen Lordose Geradstreckung der Wirbelsäule. Meist mit Spondylosis deformans verbunden. Nur röntgenologisch fassbar.

12 **Osteoporose**, Osteopenie. Zunehmende Rückenschmerzen, Rundrücken. Im Alter verbreitet, vereinzelt schon ab 50. Lebensjahr, auch im Zusammenhang mit hormonellen Störungen und Corticoidtherapie, mit Inaktivität und Hungerzuständen. Klopf- und Stauchungsschmerz der Wirbelsäule. Röntgen: schwindende Schattendichte des Knochens bis auf die Umrisse. Fischwirbel (von oben und unten eingedellte Wirbelkörper) oder Keilwirbel durch Kompression.

13 **Osteomalazie.** Ziehende Schmerzen, Skoliose, abgeplattete und keilförmige Wirbel, Kartenherz-Becken, Genu varus oder valgus. Das Röntgenbild entspricht, so lange keine Verbiegungen vorhanden sind, dem der Osteoporose. Im Serum Verminderung von Calcium und Phosphor[36, 37], alkalische Phosphatase erhöht[51].

14 **Ostitis fibrosa generalisata** (Recklinghausen). Rückenschmerzen als erstes Zeichen einer progredienten Knochendemineralisierung bei Hyperparathyreoidismus mit Hyperkalziurie. Zunehmend Kyphoskoliose. Röntgen: im ganzen Skelett Spongiosa unscharf, Kortikalis spongiosiert, Knochenverbiegungen, evtl. in den Röhrenknochen Zysten, Spontanfrakturen, Nephrolithiasis, Nephrokalzinose. Im Urin vermehrt Calcium[36] und Phosphat[37], im Blut Phosphat vermindert[37], Calcium evtl. erhöht[36]. Intaktes Parathormon erhöht.

15 **Ostitis deformans** (Paget). Bei Wirbelsäulenbefall zunehmende Kyphose. Charakteristische Röntgenveränderungen. Blutsenkungsgeschwindigkeit und alkalische Phosphatase erhöht[51].

16 **Chondrosis intervertebralis,** Bandscheibenschaden. Lokalisierter Bewegungsschmerz an der Wirbelsäule mit Zwang zur Schonhaltung, evtl. dauerndes Wundgefühl oder plötzlich einschießender Dauerschmerz. Oft auch einseitige Hyper-, Par- oder Anästhesie der Haut in segmentaler Ausbreitung an Rumpf oder Extremitäten. Evtl. verbunden mit Reflex- oder motorischen Ausfällen. Husten und Pressen provoziert den Schmerz. Röntgen: Verschmälerung des Zwischenwirbelraumes, z. T. mit Verkantung oder Verschiebung der angrenzenden Wirbel. Oft anstelle der physiologischen Lordose auffällige Geradhaltung der Wirbelsäule. Computertomographie/Magnetresonanztomographie.

17 **Spondylolisthesis** (Wirbelgleiten). Allmähliches Vornabrutschen des Wirbels L_5 gegenüber S_1, selten auch anderer. Neben Kreuzschmerzen evtl. Hypästhesien und Miktionsstörungen. In der Dornfortsatzreihe tritt eine Stufe hervor. Röntgen: auch Schäden am Wirbelbogen.

18 **Spondylitis ankylosans (Bechterew).** Charakteristische Steifhaltung der Wirbelsäule, vorausgehend häufig therapieresistenter Kreuzschmerz. Anfangs normaler Röntgenbefund, dann Verknöcherung der Ileosakralfugen und der kleinen Wirbelgelenke aufsteigend nacheinander sowie des vorderen und hinteren Längsbandes der Wirbelkörperreihe; die Bandscheiben bleiben dabei erhalten (Bambusstab). Verknöcherung auch der Kostotransversalgelenke, eingeschränkte Atemkapazität. Verlauf in Schüben; im Schub erhöhte Blutsenkungsgeschwindigkeit. Sekundäre Anämie. Nötigenfalls: Serolog. HLA-B 27 bei 95% pos.

19 **Kokzygodynie.** Hartnäckige Schmerzanfälle am Steißbein. Röntgen: Steißbein- gegenüber Kreuzbeinachse oft stärker abgewinkelt als normal.

20 **Nierenkolik.** Ganz plötzlich wehenartiger Schmerz von der Nieren- zur Genitalregion einer Seite. Oft Rezidive. Erythrozyturie weist auf Nieren- oder Ureterstein; sonst Kolik durch Ureterabknickung (Ren mobilis), Ureterkompression (akzessorische Gefäße, Tumor) oder spastische Ureterdyskinesie. Außerhalb des Anfalls Erythrozyturie bei

Steinleiden provozierbar durch Treppensteigen. Sonographie/ Röntgen: i. v.-Urographie.

㉑ Hydronephrose. Ständig dumpfer Lokalschmerz auf einer Seite. Sonographie/i. v.-Urographie. Mit hohem Fieber und Leukozytose. **Pyonephrose.**

㉒ Pyelonephritis. Akut bis chronisch: Heftiger bis fehlender Schmerz in (einer) Nierengegend bzw. Druckschmerz, hohes bis fehlendes Fieber, Leukozytenzylinder im Urin beweisend, aber nicht häufig[84], meist Leukozyturie und Bakteriurie, oft Erythrozyturie[84, 85, 86]. Bei chron. Verlauf meist Eiweiß positiv. Blutsenkung beschleunigt, bei akuter Form Leukozytose. Krankheit verläuft in Schüben. Sonographie. Außerhalb einer akuten Entzündung i. v.-Urographie (nur noch selten notwendig); sie zeigt begünstigende Missbildungen, überwiegend auch sekundäre Veränderungen an Nierenbecken, -kelchen und -papillen. Auf Einschränkung der Nierenfunktion weist zuerst eine Kreatinin-Erhöhung[63] typisch ist die verminderte Konzentrationsfähigkeit der Nieren[87]. Seitendifferenz im Isotopennephrogramm. Oft besteht eine Hypertonie.

㉓ Glomerulonephritis. Vielfach beidseitige Nierenschmerzen. Meist Albuminurie, Hämaturie[83, 84, 85], Blutdrucksteigerung, bei der *akuten* Form auch Ödeme und Oligurie, bei der *chronischen* manchmal Ödeme, dann auch mit nephrotischem Syndrom, d. h. großer Proteinurie (> 3 g tgl.). Der akuten Form geht meist ein Streptokokkeninfekt voraus, um 1–3 Wochen[103]. Die chronische Form entwickelt sich nur selten aus der akuten, beginnt meist schleichend und ist langsam oder rasch progredient. – Evtl. Hypoproteinämie[46], Hypalbuminämie[47], Retention harnpflichtiger Substanzen[63, 64, 65].

㉔ Nierenabszess, paranephritischer Abszess, Pyonephrose. Einseitig starker Schmerz, Druckschmerz, hohes Fieber, hohe Leukozytose. Nur bei Abflussmöglichkeit Pyurie und Besserung. Sonographie.

㉕ Nierentumor. Bei Beschwerden und Palpationsmöglichkeit zu spät. Nur (Mikro-)Hämaturie Frühsymptom. Abgesehen von beschleunigter Blutsenkung. Sonographie/Computertomographie/Angiographie.

㉖ Niereninfarkt. Plötzlich einseitig Lokalschmerz. Oligurie, Proteinurie, oft auch Hämaturie. Nachfolgend Fieber und Leukozytose. Sonographie.

㉗ Pankreatitis. Perakute, akute und chronische Formen. Entsprechend unterschiedliche Lokalbeschwerden von Vernichtungsschmerz bis zu chronisch-rezidivierendem Druckgefühl. Regelmäßig Lipase erhöht[51] und meist ein Befund bei Sonographie.

Darüber hinaus bei *akutem* Auftreten: Schmerz gürtelförmig, besonders links, meist löffelweises Erbrechen mit Blut, Subileus, Meteorismus, Fieber, oft Peritonitis, Aszites, Schock, Amylase erhöht in Blut[51] und Urin[51]. Dazu meist Hyperglykämie[61], Albuminurie.

Bei der *chronischen* Form: rezidivierender Schmerz, meist Gewichtsabnahme. Oft verbunden mit Gallenwegserkrankungen, Fettstühlen, manchmal Diabetes. Bleiben trotz Lipasebestimmung und Sonographie Zweifel: Sekretin-Pankreozymin-Test[80] oder auch die endoskopische retrograde Pankreatikographie (ERP)/Computertomographie.

㉘ Pankreaszyste und Pseudozysten. Prallelastisch palpabel. Anamnestisch Pankreatitis/Cholezystitis. Die Sonographie kann auch kleinere Zysten als Zufallsbefunde entdecken.

㉙ Descensus uteri. Kreuz- und Unterbauchschmerz, Druck nach unten. Evtl. Harninkontinenz, Defäkationsbeschwerden. Gynäkologischer Befund.

㉚ Retroflexio uteri. Kreuz- und Unterleibsschmerzen möglich. Gynäkologischer Befund.

㉛ Tumoren des inneren Genitale. Kreuzschmerzen können verursacht werden durch Druck großer Myome und Ovarialtumoren, die dann palpabel sind. Bei Karzinomen Blutungen und bräunlicher Fluor. Sonographie.

㉜ Parametritis. Fieber, Leukozytose, peritoneale Reizerscheinungen. Besonders bei Adhäsionen und Narbenschrumpfung im Abheilungsstadium neben Unterleibs- auch Kreuzschmerzen. Gynäkologischer Befund.

㉝ Parametropathia spastica. Kreuz- und Unterbauchschmerzen, Periode gestört, Ausfluss, Kohabitationsbeschwerden, Obstipation, Meteorismus, oft emotional abhängig. Gynäkologisch vielfach Genitalhypoplasie, Portioverschiebung schmerzhaft. Keine Entzündungszeichen.

㉞ Rückenmarktumoren. Die extramedullären Tumoren (intradurale und extradurale) führen überwiegend zu radikulären Schmerzen, ehe sie eine Querschnittserkrankung hervorrufen; die intramedullären umgekehrt. Neurolog. topologische Diagnostik, Computertomographie/Magnetresonanztomographie/selten Myelographie; vergleichende Liquorpunktion lumbal/occipital [109-111].

㉟ Radikuläre Schmerzen bei Druck auf die sensiblen Wurzeln durch Bandscheibenschaden, Rückenmarktumoren oder durch Wirbelerkrankungen mit Einengung der Foramina intervertebralia. Röntgen/Computertomographie/Magnetresonanztomographie.

Raum für handschriftliche Eintragungen

Gliederschmerzen

	genetisch	*physikalisch*	*chemisch*	*infekt./parasit.*
Haut		Intertrigo Quetschung Verletzung Verbrennung	Verätzung	Mit Fieber: s. S. 331 Mit Juckreiz: s. S. 138/139 Pyodermie ❶
Muskeln		dsgl. Letztere	As (Wadenschmerz) Strychninkrämpfe	Myositis ❽ Mit Fieber: s. S. 333 Gliederschmerzen b. Inf. s. S. 76 ❾ Tendovaginitis ❿
Knochen	Knochenzysten Osteogenesis imperf. ㉑ Marmorknochen ㉒ M. Gaucher ㉖	Sudeck'sche Atrophie ⑲ Epikondylitis Spontanfrakturen (s. Text) ⑳		Periostitis Osteomyelitis ㉗ Knochentuberkulose ㉘ Knochenlues ㉙ 5-Tage-Fieber ㉚ M. Paget ㉕
Gelenke	Lux. cox. cong. O-/X-Beine Senk-, Spreiz-, Knickfuß Ochronose ㊱	Periarthritis humeroscapul. ㊲ Arthrosis def. ㊳ Luxation Meniskusschaden ㊴ Corpus liberum ㊵		Begleitarthritis b. – Gonorrhoe – and. Infektionen s. S. 83 ㊶ Gelenktuberkulose ㊷

Fortsetzung nächste Seite

Gliederschmerzen 73

allerg./immun.	neoplastisch	zirkulatorisch	horm./metabol.	nerval/psychisch
Mit Juckreiz: s. S. 138/139 Mit Fieber: s. S. 331		Erythromelalgie (2) M. Raynaud (3) Mit Zyanose: S. 150	Adipositas dolorosa (4)	Thalamusschmerz (5) Head'sche Zone (6) Radikuläre Schmerzen (7)
Dermatomyositis (11) Polymyalgia rheumat. b. Riesenzellarteriitis (12) Panarteriitis nodosa (13) Lup. erythemat. visc. (14)			Tetanie (15) NaCl-Mangel-Krämpfe (16) Myoglobinurie (17) Metabolische Myopathien (18)	
Aseptische Nekrosen (31) – tuberositas tibiae – calcaneus – metatarsus II u. a.	Metastasen Plasmozytom (32) Leukämien, akute (33) Sarkom Benigne Tumoren		Hyperparathyreoidismus (34) Osteoporose (24) Cushing-Syndrom (35) Osteomalazie (23) Hungerosteopathie (24)	
Rheumatisches Fieber (43) Rheumatoidarthritis (44) Still, (45)(46)(47) Felty, Reiter Psoriasisarthritis (48) Hydrops intermittens (49)	Paraneoplastische Polyarthritis (50)	Hämarthrose bei Hämophilie (51)	Gicht (52)	

Gliederschmerzen (Fortsetzung)

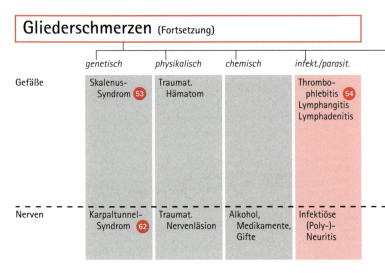

	genetisch	physikalisch	chemisch	infekt./parasit.
Gefäße	Skalenus-Syndrom 53	Traumat. Hämatom		Thrombophlebitis 54, Lymphangitis, Lymphadenitis
Nerven	Karpaltunnel-Syndrom 62	Traumat. Nervenläsion	Alkohol, Medikamente, Gifte	Infektiöse (Poly-)-Neuritis

Haut

① **Pyodermie.** Wie Pusteln, Akne, Impetigo, Furunkel, Schweißdrüsenabszess, Phlegmone, Erysipel.

② **Erythromelalgie.** Anfallsweise schmerzhafte Rötung der Extremitäten durch Gefäßerweiterung. Entsprechend höhere Hauttemperatur. Der starke Schmerz lässt im kalten Wasser sofort nach. Manchmal sind nur Finger betroffen.

③ **M. Raynaud.** Anfallsweise schmerzhafte Blässe des 2.–5. Fingers symmetrisch an beiden Händen durch Vasokonstriktion. Anschließend reaktive Hyperämie. Auslösend wirken Kälte oder Emotionen. Kältetest.

④ **Adipositas dolorosa,** Lipomatosis dol. (Dercum). Multiple schmerzhafte Fettknötchen bei Adipösen. Keine Vergrößerung.

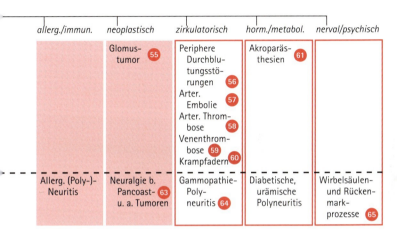

⑤ Thalamusschmerz. Hemihypaesthesia dolorosa. Auch die Tiefensensibilität ist gestört. Nur sehr starke Schmerzen werden schon bei geringen Berührungs-, Temperatur-, Seh- und Hörreizen ausgelöst.

⑥ Head'sche Zone. Viszerokutane Schmerzausbreitung über die Rami communicantes des Grenzstrangs und das neurale Segment. Der hyperästhetisch-hyperalgische Hautbezirk entspricht der segmentalen Innervation (Tafel S. 102–105). Das Herz z. B. hat Fasern zu allen Zervikalsegmenten und zu Th 1–5 im Rückenmark, dementsprechend erfolgt die Schmerzausbreitung in Brustseite, Schulter und Arm links.

⑦ Radikuläre Schmerzen. Druck auf die sensible Wurzel eines Spinalnervs durch Rückenmarktumor, Bandscheibenprolaps oder Wirbelerkrankung mit Einengung eines Foramen intervertebrale. Meist durch Spondylosis deformans und dann oft multipel. Schmerzausbreitung entspricht der segmentalen Innervation (Tafel S. 102–105). Röntgen.

Muskeln

❽ Myositis. Lokal Schmerz, Druckschmerz, Schwäche, selten mit Fieber und allgemeinem Krankheitsgefühl. Ausbreitung asymmetrisch. Verlauf in Schüben mit Rückbildungen. Schließlich Fibrose und Verkalkung (Myositis ossificans). Chronische Traumatisierung begünstigt solchen Ausgang (Reiterknochen). Im Schub Senkung erhöht. EMG-Veränderungen. Muskelbiopsie erbringt entzündliche Infiltrate und zunehmende Narbenfibrose, auch zur Abgrenzung gegenüber Panarteriitis nodosa, Lupus erythematodes visceralis u. a.

❾ Gliederschmerzen bei Infektionskrankheiten begleiten
- Brucellosen, u. a. M. Bang
- Cholera
- Dengue-Fieber
- 5-Tage-Fieber (Schienbeinschmerzen)
- Grippe
- Katzenkratzkrankheit
- Leptospirosen, u. a. M. Weil
- akute Leukämien (Schienbeinschmerzen)
- Lues (Schienbeinschmerzen)
- Maul- und Klauenseuche
- Pleurodynia epidemica (bes. Oberschenkel)
- Poliomyelitis
- Rekurrensfieber
- Tetanus
- Toxoplasmose
- Trichinose ab etwa 9. Tag

Stichworte zu diesen Erkrankungen auf Tafel S.331–333, alphabetisch geordnet.

❿ Tendovaginitis. Funktionsschmerz, Druckschmerz, auskultatorisch anfangs Krepitation, später ödematöse Schwellung.

⓫ Dermatomyositis. Beginn schleichend oder fieberhaft mit Schwäche verschiedener Muskelgruppen, ödematöse Schwellung, auch der Augenlider, Hauterytheme. Später porzellanartig atrophische Hautbezirke. Hohe Wahrscheinlichkeit eines gleichzeitig bestehenden bösartigen Tumors. Senkungsbeschleunigung. Muskelenzyme erhöht[51].

12 Polymyalgia rheumatica. Besonders in Schulter- und Rückenmuskulatur Morgensteifigkeit. Heftige Muskelschmerzen, auch Arthralgien. Leichtes Fieber, Gewichtsabnahme. Hypochrome Infektanämie[1, 2, 4], Leukozytose. Blutsenkung stark beschleunigt. Komplikationen: Erblindung, Infarkt, Apoplexie. Grundlage ist eine Riesenzellarteriitis. Die Arteriitis temporalis muss äußerlich nicht hervortreten. Arterienbiopsie.

13 Panarteriitis nodosa. Meist schleichender Beginn, aber auch sepsisartiger möglich. Muskel- und Gelenkbeschwerden. Braune bis walnussgroße Knötchen an Brust und Bauch. Tachykardie, Polyserositis, Lebervergrößerung, kolikartige Bauchschmerzen, Nierenbeteiligung, neurologische Störungen. Laborbefunde unspezifisch mit erhöhter BSG, Leukozytose, Anämie und Urinbefunden. Rheumafaktor nur manchmal positiv. Diagnose durch Muskelbiopsie.

14 Lupus erythematodes visceralis, L. e. disseminatus, system(at)ischer L. e. Fieber und Gelenkbeschwerden. Häufig Schmetterlingserythem des Gesichts und Lymphknotenschwellung, bei der Hälfte Myalgien, oft Proteinurie. Pleuritis, Perikarditis, Endokarditis, Lungen-, Leber- oder Nierenerkrankungen treten vereinzelt hinzu. Hohe Blutsenkung. Immer immunologisch antinukleäre Faktoren und meist anti-dsDNA-AK nachweisbar[105, 106].

15 Tetanie. Nach vorausgehenden Parästhesien schmerzhafter tonischer Krampf. Regelmäßig betroffen sind die Hände in Pfötchenstellung, weniger häufig die Arme und Beine, hier am ehesten die Füße (Karpopedalspasmus). Der Krampf im Gesicht formt ein sog. Karpfenmaul. Das Bewusstsein bleibt klar. In anfallsfreier Zeit lässt sich die Disposition erkennen an Pfötchenstellung bei Oberarmkompression (Trousseau), Oberlippenzucken bei Klopfen auf den N. facialis vor dem Ohr und Anfallsauslösung binnen 3 Minuten bei energischer Hyperventilation. Meist Calcium vermindert[36] oder Alkalose[28–30].

16 Salzmangel-Syndrom. Nach reichlichem Erbrechen, Diuretika, bei M. Addison. Extrazellulärer Wassermangel bei zellulärer Hyperhydratation: Hypotonie, Tachykardie, Kollapsneigung und Kopfschmerzen, Bewusstseinsstörung, Muskelkrämpfe. Im Blut Hämatokrit[2] erhöht, Na und Cl vermindert, auch andere Elektrolytstörungen[33–38].

17 Myoglobinurie. Urin schwarzbraun. Muskelschwäche und -schmerzen bei Dehnungsversuch. Nach Muskelanstrengung oder als paroxysmale Myoglobinurie. Nachweis spektroskopisch.

18 Metabolische Myopathien bei z. B. Purin- und vielen anderen Stoffwechselstörungen. Belastungsabhängige Muskelschmerzen, progrediente Muskelschwäche, -steifheit, -krämpfe oder -kontrakturen.

Knochen

19 Sudeck'sche Atrophie. Komplikation traumatischer oder entzündlicher Schäden, vorwiegend an Händen und Armen. Hyperämische, schmerzhafte Schwellung mit Hyperhidrosis entwickelt sich zu Nägelatrophie, blasser und unelastischer Haut, Muskelschwund, Gelenkversteifung. Fleckige Knochenatrophie zeigt sich schon früh im Röntgenbild.

20 Spontanfrakturen bei geringfügigem Anlass treten häufig ein bei
- Osteogenesis imperfecta
- Marmorknochenkrankheit
- Osteomalazie
- Osteoporose (Schenkelhals)
- M. Paget
- M. Gaucher (Zerebrosid-Speicherkrankheit)
- Knochentumoren, maligne und benigne
- Knochenmetastasen

Stichworte zu diesen Knochenkrankheiten anschließend.

㉑ Osteogenesis imperfecta. Vererbte Bildungsstörung der langen Röhrenknochen. Verbiegungen, Frakturen, Verkrüppelung. Schlaffe Gelenkkapseln überstreckbar, blaue Skleren. Später Otosklerose. Laborbefund normal. Röntgen: Diaphysen häufig schlank, Kompakta dünn, Spongiosa aufgelockert.

㉒ Marmorknochenkrankheit. Genetische Osteoklastenhemmung, Markhöhle bleibt verschwindend klein. Ausprägung symmetrisch, manchmal total. Anämie. Leber und Milz als kompensierende Blutbildungsstätten vergrößert. Dem Knochenbau ist äußerlich nichts anzusehen. Querbrüche offenbaren die mangelhafte Elastizität, sind aber nicht die Regel. Röntgenbefund beweisend.

㉓ Osteomalazie. Nach uncharakteristischen Rücken- und Beinbeschwerden entwickeln sich langsam eine Kyphoskoliose und Knochenverbiegungen. Frakturen nur in schweren Fällen. Knochen klopfschmerzhaft. Calcium in Blut und Urin vermindert[36], ebenso der Phosphatspiegel[37] und Hydroxyprolin, APH erhöht[51]. Röntgenbefunde erst bei fortgeschrittener Entwicklung eindeutig. Knochenbiopsie: osteoide Säume im Knochen. In der Regel liegen chronische Magen-Darmerkrankungen oder Laxanzienabusus vor, wodurch die Resorption des fettlöslichen Vit. D verhindert wird. Frühzeitige Substitution führt zu Beschwerdefreiheit und Ausheilung.

㉔ Osteoporose, Osteopenie. Im Alter, bei M. Cushing, Addison und anderen Erkrankungen, unter Corticoidtherapie, bei Inaktivität. Rückenschmerzen, Dornfortsätze klopfschmerzhaft. Stauchungsschmerz der Wirbelsäule. Abnahme der Körpergröße. Rundrücken. Laborwerte normal. Röntgen: Knochenstruktur aufgehellt, Kortikalis verdünnt, Platt-, Keil- und Fischwirbel durch Einbrüche. Unter den leicht eintretenden Knochenbrüchen ist die Schenkelhalsfraktur nur besonders schwerwiegend.

㉕ Morbus Paget. Uncharakteristische Beinbeschwerden, Kopfschmerzen. Verdickung und Verbiegung langer Röhrenknochen, bevorzugt der Tibia (Säbelbein), Verdickung der Schädelkalotte. Bei sonst normalen Laborbefunden kann in ausgeprägten Fällen APH erhöht sein[51]. Röntgen: Compacta wabig aufgetrieben mit Verbiegungen.

㉖ Morbus Gaucher, Cerebrosid-Speicherkrankheit. Erblich. Bronzene Hautfarbe, blaue Skleren. Leber und Milz vergrößert. Knochenschmerzen, -verbiegungen und -frakturen. Leberbiopsie mit Cerebrosidnachweis.

㉗ Osteomyelitis. Hämatogen, meist Staphylokokken, gewöhnlich bei Jugendlichen. Steiler Temperaturanstieg mit Schüttelfrost, heftigste Schmerzen in einer unbeweglich gehaltenen Extremität. Anfangs keine äußeren Veränderungen, keine genauere Lokalisierbarkeit. Ödematöse Schwellung eines Gliedmaßenabschnitts, z. B. Oberschenkel, dann erst lokale Rötung mit erhöhter Druckschmerzhaftigkeit.

㉘ Knochentuberkulose. Hämatogen vom Lungen-Primärkomplex aus, manchmal multiple Knochenherde, neigen zum Durchbruch ins Gelenk. Matt, Nachtschweiß, morgendlich und nach Anstrengung subfebrile Temperaturerhöhung, Gewichtsabnahme, Senkungsbeschleunigung. Erste Lokalbeschwerden frühestens nach ¼ Jahr und auch noch nach 2 Jahren möglich: Bewegungseinschränkung, Klopfschmerzhaftigkeit, erhöhte Hauttemperatur, Schwellung. Röntgen: Lokale Osteoporose, Spongiosaatrophie, an Gelenkflächen Usurierung. Röntgenbefund entwickelt sich spät. Bei bekannter Tuberkulose schon vorher Biopsie und Gelenkpunktion zum Tuberkelnachweis mikroskopisch nach Spezialfärbung, kulturell.

㉙ Knochenlues tritt erst Monate bis Jahre nach der Infektion auf, wenn also die Syphilis bereits bekannt ist. Dann müssen alle Knochen- und Gelenkerkrankungen unter diesem Verdacht abgeklärt werden. Zunächst gewöhnlich schleichende ossifizierende Periostitis, lokalisiert tastbar. Schleichende Osteomyelitis mit späterer Spongiosaverdichtung. Heute selten Gummen am Knochen mit ulzerierendem Durchbruch. – Die konnatale Knochenlues beginnt schon im Mutterleib oder tritt als juvenile Syphilis mit Knochenschmerzen in Erscheinung.

㉚ 5-Tage-Fieber, Wolhyni'sches Fieber, geht mit betontem Schienbeinschmerz einher. Steiler Fieberanstieg, Abfall am 2. Tag, Wiederholung etwa alle 5 Tage in abnehmender Stärke. Während der Fieberattacken Glieder-, besonders Schienbeinschmerz. Erregernachweis nur ausnahmsweise durch Infektion einer gesunden Kleiderlaus am Patienten und Spezialuntersuchung.

㉛ Aseptische Knochennekrosen. *Schlatter:* Bewegungsbeschwerden im Kniegelenk: Röntgen: Knochenschwund an der Tuberositas tibiae. *Osgood:* Gehbeschwerden; Nekrose in der Calcaneusapophyse. *Köhler I:* Nekrose im Kahnbein. *Köhler II:* im Metatarsusköpfchen II. *Kienböck*: im Os lunatum. *Perthes:* Hüftkopferweichung; Hinken, Abduktion und Rotation eingeschränkt; bei Verkennen Malum coxae senile. Die aseptischen Nekrosen treten vor allem im Wachstumsalter ein.

㉜ Plasmozytom. Unbestimmte Gliederschmerzen, Druckschmerzhaftigkeit einzelner Knochen. Blutsenkung außerordentlich beschleunigt. Hyperproteinämie[46]. Elektrophorese zeigt zunehmend eine abnorme Zacke auf schmaler Basis[47]. Röntgen: Oft rundliche Aufhellungen im Schädeldach. Spontanfrakturen anderer Knochen. Knochenmarkpunktion: Plasmazellwucherung. Anämie.

㉝ Leukämien, akute. Akuter Beginn mit hohem Fieber. Klage über Schienbeinschmerz. Leukämisches oder aleukämisches Blutbild mit zahlreichen Blasten, wenigen ausgereiften Zellen und kaum Zwischenformen (Hiatus leucaemicus).

㉞ Hyperparathyreoidismus, Ostitis fibrosa generalisata (Recklinghausen). Rückenschmerzen, Spontanfrakturen. Knochen biegsam, weich. Kyphoskoliose. Röntgen: Corticalis spongiosiert; progrediente Demineralisierung des Skeletts; Nephrokalzinose. Hyperkalziurie[36], Hyperkalziämie, Hypophosphatämie.[36–37]. APH[51] erhöht. Intaktes Parathormon erhöht.

㉟ Cushing-Syndrom. Vollmondgesicht, Stammfettsucht, Striae rubrae, Impotenz bzw. Amenorrhoe. Hypertonie. Hyperglykämie häufig[61], oft Elektrolytverschiebungen[33-35] und Alkalose[28-30]. 11-Hydroxycorticosteroide und 17-Ketosteroide vermehrt[92-93]. Röntgen: Osteoporose.

Gelenke

(36) Ochronose. Arthrose mit arthritischen Begleiterscheinungen und Gelenkdeformation, besonders an den großen Gelenken. Alkaptonurie, Harn wird an der Luft wie auf Alkalien-Zusatz dunkelbraun.

(37) Periarthritis humeroscapularis. Schmerzhafte Steife im Schultergelenk. Kapselschrumpfung. Zuweilen Kalkeinlagerung in Sehnenansätzen z. B. des M. supraspinatus.

(38) Arthrosis deformans. Startschmerz, Belastungsschmerz, Funktionsbehinderung. Endphasenschmerz bei Bewegungsprüfung. Reibegeräusch. Bei erhöhtem Reizzustand Druckschmerz, ausnahmsweise auch Gelenkerguss. Röntgenbefund geht Beschwerden nicht parallel. Verschmälerung des Gelenkspaltes; Randzackenbildung.

(39) Meniskusschäden. Am Kniegelenk. Traumatisch oder degenerativ bedingt. Plötzliche schmerzhafte Arretierung mit federnder Bewegungshemmung. Schmerz bei Adduktion, Abduktion und Rotationsversuch. Reizerguss. Sonographie, Magnetresonanztomographie, Arthroskopie.

(40) Corpus liberum. Durch Einklemmung des freien Gelenkkörpers plötzlich schmerzhafte Bewegungssperre. Reizerguss. Nicht immer ist die Gelenkmaus im Röntgenbild darstellbar, dafür aber in der Magnetresonanztomographie.

(41) Begleitarthritis. Reaktive Arthritis. Kommt besonders bei folgenden Infektionskrankheiten vor:

- Brucellosen, u. a. Bang
- Gonorrhoe
- Lyme-Krankheit
- Scharlach
- Virusinfektionen, u. a. Hepatitis
- Whipple, Morbus

42 **Gelenktuberkulose.** Ausgehend von einer gelenknahen Knochentuberkulose (s. oben). Schleichende Entwicklung: Hinken bzw. andere Funktionseinschränkung, subfebrile Morgentemperaturen, Senkungsbeschleunigung; Gelenkhydrops, anfangs steril, später mit Tuberkeln, die noch nicht mikroskopisch und kulturell, sondern erst im Tierversuch nachweisbar sind. Dann Kapselverdickung mit wuchernden, erkrankten Zotten im Gelenk bei benachbarter Osteoporose und Muskelatrophie (Gelenkfungus).

43 **Rheumatisches Fieber.** Spätestens 3 Wochen nach Streptokokkeninfekt erneuter Fieberanstieg. Arthritis der großen Gelenke mit Schwellung, Rötung, Schmerz und Bewegungseinschränkung. Tachykardie. Starke Senkungsbeschleunigung. Antistreptolysintiter erhöht[103].

44 **Rheumatoidarthritis.** Meist schleichender Beginn an kleinen Gelenken. Morgensteifigkeit, Bewegungsschmerz, Schwellung überwiegend der Fingergrundgelenke, symmetrisch. Zunehmender Befall auch anderer Gelenke in chronisch progressivem Verlauf. Kontrakturstellungen, ulnare Deviation der Finger. Rheumaknoten in der Haut an Hand und Ellenbogen. Ausnahmsweise subakuter Beginn mit leichten Temperaturen und Befall mittelgroßer Gelenke. Meist werden Rheumafaktoren nachweisbar[104] und eine Dysproteinämie[47]. Charakteristische Röntgenbefunde an den Gelenken.

45 **Morbus Still.** Bei Kindern (selten bei Erwachsenen). Fieber, Myokarditis, Splenomegalie und Lymphknotenschwellungen, makulopapulöses Exanthem. Zuerst überwiegend die großen Gelenke befallen. Hohe Leukozytose.

㊻ **Felty-Syndrom.** Rheumatoidarthritis mit Fieber, Splenomegalie und Lymphknotenschwellungen. Meist Rheumafaktoren nachweisbar[104].

㊼ **Morbus Reiter.** Eine Form einer reaktiven Arthritis. Fieber mit Konjunktivitis, Urethritis und arthritischen Schüben asymmetrisch an den großen Gelenken. Die Urethritis wird isoliert dem Dermatologen gebeichtet. Jeder andere Arzt muss gezielt danach fragen.

㊽ **Psoriasisarthritis.** Arthritis bei Schuppenflechte mit multiplen roten, von weißen Schuppen bedeckten Flecken.

㊾ **Hydrops intermittens.** Gelenkschwellung, tanzende Patella. Rasche Rückbildung, gleichartige Rezidive in einem gewissen Rhythmus. Normale Labor- und Röntgenbefunde.

㊿ **Paraneoplastische Arthritis.** Meist bei Bronchialkarzinom mit Fieber und Hämoptoe. Gelenkschwellung, manchmal -erguss.

(51) **Hämarthrose** bei Hämophilie A, B oder anderen Koagulopathien. Anhaltende Blutungen bei Verletzungen, Mikrohämaturie[84–85], okkultes Blut im Stuhl[78]. Thromboplastin- oder partielle Thromboplastinzeit verlängert[15–16]. Bestimmung des fehlenden oder gehemmten Einzelfaktors der Blutgerinnung in Speziallaboratorien.

(52) **Gicht.** Anfallsweise Gelenkschmerzen mit Fieber. Meist zuerst am Großzehengrundgelenk (Podagra). Tophie meist am Ohrknorpel. Harnsäure erhöht[65].

Gefäße

(53) **Skalenus-Syndrom.** Brachialgie. Bei Kopfdrehung zur Gegenseite und tiefer Inspiration schwindet der Puls und die Schmerzen verstärken sich.

54 Thrombophlebitis. Betrifft die oberflächlichen Venen, schmerzhafte, bleistiftartig tastbare Stränge, Hautrötung und Ödem.

55 Glomustumor. Schmerzhafte und druckschmerzhafte, millimetergroße, blaurote Verdichtung in der Unterhaut von Zehen oder Fingern. Häufig subungual. Gutartiges Angiomyoneurom.

56 Periphere Durchblutungsstörungen, arterielle. Claudicatio intermittens, später Ruheschmerz, letztlich Nekrose. Haut blass, kühl. Fußpulse hinter dem inneren Knöchel (A. tib. post.) oder lateral von der Extensor-hallucis-longus-Sehne (A. dors. ped.) schwach oder nicht tastbar, möglicherweise sogar A. poplitea oder femoralis. Gefäßauskultation. Ratschow-Lagerungsprobe: Nach Hochhalten und Rotieren der Füße bis zur Schmerzgrenze Aufstehen aus dem Liegen: die reaktive Hyperämie auffällig verzögert im betroffenen Extremitätenabschnitt. Doppler- und Duplexsonographie, konventioenlle und MR-Angiographie

Pulslosigkeit an den Extremitäten entwickelt sich progressiv bei Arteriosklerose oder Endangiitis obliterans, beschleunigt durch Diabetes und Gicht, akut durch Embolie oder Thrombose.

57 Arterielle Embolie. Schlagartiger Schmerzbeginn, distal Extremität kalt, blass, pulslos. Chirurgischer Notfall. Meist besteht vorausgehend eine Herzerkrankung (insbesondere Vorhofflimmern).

58 Arterielle Thrombose. Anwachsender Schmerz, häufiger allmähliche Entwicklung (die Klinik allein kann aber zwischen Embolie und Thrombose nicht differenzieren) der peripheren Ischämie. Chirurgischer Notfall.

59 Phlebothrombose. Als Prodromi häufig lumbagoartige Beschwerden, dann Schwellung, gespannte Haut, Temperaturdifferenz zugunsten des erkrankten Beines, Gefahr der Lösung des Thrombus und tödlicher Lungenembolie. Duplexsonographie, Phlebographie, D-Dimertest[68].

60 Krampfadern, Varizen. Nur ein Teil der Patienten hat über Schmerzen bei langem Stehen oder nächtliche Krämpfe zu klagen. Bei Varizenthrombose sind Klagen über Muskelkrämpfe häufiger. Bei Ulcus cruris treten erneut Schmerzen auf.

61 Akroparästhesien. Häufig im Klimakterium. Verstärkt als Brachialgia paraesthetica nocturna, wobei in Schlafhaltung ausgelöste Wurzelneuralgien beteiligt sind. Für den Gefäßfaktor spricht das Auftreten fast nur bei Frauen.

Nerven

62 Karpaltunnelsyndrom. Chronische Verlaufsform oder akut ausgelöst durch Ödem, Hämatom. Schmerzhaft behinderte Fingerbeugung. Sensibilität der Hand im Versorgungsgebiet des Medianus gestört, Schmerzen.

63 Pancoast-Tumor. Maligne Neubildung in der Lungenspitze, meist Bronchialkarzinom, die bei ihrem Wachstum starke Schmerzen in den Armnerven und Grenzstrangbahnen auslöst.

64 Gammopathie-Polyneuritis. Bei Plasmozytom, M. Waldenström und monoklonalen Gammopathien unklarer Signifikanz (MGUS)[46-47].

65 Wirbelsäulen- und Rückenmarkprozesse. Radikuläre Schmerzen wie Schulter-Arm-Syndrom bei Osteochondrose der Wirbelsäule. Extramedulläre Neubildungen extra- und intradural sowie spinale Hämatome beginnen zuerst mit Wurzelschmerzen. Intramedulläre Rückenmarktumoren erzeugen überwiegend umgekehrt zunächst eine Querschnittlähmung, ehe sie radikuläre Schmerzen verursachen.

Raum für handschriftliche Eintragungen

Lähmungen

Ort der Schädigung	Tractus corticospinalis (Pyramidenbahn)		
	Gyr. praecentr. Corona radiata	Capsula int. Pedunculus	Brücke Rückenmark
Lähmungsgebiet Evtl. mitbetroffen in Nachbarschaft	Monoplegie Anderer Fuß; Beweg.abläufe	Mono/Hemiplegie Aufgereiht: VII XII, Arm, Bein	Bis Tetraplegie je nach Höhe und Querschnittbefall[4])
Spast. Lähmung[1])			
Schlaffe Lähmung[2])			
Muskelatrophie[3])			
Keine Sensib. ausfälle			
Ursache	Traumen – Geburtstraumen ① Vergiftungen ② wie – CO u. a. Meningitis, ③ bakt. Enzephalitis ④ Hirnabszess ⑤ Toxoplasmose ⑥ Hirntumor ⑦ Hirnmetastase Ischämie durch ⑧ – Gefäßkrankht. – Thrombose – Embolie Chron. degen. Hirnprozesse ⑨ Hypoglykämie ⑪	Ischämische Hirnerweichung ⑩ *(meist)*, Massenblutung ⑩ *(manchmal)*	Spastische Spinalparalyse ⑫ Messerstich Wirbelfraktur Diskusprolaps ⑬ Myelitis ⑭ Tumor ⑮ Wirbelmetastase ⑯ Ischämie ⑰ Spinal. epidur. Hämatom ⑱

[1]) Muskelhypertonus; Eigenreflexe ↑, Babinski positiv
[2]) Muskelhypotonus, Eigenreflexe schwinden
[3]) u. el. Entartungsreaktionen
[4]) z. B. bei Querschnittlähmung im verlängerten Mark Tetraplegie, im Thorakalmark Paraplegie, bei Halbseitensyndrom mit dissoziierter Sensibilitätsstörung Hemi- bzw. Monoplegie. Bezüglich mitbetroffener Vorderhornzellen s. rechts!

Lähmungen

Ort der Schädigung	Zweites motorisches Neuron			
	Vorderhornzellen Vordere Wurzel	Plexus	peripherer Nerv	Muskulatur
Lähmungsgebiet Evtl. mitbetroffen in Nachbarschaft	Lähmung segmental s. links unter Rückenmark	faszikulär	Versorgungsgebiet immer auch sensibel	Muskelgruppen bis Tetraplegie
Spast. Lähmung[1])				
Schlaffe Lähmung[2])				
Muskelatrophie[3])				
Keine Sensib. ausfälle				
Ursache	Linksgenanntes und Progr. spinale Muskelatrophie (19) Progressive Bulbärparalyse (20) Poliomyelitis acuta (21) Coxsackie-Inf. (22) Zeckenenzephalitis (23) Amyotrophe Lateralsklerose (24) Radikulitis (25) Polyradikulitis (26)	Halsrippe (27) Skalenussyndrom (28) Unfalltrauma (29) −zerrung −zerreißg. Plexusneuritis (30) Tumor (31)	Trauma (32) -kompression -zerrung -läsion Intoxikation (33) − Alkohol − Blei − Medikamente Botulismus (34) Neuropathie (35) Polyneuropathie (36) − parainfekt. − rheumat. − diphter. Panarteriits nodosa (37) Tumordruck (38) Porphyrie (39) Vit.-B-Mangel (40)	Muskeldystrophien (41) Periodische Lähmungen (42) Intoxikationen (43) Myositis (44) − Polymyositis − Dermatomyositis Myasthenie (45) Hypokaliämie bei (46) − Erbrechen Durchfall, Polyurie, Diuretika Laxanzienabusus − Pyelo-, (47) Glomerulonephritis chronica (48) − Aldosteronismus (49)

Groborientierung. Zuerst Ort, dann Art der Schädigung klären.

❶ Geburtstrauma. Little-Syndrom. Mono- bis Tetraplegie, anfangs schlaff, später spastisch. Partielle Wachstums- und Gehbehinderung. Dyskinesien. Oft Oligophrenie.

❷ Intoxikation durch Schlafmittel (Bett, Areflexie, Atemlähmung), ähnlich Narkotika (z. T. am Geruch kenntlich wie beispielsweise Alkohol) und Morphin (Pupillen stecknadelkopfgroß). Bei Kohlenmonoxidvergiftung Haut und Schleimhäute auffallend hellrot.

❸ Meningitis, bakterielle. Schüttelfrost, hohes Fieber, Kopfschmerz, Erbrechen, Nackensteife bis zum tonischen Krampf der Rückenstrecker. Gleichzeitiges Kniestrecken und Hüftbeugen unmöglich (Kernig). Schädigung der Hirnnerven (Blindheit, Taubheit, Augenmuskellähmungen, Fazialislähmung) und Parese der Extremitäten auch als Dauerfolge möglich. Leukozytose. Zellvermehrung im Liquor[110].

❹ Enzephalitis. Parainfektiös, Kopfschmerz, Schwindel, Erbrechen, Bewusstseinstrübung, Krampfanfälle, Augenmuskelstörungen, Trismus, bulbäre Symptome, Extremitätenlähmungen. Im Liquor Eiweiß und Zellzahl erhöht[110, 111].

❺ Hirnabszess nahe der vorderen Zentralwindung: progrediente Monoparese, Hirndruckzeichen (Kopfschmerz, Schwindel, Erbrechen, Bradykardie). Fieber, Leukozytose, kann bei subakutem Verlauf fehlen. Im Liquor starke Zellvermehrung[110].

❻ Toxoplasmose, angeborene: Paresen, Augenmuskellähmungen, Krämpfe möglich; typisch Hydrozephalus, Chorioretinitis, Iridozyklitis, Röntgen: häufig multiple intrazerebrale Verkalkungen. Liquor: Eiweiß und Zellzahl vermehrt[110-111]. Erregernachweis im Tierversuch, serologische Reaktionen.

❼ Hirntumor, Hirnmetastase. Zunehmende Hirndruckzeichen (Kopfschmerz, Schwindel, Erbrechen, Puls labil, Stauungspapille). Hirnnervenstörungen. Jackson-Epilepsie und Lähmung als Herdsymptom. Psychische Abstumpfung. Erhöhter Liquordruck[109]. Szintigraphie/ Computertomographie/Magnetresonanztomographie/Angiographie.

❽ Ischämie nahe der präzentralen Rinde, transitorisch oder mit Hirnerweichung. Mono- bis Hemiplegie, zunächst schlaff, evtl. damit verbundene Hypästhesie, homonyme Hemianopsie oder Ausfall koordinierter Bewegungen wie z. B. Schreiben. Babinski. Oft ohne Bewusstseinstrübung. Computertomographie/Magnetresonanz.

❾ Chronisch degenerative Hirnprozesse. Seltene Erbkrankheiten mit spastischen Lähmungen, die familiär gehäuft, meist infantil oder juvenil auftreten (diffuse Sklerose, tuberöse Sklerose, lobäre Sklerose u. a.).

❿ Apoplexie. Häufiger durch ischämische Hirnerweichung als durch Massenblutung; meist im Gebiet der inneren Kapsel. Bewusstseinstrübung/Bewusstlosigkeit bei Blutung. Ebenso Ausbildung der zuerst schlaffen, später spastischen Hemiparese. Die aneinander gereihten Bahnen von Fazialis, Glossopharyngeus, Arm und Bein sind mehr oder weniger weitgehend einbezogen. Babinski positiv. Inkontinenz. Bei Erweichung manchmal fokale Konvulsionen. Bei Massenblutung zunehmende Hirndrucksymptome; bei Ventrikeleinbruch Enthirnungsstarre. Computertomographie/Magnetresonanztomographie/Doppler- und Duplexsonographie der hirnversorgenden Arterien/Angiographie.

⓫ Hypoglykämie. Kann Symptome eines Schlaganfalls imitieren, Bewusstseinstrübung; Fazialislähmung, Blutzuckerbestimung immer eine der Erstmaßnahmen bei unklaren Bewusstseinsveränderungen

⓬ Spastische Spinalparalyse. Erbliche degenerative Pyramidenbahnerkrankung. Spastisch-paretischer Gang. Babinski. Später Tetraparese.

⓭ Diskusprolaps bei Bandscheibenschaden. Plötzlicher Beginn mit einschießendem Dauerschmerz. Schonhaltung und lokalisierter

Bewegungsschmerz der Wirbelsäule. Husten und Pressen provoziert den Schmerz. Meist einseitige Hyper- oder Hypästhesie der Haut in segmentaler Ausbreitung an Rumpf und Extremitäten. Röntgen: Verschmälerung des Zwischenwirbelraumes, Verkantung der benachbarten Wirbel. Oft auffällige Geradstreckung der Wirbelsäule. Computertomographie. Bei Lähmungen Notfalloperation.

14 **Myelitis.** Meist im Anschluss an den Höhepunkt einer Infektionskrankheit (Viren, Bakterien, Pilze) mit Fieber; gürtelförmige Schmerzen, im Verlauf häufig aufsteigende Lähmungen (Para- oder Tetraparese), Reflexausfall, querschnittförmig angeordnete Sensibilitätsstörungen, Blasen- und Mastdarmstörungen. Im Liquor Eiweiß- und Zellvermehrung (DD zum Guillain-Barré-Syndrom, hier zytoalbuminäre Dissoziation)[110–111].

15 **Rückenmarktumor.** Die extramedullären Tumoren (extradurale und intradurale) lösen überwiegend radikuläre Schmerzen aus, ehe sie eine Querschnittbeteiligung bewirken. Bei den intramedullären Tumoren ist dies umgekehrt. Neurologische topische Diagnostik, Myelographie. Computertomographie/Magnetresonanztomographie. Notfalloperation.

16 **Wirbelmetastase.** Anhaltende Schmerzen. Meist Primärtumor schon bekannt (Bronchial-, Prostata-, Blasen-, Mammakarzinom). Röntgen: Knochendefekte. Computertomographie/Magnetresonanztomographie. Notfalloperation.

17 **Ischämie** bis zur Nekrose durch Erkrankung oder Kompression von Rückenmarkgefäßen kommt selten vor, meist an der Grenze zwischen Hals- und Brustmark sowie Brust- und Lendenmark. Häufig Spinalis-anterior-Syndrom: zuerst schlaffe, dann spastische Paraplegie, Verlust der abwärtigen Schmerz- und Temperaturempfindung beiderseits, Inkontinenz. Es kann aber auch eine den ganzen Markquerschnitt ergreifende Myelomalazie eintreten. Computertomographie/ Magnetresonanztomographie.

18 **Spinales epidurales Hämatom,** ebenso subdurales und Subarachnoidalblutung im Markbereich sind selten. Sie entwickeln auffallend rasch das Bild eines extramedullären Rückenmarktumors (s. oben). Neurologisch topische Diagnostik, Computertomographie/Magnetresonanztomographie. Notfalloperation.

19 **Progressive spinale Muskelatrophie.** Durch allmähliche Degeneration der motorischen Vorderhornzellen symmetrische Atrophie der Daumen- und Kleinfingerballen-, dann nacheinander Hand-, Schulter-, Vorderarm- und Atemmuskulatur sowie Bulbärparalyse. Fibrilläre Muskelzuckungen, EMG: partielle Entartungsreaktion. Reflexe erloschen. Keine Sensibilitätsstörungen.

20 **Progressive Bulbärparalyse.** Fortschreitende Degeneration motorischer Hirnnervenkerne mit Artikulationsstörungen der Zunge, dann der Lippen, zuletzt des Gaumens; häufiges Verschlucken. Fibrilläre Zuckungen. Tödlicher Ausgang in wenigen Jahren.

21 **Poliomyelitis acuta,** epidemische Kinderlähmung. Aus Ländern ohne (vollständigen) Impfschutz. Erkrankung der motorischen Vorderhornzellen mit oder ohne febrile Prodromalerscheinungen. Morgendliches Erwachen mit schlaffer Lähmung von 1–4 Extremitäten. Reflexe fehlen. Sensibilität und Kontinenz ungestört. In Wochen Rückgang der Lähmung bis auf einzelne atrophierende Muskelgruppen. Kontrakturen durch Antagonistenwirkung.

22 **Coxsackie-Virusinfektion.** Zum Teil treten Lähmungen ein, die der eben geschilderten Poliomyelitis entsprechen, jedoch begleitet auch von sensiblen Störungen. Siehe S. 338.

23 **Frühsommer-Meningoenzephalitis (FSME).** Zeckenenzephalitis desgleichen; siehe S. 340.

24 **Amyotrophe Lateralsklerose.** Myatrophische Lateralsklerose. Degeneration von Pyramidenbahn und motorischen Vorderhornzellen. Beginnt meist wie die spinale Muskelatrophie (s. oben), jedoch mit

Reflexsteigerungen und entwickelt ausgeprägtere Zeichen der spastischen Spinalparalyse (s. weiter oben) und zuletzt oft Bulbärparalyse.

㉕ Radikulitis. Streng segmentale Hyper/Hypästhesie und motorische Ausfälle. Parainfektiös, -allergisch wie auch toxisch.

㉖ Guillain-Barré-Syndrom. Akute entzündliche demyelinisierende Polyradikuloneuritis. Im Anschluss an vorausgegangene Infektionen (Campylobacter jejuni, CMV), häufig ziehende Schmerzen in der Lumbalregion und den Extremitäten, Paresen mit distalem Beginn an den unteren Extremitäten im Verlauf nach proximal und auf die obere Extremität übergreifend, evtl. Beteiligung von Hirnnerven und Ateminsuffizienz, cave Arrhythmien, Liquor: normale Zellzahl, aber erhöhtes Eiweiß (zytoalbuminäre Dissoziation), ENG, EMG.

㉗ Halsrippe. Durch Druckschädigung Parästhesien, dann sensible und motorische Ausfallerscheinungen. Die betroffenen Gebiete entsprechen weder der segmentalen noch der peripheren Innervation, sondern den betroffenen Plexusfaszikeln, nähern sich einer sog. unteren Plexusschädigung (s. u.).

㉘ Skalenussyndrom. Gleichartige Erscheinungen durch Druckschädigung in der Skalenuslücke.

㉙ Unfalltrauma. *Plexus cervicalis*: gestörte Halsbewegung sowie Singultus oder Zwerchfellähmung. Zwerchfellhochstand; einseitig: paradoxe Bewegung beim Atmen, doppelseitig: angestrengte Rippenatmung. Begleitende Sensibilitätsstörungen im retroaurikulären, Nacken-, Hals- und Schulterbereich.

Plexus brachialis: *Obere Plexusschädigung:* (Erb'sche) Lähmung der Armhebung und -beugung. Sensibilitätsstörungen an Armpartien. *Untere Plexusschädigung:* (Klumpke'sche) Lähmung der Handbeugung und Fingerbewegung. Sensibilitätsstörungen an Armpartien.

Plexus lumbosacralis: unterschiedliche Lähmungen der Beinbewegung und sensible Störungen an Lenden, Unterbauch od. Bein.

㉚ Plexusneuritis. Eben genannte Einteilung und Symptomatik, jedoch parainfektiös, -allergisch sowie toxisch.

㉛ Tumor mit Druckschädigung als Ursache der eben genannten Plexuserkrankungen: gut- und bösartige Neoplasmen, Lymphknotenpakete, Aneurysmen im Plexusbereich, ähnlich beim Missverhältnis zwischen Kindskopf und Becken bei der Geburt.

㉜ Trauma mit Schädigung peripherer Nerven (Auswahl):
- **Fazialislähmung** einschl. Stirnast (dieser bei zentraler Lähmung frei)
- **Okulomotoriuslähmung:** gekreuzte Doppelbilder
- **Trochlearislähmung:** ungekreuzte Doppelbilder beim Abwärtssehen
- **Abduzenslähmung:** ungekreuzte Doppelbilder beim Blick zur gelähmten Seite
- **Trigeminus:** N. mandibularis: Kaumuskellähmung, Sensibilitätsstörungen
- **Glossopharyngeus:** Schlingbeschwerden, Sensibilitätsstörungen im oberen Rachen
- **Hypoglossus:** Lähmung einer Zungenhälfte mit Atrophie (zentral: ohne)
- **Phrenicus:** Zwerchfellähmung mit Hochstand einer Seite und paradoxer Atembewegung
- **Thoracicus longus:** Serratuslähmung m. flügelförm. Abstehen der Scapula, Arm kann nicht über Horizontale erhoben werden
- **Axillaris:** Deltoideuslähmung, Armhebung unter stärkerer Schulterblattdrehung
- **Medianuslähmung:** Schwurhandstellung; Daumenballenatrophie (Affenhand), Sensibilitätsstörungen an den ersten drei Fingern
- **Ulnarislähmung:** Krallenhand, Sensibilitätsstörung an den letzten beiden Fingern.
- **Radialislähmung:** Fallhand, Sensibilitätsstörung am Daumen

- **Obturatoriuslähmung:** Adduktionsschwäche, Unfähigkeit Beine zu kreuzen
- **Femoralislähmung:** Strecken des Unterschenkels evtl. auch Beinheben unmöglich, Sensibilitätsstörungen an Beinvorderseite
- **Ischiadicuslähmung:** zugleich folgende beiden Hauptäste geschädigt:
- **Tibialislähmung:** Erheben auf die Fußspitze (Plantarflexion) unmöglich. Bei Schädigung in Gesäßhöhe auch Kniebeugen unmöglich. Sensibilitätsstörung an der Ferse. Später Hackenfußstellung.
- **Fibularislähmung:** Steppergang mit hängender Fußspitze. Sensibilitätsstörung an Fußrücken und Außenseite des Unterschenkels. Später Spitzklumpfuß.

33 **Intoxikation mit Blei.** Blasse Haut, Bleisaum am Zahnfleischrand, Vermehrung der basophil getüpfelten Erythrozyten[6] und der Siderozyten[7], Bleikoliken.

34 **Botulismus.** 12–36 Stunden nach Genuss von Botulinumtoxin Prodromi mit Kopfschmerz und Gastroenteritis. 2 Tage später Augenmuskellähmungen und andere Hirnnervenstörungen. Pupillenstarre. Keine Speichel- und Tränensekretion. Atemlähmung. Bis dahin bewusstseinsklar. – Tischgenossen, die von der gleichen Konserve, Räucherware u. Ä. gegessen haben, erkranken wegen des nur kleinen Toxinbezirkes nicht alle.

35 **Neuropathie.** Parainfektiös, -allergisch, -neoplastisch auch metabolisch (Diabetes, Gicht). Parästhesien, Schmerzen oder Hypästhesien entsprechen dem Versorgungsbereich peripherer Nerven, ebenso motorische Störungen.

36 **Polyneuropathie.** Aus den gleichen Gründen und besonders bei schwerem Alkoholismus. Infektiöse P. kann einen aufsteigenden Verlauf nehmen wie eine Myelitis (Landry'sche Paralyse).

37 **Panarteriitis nodosa.** Buntes Bild mit Fieber bis zu septischen Schüben, Gewichtsabnahme, Angina abdominalis, Hypertonie, Ödeme,

Myositis, Neuritis, zerebralen Störungen, Arthralgien, viszeralen und Hauterscheinungen. Blutsenkungsbeschleunigung, Leukozytose, Anämie, Retention harnpflichtiger Stoffe[63-65]. Sicherung durch Muskelbiopsie.

38 **Tumordruck** auf einen peripheren Nerv bewirkt die gleiche Symptomatik, wie oben unter Trauma beschrieben.

39 **Porphyria acuta.** Dominanter Erbgang, Manifestation im Erwachsenenalter. Oft nur passagere Neuritiden oder Polyneuritis mit Lähmungen und Sensibilitätsstörungen, Ataxie, bulbären Symptomen und Atemlähmung. Auch epileptiforme Anfälle, depressive und Verhaltensstörungen. Subikterus, Obstipation, Abdominalkoliken. Der Urin verfärbt sich unter Lichteinwirkung braunrot. Porphyrinurie[25], ständig vermehrte Porphobilinogenausscheidung ist mittels der Urobilinogenprobe nachweisbar.

40 **Vitamin-B-Mangel.** Vitamin-B_6-Mangel führt zu einer sensomotorischen Polyneuropathie mit an den unteren Extremitäten aufsteigender schwerer symmetrischer Polyneuropathie mit Parästhesien, Wadenkrämpfen, vorübergehend erhöhten, dann erlöschenden Reflexen. Vitamin-B_1-Mangel führt zum Beri-Beri. Herzinsuffizienz (high output failure), Ödeme, Ergüsse, Reizbarkeit, Depression, Gedächtnisschwäche. Pyruvatspiegel im Blut erhöht.

41 **Muskeldystrophien.** Klinisch und genetisch heterogene Gruppe primär degenerativer, progressiver Muskelerkrankungen mit variablem Manifestationsalter. Ursache Mutationen des Dystrophin-Glykoprotein-Komplexes. Primärer *Beckengürteltyp* nur beim männlichen Geschlecht: Pseudohypertrophie mit Gnomenwaden, Sinken des Beckens auf der unbelasteten Seite, Watschelgang bis Gehunfähigkeit, beim Aufrichten Hochklettern am eigenen Körper. Befall aufsteigend zum Schultergürtel. Herzbeteiligung. Maligne und benigne Form (Typ Duchenne zw. Typ Becker-Kiener)

Primärer *Schultergürteltyp* (Leyden-Möbius). Nebeneinander Muskelatrophien und Pseudohypertrophien. Flügelartig abstehende Schulterblätter durch Serratuslähmung beiderseits. Nach längerem Verlauf auch Beckengürtel mitbetroffen.

Primärer *Gesichtstyp* (Erb) beginnt mit Unfähigkeit zum Augen- und Mundschluss, „Tapirmund" durch Lippenverdickung, Massengesicht durch Mimikverlust. Mitbefall des Schultergürtels, später auch des Beckengürtels.

Die Typen unterscheiden sich nicht nur durch Lokalisation, sondern auch durch Erbgang, Geschlechtsgebundenheit, Manifestationsalter und Prognose. Neben typischen Formen besteht eine hohe Variabilität. Bei allen Formen geben Hyperkreatinurie und *Hypokreatininurie*[63] sowie Enzymerhöhung (ALD, ASAT, CK, LDH)[51] unspezifische Hinweise auf die Muskelerkrankung; einen charakteristischen Befund bietet das Elektromyogramm (EMG).

㊷ Periodische Lähmungen, paroxysmale L. Morgens Rumpf- und Extremitäten gelähmt mit ebenfalls myogenem Reflexausfall. Kardiale Mitbeteiligung möglich, *Normokaliämisch*[35]: oft schwere, wochenlange Lähmung. *Hyperkaliämisch*: häufige, leichte Lähmungen. *Hypokaliämie*: mehrstündige Lähmungen, in mehrwöchigen Abständen. Alle diese Formen erblich. Nichterbliche, lichtperiodische Lähmungen durch Hypokaliämie s. u.

㊸ Intoxikationen. Curare lähmt durch neuromuskuläre Erregungsblockade nacheinander die Muskulatur von Lidern, Augen, Mimik, Nacken, Extremitäten, Rumpf und Bauch, zuletzt Interkostalmuskeln und Zwerchfell. Ähnlicher Wirkmechanismus, kürzer dauernd bei Succinylcholin u. a.

㊹ Polymyositis, Dermatomyositis. Zunehmende Muskelschwäche im Becken-, später auch Schultergürtel mit Schwierigkeiten beim Treppensteigen bzw. Haarkämmen usw. Schmerzen, Steifheit und Verhärtung der befallenen Muskelpartien. Blutsenkungsbeschleunigung, ALD, ALAT, ASAT, CK sind erhöht[51]. Charakteristischer EMG-Befund. Kombiniert können auftreten: Hauterytheme, -schwellungen, -atrophien, -nekrosen, Raynaud-Syndrom, Polyarthralgien, Lungenfibrose, Dysphagie und Darmstörungen. Oft besteht gleichzeitig ein maligner Tumor. Manchmal sind die Rheumafaktoren erhöht[104].

45 **Myasthenia gravis.** Bei Gebrauch zunehmende Muskelschwäche, in Ruhe rasche Wiederkehr der Funktionstüchtigkeit. Betroffen sind Lider, Augenbewegung, Mimik und Nacken (ophthalmoplegische Form), Muskeln der Arme (Extremitätenform). Die zugrunde liegende Störung der neuromuskulären Erregungsübertragung kann durch den Prostigmintest (0,5 mg i. v.) vorübergehend aufgehoben werden. Acetylcholin-Rezeptor-Antikörpernachweis. Charakteristischer EMG-Befund.

46 **Hypokaliämie**[35].

47 **Pyelonephritis chronica.** Verminderte Konzentrationsfähigkeit der Nieren[87]. Albuminurie[83], rezidivierend Bakteriurie und Leukozyturie[84–86]. Kreatinin[63], Blutsenkung und Blutdruck erhöht. Sonographie, evtl. i. v.-Urogramm sekundäre Veränderungen an Nierenbecken, -kelchen und -papillen. Seitendifferenz im Isotopennephrogramm.

48 **Glomerulonephritis chronica.** Blutdrucksteigerung, Hämaturie[84–85] Albuminurie bis zur großen Proteinurie (> 3 g tgl.)[83], Hypoproteinämie[46], Ödeme, Retention harnpflichtiger Stoffe[63–65].

49 **Aldosteronismus,** *primärer* (Conn-Syndrom). Bei Nebennierenrindenhyperplasie oder -adenom. Mineralocorticoid Aldosteron erhöht[91], Hypernatriämie[33], Hypokaliämie[35], Hyperkaliurie[35], Polyurie, Alkalose[28–30], Tetanie, Adynamie, zeitweise Lähmung, ST-Senkung im EKG, Parästhesien, Kopfschmerz, Hypertonie. – Manchmal auch bei *sekundärem* Aldosteronismus im Gefolge von ausgeprägten Ödemen oder starker Hypertonie ebenfalls Hypokaliämie und Adynamie.

Sensibilitätsstörungen

Groborientierung. Zuerst Ort, dann Art der Ursache klären. Zur Lokalisierung Bereich und Qualität des Sensibilitätsausfalls prüfen.

Befall	Ausfall
Peripherer Nerv	Im Versorgungsgebiet Ausfall aller Qualitäten
Plexus	Faszikulärer Ausfall aller Qualitäten (Mischtyp)
Hintere Wurzel	Segmentaler Ausfall aller Qualitäten
Rückenmark	
■ Querschnitt	Distal Ausfall aller Qualitäten
■ Hinterstrangbahn	Distal auf der gleichen Seite Ausfall der Lage- und Bewegungsempfindung
■ Vorderseitenstrangbahn	Distal auf der Gegenseite Ausfall der Schmerz- und Temperaturempfindung
■ Halbseitenbefall	Distal Kombination beider dissoziierter Empfindungsstörungen
Medulla oblongata	Oberhalb der Schleifenkreuzung bis zum Thalamus: distal auf der Gegenseite Ausfall aller Qualitäten
a) Thalamokortikale Bahn	Auf der Gegenseite Ausfall der Berührungsempfindung und feinen Lokalisationsfähigkeit
b) Thalamosubkortikale Bahn	Auf der Gegenseite Ausfall der Schmerzempfindung

Die gleichen Lokalisierungsgesichtspunkte gelten für *neurogene Schmerzzustände*.

Diese gehen oft dem Sensibilitätsausfall voraus. Im Bereich der Rückenmarkbahnen häufig nur als Parästhesien. Dagegen sind Thalamusschmerzen extrem intensiv. Sensible sind sehr häufig mit motorischen Störungen verbunden. Die Art der Krankheitsursache ist nur unter Berücksichtigung beider gemeinsam aufzuklären. Die infrage kommenden Ursachen sind daher auf Tafel S. 88/89, Lähmungen, besprochen.

Lediglich folgende Spinalerkrankungen treten vordergründig als Sensibilitätsstörungen auf:

Tabes dorsalis. Syphilitische Hinterstrangdegeneration. Eine über ein Jahrzehnt nach der Infektion auftretende Spätform der Neurolues. Ataktischer Gang, Reflexausfälle, regelmäßig auch reflektorische Pupillenstarre auf Licht (nicht auf Konvergenz). Nicht selten aber auch segmentale Sensibilitätsausfälle oder Schmerzen wie z. B. gastrische Krisen oder lanzinierende Beinschmerzen. Muskelhypotonie. Spezifische serologische und Liquoruntersuchungen versagen oft. PCR-Nachweis (s. S. 37) von Bakterien-DNA.

Spinale hereditäre Ataxie (Friedreich). In der späteren Kindheit beginnende Degeneration der Hinterstränge und Pyramidenbahnen. Reflexausfälle, ataktischer Gang, Intensionstremor, Nystagmus, skandierende Sprache. Babinski und andere Pyramidenzeichen positiv. Muskelhypotonie mit Kyphoskoliose, charakteristischer Friedreich-Fuß.

Syringomyelie. Dysrhaphische Höhlenmissbildung meist im Halsmark über mehrere Segmente. Schädigung der im Eintrittssegment kreuzenden Leitungsfasern für Schmerz- und Temperaturempfindung. Verstümmelungen und Verbrennungen an den Händen. Allmählich durch Mitschädigung der Vorderseitenstrangbahn auch distal dissoziierte Empfindungsstörung, Pyramiden-(bahn-)zeichen und Handmuskelatrophien.

102 Sensibilitätsstörungen

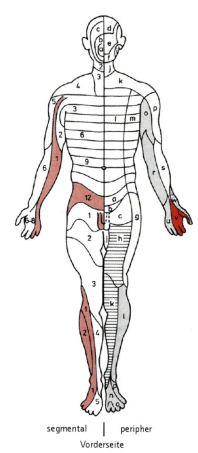

segmental | peripher
Vorderseite

Sensible Innervation der Haut

▨ Segment Th 1 und 12 sowie S 1–5
▤ Bein: N. femoralis, tibialis
▥ N. cut. fem. post.
☐ N. radialis
▨ N. ulnaris   N. peronaeus
▧ N. medianus

a Trigeminus aus oberem Kernanteil
b Trigeminus aus mittlerem Kernanteil
c Trigeminus aus unterem Kernanteil
d Trigeminus N. ophthalmicus
e Trigeminus N. maxillaris
f Trigeminus N. mandibularis
g N. occipitalis major
h N. occipitalis minor
i N. auricularis magnus
j N. cutaneus colli
k Nn. supraclaviculares
l R. cutan. anterior nervi intercostalis
m R. cutan. lateralis n. intercostalis
n R. cutan. dorsalis n. cervical./thoracal.
o N. cut. brachii medialis; n. ulnaris
p N. cut. brachii lateralis; n. axillaris
q N. cut. brachii posterior; n. radialis
r N. cut. antebrachii med.; n. ulnaris
s N. cut. antebrachii lat.; n. musc. cutan.
t N. cut. antebrachii post.; n. radialis
u Rami nervi ulnaris
v Rami nervi mediani
w Rami nervi radialis

a N. iliohypogastricus
b N. ilioinguinalis
c N. genitofemoralis
d Nn. clunium superiores
e Nn. clunium medii
f Nn. clunium inferiores
g N. cutaneus femoris lateralis
h Rr. cutan. anteriores n. femoralis
i N. cutaneus femoris posterior
j R. cutaneus nervi obturatorii
k N. saphenus; n. femoralis
l N. cutan. surae lat.; n. peronaeus ⎫
m N. cutan. surae med.; n. tibialis ⎪
n N. peronaeus superficialis ⎪
o N. peronaeus profundus ⎬ aus N. ischiadicus
p N. suralis; N. tibial. + peronaeus ⎪
q Rr. calcaneares nervi tibialis ⎪
r Nn. plantares mediales; n. tibial. ⎪
s Nn. plantares lateral.; n. tibial. ⎭

104 Sensibilitätsstörungen

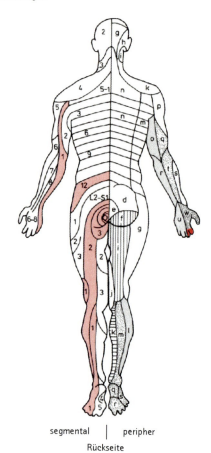

segmental | peripher
Rückseite

Sensible Innervation der Haut

- Segment Th 1 und 12 sowie S 1–5
- Bein: N. femoralis
- N. cut. fem. post.
- N. radialis
- N. tibialis, peronaeus
- N. ulnaris
- N. medianus

Lagebeziehung der Segmente

Mark-Segment	Wirbelkörper	Dornfortsatz
C 2	1–2	1
3	2	2
4	3	2–3
5	4	3
6	5	4
7	6	5
8	6–7	5
Th 1	7	6
		7
2	Th 1	7–1
3	1–2	
	2–3	Th 1
4	3–4	2
5	4–5	3
6	5–6	4
7	6–7	5
8	7	6
9	8	6–7
10	9	7
11	10	8
12		
L 1	10–11	9
2	11	9–10
3	11–12	10
4	12	10–11
5	12–1	11
S 1	12–1	11
2	L 1	11–12
3	1	12
4	1	12
5	1–2	12
cauda eq. bis os cocc.		

Funikuläre Myelose. Die Degeneration von Marksträngen ist nicht an bestimmte Bahnen gebunden. Meist Parästhesien, Sensibilitäts- und Reflexausfälle; Ataxie und Paresen seltener. Beruht auf Vitamin-B_{12}-Mangel wie die perniziöse Anämie, mit der sie meist gemeinsam auftritt. Diagnostische Bestätigung wie bei der Anämie, s. Tafel S. 366/367.

Bei der Abklärung der Ursachen von Sensibilitätsstörungen verdienen Wirbelsäulenerkrankungen besondere Beachtung (Tafel 62/63). Dabei ist zu berücksichtigen, z. B. bei einem Bandscheibenprolaps, dass infolge des kürzeren Rückenmarks der betroffene Markabschnitt einem anderen Segment angehört als der Wirbel, und dass die tastbaren Dornfortsätze noch weiter davon abweichen (s. Tab. S. 105).

Parästhesien

Als unterschwellige Schmerzreize entsprechen Parästhesien den dargestellten Sensibilitätsstörungen. Sie kommen aber auch als unterschwelliger *Juckreiz* vor, dessen ganz andere Ursachen auf der Tafel S. 138/139 wiedergegeben werden.

Raum für handschriftliche Eintragungen

Bewusstseinsstörungen

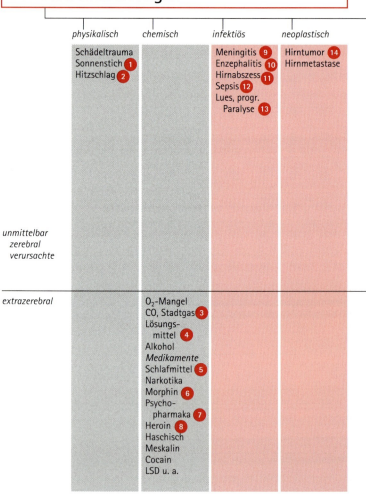

Bewusstseinsstörungen 109

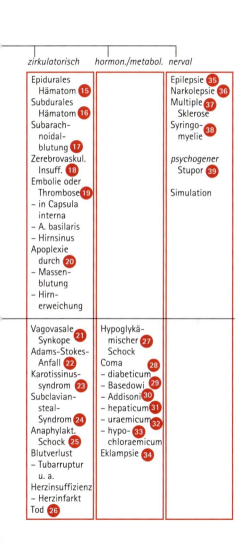

zirkulatorisch	*hormon./metabol.*	*nerval*
Epidurales Hämatom (15) Subdurales Hämatom (16) Subarachnoidalblutung (17) Zerebrovaskul. Insuff. (18) Embolie oder Thrombose (19) – in Capsula interna – A. basilaris – Hirnsinus Apoplexie durch (20) – Massenblutung – Hirnerweichung		Epilepsie (35) Narkolepsie (36) Multiple (37) Sklerose Syringomyelie (38) *psychogener* Stupor (39) Simulation
Vagovasale Synkope (21) Adams-Stokes-Anfall (22) Karotissinussyndrom (23) Subclaviansteal-Syndrom (24) Anaphylakt. Schock (25) Blutverlust – Tubarruptur u. a. Herzinsuffizienz – Herzinfarkt Tod (26)	Hypoglykämischer (27) Schock Coma (28) – diabeticum – Basedowi (29) – Addisoni (30) – hepaticum (31) – uraemicum (32) – hypo- (33) chloraemicum Eklampsie (34)	

Groborientierung. Der Arzt vor Ort hat einerseits die Aufgabe die Vitalfunktionen des Patienten mit einer bestehenden bzw. durchgemachten Bewusstseinsstörung zu prüfen und ggf. zu sichern, andererseits muss er alle Hinweise auf die Genese derselben durch Informationen am Fundort bzw. fremdanamnestische Angaben aufnehmen, um diese den weiterbehandelnden Ärzten in der Notaufnahme zu übermitteln.

Grade der Bewusstseinsstörung:
Synkope	kurz,
Somnolenz	länger, weckbar,
Sopor	schwer weckbar,
Stupor	nicht weckbar,
Koma	Areflexie.

Oft wird die vorletzte Stufe auch schon zum Koma im weiteren Sinne gerechnet.

❶ **Sonnenstich.** Kopfschmerz und Nackensteife durch meningealen Reiz überwärmten Blutes von der Kopfhaut zu den Hirnsinus. Oft Vorläufer des Hitzschlags:

❷ **Hitzschlag.** Durch Wärmestau Anstieg der Körpertemperatur bis zum Koma oder Tod. Zuvor Symptombild hohen Fiebers. Die hochrote Haut wird bei Eintritt des Kreislaufkollapses bleich. Auch andere Zeichen der Hirnschädigung, wie z. B. Cheyne-Stokes'scher Atemtyp.

❸ **CO-Gasvergiftung.** Blut in Haut und Lippen auffallend, hellrot. Nachweis des CO-Hämoglobins spektroskopisch/chemisch. – *Chronische* CO-Vergiftung bei defektem Stadtgasrohr. Im Erdreich werden die Geruchsstoffe weggefiltert. Von dem Bewusstlosen war schon vorher über Kopfschmerzen, Benommenheit und Husten geklagt worden, ebenso von Mitbewohnern (Fehldiagnose: grippaler Infekt). Typisch ist, dass über die Zunahme der Beschwerden in bestimmten Räumen des Hauses geklagt wird.

④ Lösungsmittel. Intensiver Geruch nach Benzin, Chloroform, Schwefelwasserstoff usw. Schwefelkohlenstoff, Trichlorethylen u. Ä. im Urin nachweisbar.

⑤ Schlafmittelvergiftung. Motorisch ruhig, sensorisch auch auf Schmerzreize nicht ansprechend. Chemischer Nachweis aus Mageninhalt, Blut und Urin.

⑥ Morphin. Engste, starre Pupillen. Meist Einstichstellen ersichtlich. Nachweis im Urin.

⑦ Psychopharmaka. Bei Missbrauch von Neuroleptika und Antidepressiva zunehmende Benommenheit und Schläfrigkeit bis zum Koma, auch Umschlag in Erregung, Verwirrtheit mit Halluzinationen kommt vor. Schwindel, Kollapsneigung, Tremor, Ataxie. Häufig Akkommodationsstörungen, Mundtrockenheit, manchmal Magenbeschwerden, Obstipation, cholestatischer Ikterus, Harnverhaltung, Potenz und Menses gestört, Polyneuropathie.

⑧ Drogensucht (Heroin, Morphium, Haschisch, Meskalin, Kokain, LSD u. a., besonders in Verbindung mit Alkohol). Euphorie, Analgesie, Rausch mit Sinnestäuschungen, Farb- und Bewegungshalluzinationen. Vegetative, vasomotorische bis sexuelle Begleitstörungen. Anschließend Unbehagen, Depressionsgefühle, zu beseitigen mit neuer Dosis. Nach meist mehrmaliger Anwendung Sucht. Verlangen unerträglich, Schweißausbruch, Zittern, Verwirrtheit, Kollaps. Dosissteigerung bei Gewöhnung. Moralischer Verfall bei Drogenbeschaffung, Arbeitsaufgabe, Verwahrlosung, Familienzerrüttung. Bei Spritzdrogen Einstichstellen auffällig. Unter Überdosierung Bewusstlosigkeit, evtl. Tod.

⑨ Meningitis. Kopfschmerz, Erbrechen, Nackensteife bis tonischer Krampf der Rückenstrecker (Opisthotonus), schwindet im Koma. Bei passiver Kopfbeugung Kniebeuge (Brudzinsky). Gleichzeitiges Kniestrecken und Hüftbeugen unmöglich (Kernig). Bei *epidemischer* Meningitis Beginn oft mit Schüttelfrost, auch bei fortgeleiteter *eitriger* Meningitis hohes Fieber. Bei der *serösen* Meningitis, die z. T. auch epidemisch auftritt, kann Nackensteife, Fieber und Bewusstseinsstörung fehlen. Außer Kopfschmerz findet sich aber auch in diesen Fällen eine Zellvermehrung im Liquor[110].

10 **Enzephalitis.** Überwiegend nach dem Höhepunkt einer anderen Infektionskrankheit. Kopfschmerz, Schwindel, Erbrechen, Bewusstseinstrübung unterschiedlicher Stärke. Störung der Wach-Schlafsteuerung: Schlafsucht, Schlaflosigkeit, Änderung der Schlafperioden. Extrapyramidale Störungen: Änderung des Muskeltonus, Hyper- oder Hypokinese. Im Liquor Eiweiß und Zellzahl erhöht[110-111].

11 **Hirnabszess.** Manchmal Bewusstlosigkeit, meist unterschiedliche Grade der Benommenheit. Außer Hirndruckzeichen (Erbrechen, Bradykardie, Kopfschmerz, Schwindel, Stauungspapille) Herdsymptome (topographisch umschriebener Ausfall von Hirnleistungen, z. B. Alexie). Fieber und Leukozytose fehlen häufig bei nicht akut verlaufenden Formen. Im Liquor starke Zellvermehrung[110], Computertomographie.

12 **Sepsis.** Regellos zackende Temperatur, Schüttelfröste oder Kontinua. Leukozytose, Bakteriämie, Milzschwellung; multiple embolische Hautpusteln und Abszesse; unter anderem Hirnbeteiligung. Blutkultur.

13 **Syphilis.** Lues kann in verschiedenen Formen chronischen Verlaufs zur Bewusstlosigkeit führen: meningitisch, endarteriitisch, gummös und bei progressiver Paralyse. Luesreaktionen im Blut nicht immer positiv. Charakteristische Liquorveränderungen.

14 **Hirntumor, Hirnmetastasen.** Zunehmende Hirndrucksymptome: Kopfschmerz, Schwindel, Erbrechen, Puls labil, Stauungspapille. Kopf lokal kopf-, Nervenaustrittspunkte druckschmerzhaft. Hirnnervenstörungen; Herdsymptome (z. B. Agnosie). Psychische Wesensveränderung, meist im Sinne der Abstumpfung. Erhöhter Liquordruck[109]. Computertomographie/ Magnetresonanztomographie/Angiographie.

(15) Epidurales Hämatom. Nach Schädeltrauma, z. T. mit Bewusstlosigkeit, mehrstündiges erscheinungsfreies Intervall, dann zunehmend Hirndruckerscheinungen: Kopfschmerz, Schwindel, Erbrechen, Bradykardie. Später Bewusstlosigkeit, Mydriasis der herdseitigen Pupille, Jackson-Epilepsie oder Lähmungen auf der Gegenseite. Computertomographie/Angiographie.

(16) Subdurales Hämatom. Nach wochenlangem erscheinungsfreiem Intervall kann das manchmal leichte Schädeltrauma anamnestisch unerwähnt bleiben. Kopf- und Nackenschmerzen, allmählich zunehmende Hirndruckzeichen mit Stauungspapille. Herdzeichen je nach Blutungsort z. B. Aphasie, Hemianopsie, meist jedoch motorische Reiz- und Lähmungserscheinungen. Bei Fortschreiten Bewusstlosigkeit und Tod. Liquor meist blutfrei und wie bei Hirntumor; Computertomographie/Magnetresonanztomographie/Angiographie zeigen aber Abdrängung des Hirns vom Schädel. – Das gleiche Krankheitsbild kann sich auch nicht-traumatisch aufgrund von Gefäßrupturen entwickeln bei Alkoholismus, Paralyse, Arteriosklerose u. a., dann bezeichnet als *Pachymeningitis haemorrhagica interna*.

(17) Subarachnoidalblutung, meist nach Platzen eines angeborenen Aneurysmas. Plötzlich unerträglicher Kopfschmerz, häufig Übergehen in Bewusstlosigkeit. Hirndruck der Hirnnerven- oder andere Herdsymptome möglich, Ausgang in Tod oder Wiedererwachen mit Kopfschmerzen. Computertomographie/ Magnetresonanztomographie/Angiographie. Lumbalpunktion erbringt blutigen Liquor.

(18) Zerebrovaskuläre Insuffizienz. Schwindelanfälle, Kopfschmerz, Merkschwäche, vorübergehende Desorientiertheit, Sprachstörung, Krampf- oder Lähmungserscheinungen, Seh-, Hör- und Sensibilitätsstörungen, transitorische Bewusstlosigkeit. Karotisauskultation, Computertomographie, Magnetresonanztomographie/Doppler-Sonographie/EEG/ evtl. Angiographie.

(19) Embolie, Thrombose a) in der Capsula interna = Apoplexie, siehe unten! b) In der Arteria basilaris: Paresen von 1–4 Extremitäten, kontralaterale Sensibilitätsstörung, Fazialisparese, Nystagmus, bulbäre Sprach- und Schluckstörungen, Seh- und Hörstörungen, Fallneigung, Ataxie. Bewusstsein klar, verwirrt, getrübt oder Koma. c) Hirnsinusthrombose. Rasche Entwicklung von Kopfschmerz und Benommenheit, häufig Nackensteife und Extremitätenkrämpfe. Lidödem, Nasenbluten oder Ödem am Proc. mastoideus. Fortgeleitet kann die Thrombose in der Vena jugularis palpabel werden. Bei infiziertem Thrombus Fieber, Schüttelfrost.

20 **Apoplexie.** Häufiger durch ischämische Hirnerweichung als durch Massenblutung; meist im Gebiet der inneren Kapsel. Häufiger Bewusstlosigkeit bzw. Bewusstseinseinschränkung bei der intrazerebralen Blutung. Entsprechende Ausbildung der zunächst schlaffen, dann spastischen Hemiparese, wobei die aneinander gereihten Bahnen von Fazialis, Glossopharyngeus, Arm und Bein mehr oder weniger weitgehend betroffen sind. Babinski positiv. Inkontinenz. Bei Erweichung im Beginn und im Verlauf manchmal fokale Konvulsionen. Bei Massenblutung zunehmende Hirndrucksteigerung, bei Ventrikeleinbruch Enthirnungsstarre. – Für Ischämie spricht: Eintritt bei Ruhe, anamnestisch transitorische Attacken, mäßige Bewusstseinstrübung; für Blutung: Eintritt bei Erregung, Hypertonie, plötzliche Bewusstlosigkeit. Sichere Unterscheidung nur durch Computertomographie/Magnetresonanztomographie. Doppler-Sonographie, evtl. Angiographie. EEG unergiebig.

21 **Vagovasale Synkope.** (Häufig auch als neurokardiogene Synkope bezeichnet). Meist nach längerem Stehen oder Sitzen auftretend mit Blutdruckabfall und/oder Herzfrequenzabfall. Schellong Test. Kipptischuntersuchung.

22 **Adams-Stokes'scher Anfall.** Plötzliche Bewusstlosigkeit und Blässe, Pulslosigkeit, Ursache sind tachkarde (Kammertachykardie, Kammerflattern, beim Long-QT-Syndrom auch intermittierendes Kammerflimmern, schnelle supraventrikuläre Arrhythmien) bzw. bradykarde (Sinusknotenstillstände, AV-Blockierungen) Herzrhythmusstörungen. Das Ruhe-EKG weist fast immer auf eine bestehende

Herzkrankheit hin bzw. zeigt Schenkelblockierungen. Dringende definitive Abklärung in der Klinik erforderlich, lebenbedrohliche Arrhythmien sind umso wahrscheinlicher, je ausgeprägter einer evtl. zugrunde liegende Herzkrankheit. EKG/Langzeit-EKG/elektrophysiologische Diagnostik/Echokardiographie/evtl. Herzkatheter.

㉓ Karotissinussyndrom. Ordnet sich in das Krankheitsbild des kranken Sinusknoten ein. Bei überempfindlichem Karotissinus mit seinen Pressorezeptoren genügt geringer Druck (Rasieren oder Binden einer Krawatte) oder bloßes Schlucken bzw. Kopfwendung zur sofortigen Bradykardie (evtl. auch Blutdrucksenkung). EKG mit Provokationsmanövern (s. o.), wobei der Karotisdruckversuch in der Diagnostik von Synkopen nicht mehr zur Anwendung kommen sollte, wegen zu vieler falschpositiver Befunde

㉔ Subclavian-steal-Syndrom. Bei Verschluss bzw. Stenosierung des Abgangs der A. subclavia kommt es in der aus ihr entspringenden Zuflussbahn zum Gehirn (A. vertebralis – A. basilaris) zur Richtungsumkehr und aus dem Circulus arteriosus cerebri wird der Arm versorgt. Bewusstlosigkeit tritt bei Armtätigkeit ein. Auskultatorisches Geräusch über der A. subclavia. Pulswelle im betroffenen Arm trifft schwächer und verspätet ein (Doppler-Sonographie), nicht palpabel. Angiographie.

㉕ Anaphylaktischer Schock. Als Sofortreaktion auf Bienenstich, Seruminjektionen, Antibiotika, Kontrastmittel u. a. erheblicher Blutdruckabfall und Tachykardie sowie Urtikaria, Glottisödem, Bronchospasmus oder andere allergische Reaktionen. Fortschreitende Schocksymptomatik, Bewusstlosigkeit.

㉖ Tod.

Nach ca. ½ Std.	Beginn Leichenflecke (Hals)
nach 3 Std.	Beginn Totenstarre (Kiefer)
nach 6 Std.	Leichenflecke und Totenstarre vollständig
nach 11 Std.	Leichenflecke nicht mehr umlagerbar.

27 Hypoglykämischer Schock. Kurz nach Schwächegefühl, Zittrigkeit, kaltem Schweißausbruch und Heißhunger Bewusstseinsverlust. Bei Diabetikern mit Insulinbehandlung, Inselzelladenom (Insulinom), Hypophysen-, Nebenniereninsuffizienz (Addison), Glykogenspeicherkrankheit, Dumping-Syndrom. Blutzucker[61] unter 3 mmol/l. Urinzuckerprüfung nicht verwertbar, da die Blase schon Harn Stunden vor dem Schock gesammelt haben kann. Schnellprüfung: 50 ml 40%ige Glucose i. v. lässt das Bewusstsein wiederkehren. Bei langsamem Blutzuckerabfall Beginn mit Reizbarkeit, Gewaltausbrüchen oder Depression, später dafür Amnesie.

Unterschiede zwischen	Hypoglykämischem Schock	Coma diabeticum
Atmung	normal	vertieft, Acetongeruch
Haut	feucht, bleich	trocken gerötet
Puls	gut gefüllt	schwach gefüllt
Blutdruck	normal	erniedrigt
Augenbulbi	hart	weich

28 Coma diabeticum. Präkomatös Bewusstseinstrübung, Polydipsie, Polyurie. Im Koma außer den eben genannten Befunden: hoher Blutzucker[61], Aceton und Acetessigsäure positiv, metabolische Azidose, Hyperkaliämie.

29 Coma hyperthyreoticum, C. Basedowi. Zum Bild des M. Basedow gesellt sich präkomatös ein deliranter Zustand (thyreotoxische Krise). Im Koma sehr hohe Temperatur und extreme Tachykardie.

30 Addison-Krise. Coma Addisoni. Zum Bild des M. Addison tritt eine Dehydrierung mit Schocksymptomatik, Elektrolytverschiebung[33-38], Oligurie, Retention von Harnpflichtigem[63-65], Hypoglykämie[61], Bewusstseinsverlust.

㉛ Coma hepaticum. Ikterus. Typischer Foetor. Leber kann vergrößert oder verkleinert sein. Milz meist vergrößert. Blutungsneigung. Leukozytose. ALAT und andere Enzyme[51] erhöht und abfallend. Ammoniak[66] erhöht. Im Urinsediment Leucin- und Thyrosinkristalle.

㉜ Coma uraemicum. Urinöser/urämischer Geruch. Haut anämisch mit Harnsäurekristallen. Miosis. Reflexe anfangs erhöht. Starke Retention harnpflichtiger Substanzen[63–65]. Metabolische Azidose[28–30]. Elektrolytverschiebungen[34–38], Proteinurie, Zylindrurie, Erythrozyturie[83–85], Isosthenurie um 1010.

㉝ Hyponatriämie, schwere. Unter Behandlung mit Diuretika, nach anhaltenden Durchfällen oder Erbrechen, Darmfisteln oder chronischen Nierenerkrankungen, Leberzirrhose. Exsikkose, eingefallenes Gesicht, Bulbi weich, Blutdruck sinkt, Puls steigt, fadenförmig. Oligurie. Verwirrtheit, Bewusstseinsstörungen. Kopf- und Muskelschmerzen, Muskelkrämpfe, tetanische und epileptiforme Anfälle. Gefahr der pontinen Myelinolyse, insbesondere bei zu raschem Ausgleich.

㉞ Eklampsie. Symptomatik des Hirnödems mit Krampferscheinungen plötzlich auftretend bei Schwangerschaft mit Hypertonie, Eiweißausscheidung und Ödemen.

㉟ Epilepsie. Der *große Anfall* beginnt plötzlich mit einem halbminütigen allgemeinen tonischen Muskelkrampf und Bewusstseinsverlust. Es schließen sich klonische Zuckungen des ganzen Körpers an. Zungenbiss, (blutiger) Schaum vor dem Mund, Urin- und Stuhlabgang. Dann Kopfschmerzen, Verwirrtheit und tiefer Schlaf. – Ein *fokal beginnender Anfall (Jackson),* der auf eine symptomatische Epilepsie weist, beginnt im nachträglichen Bericht des Patienten mit einer Aura, die dem lokalisierten Beginn bis zur evtl. allgemeinen Ausbreitung und dem damit verbundenen Bewusstseinsverlust entspricht. – Der *kleine Anfall* mit Sekunden dauernder Absence und Begleiterscheinungen findet Bestätigung im EEG.

㊱ Narkolepsie. Zwanghaftes minutenlanges Einschlafen, im Laufe des Tages mehrfach. Der immer erweckbare Patient glaubt sich dafür verantwortlich. Daneben besteht affektiver Tonusverlust, d. h. bei den verschiedensten emotionellen Erregungen geht der Patient in die Knie oder sinkt hin. Oft auch „Schlaflähmung", vorübergehende Bewegungsunfähigkeit beim Erwachen oder Einschlafen. Angstträume beim Einschlafen.

㊲ Multiple Sklerose. Unterschiedliche Krankheitsbilder aus Intentionstremor, Nystagmus, Pyramidenzeichen, Parästhesien, Schwindel, zentralem Skotom, Augenmuskellähmungen, skandierender Sprache, Schluckstörungen, Blasen- und Potenzstörungen, Gangstörungen, spastische Lähmungen und unter anderem seltener auch Bewusstseinsstörungen.

㊳ Syringomyelie. Bei dissoziierter Empfindungslähmung Verbrennungs- und Verletzungsfolgen an den Händen, auch Muskelatrophien, vasomotorische und trophische Störungen, evtl. Pyramidenzeichen, Störungen an den Hirnnerven, selten auch Bewusstlosigkeit.

㊴ Psychogener Stupor. Aus psychischen Gründen kann ein sensibler und motorischer Stupor eintreten, der eine Bewusstlosigkeit vortäuscht. Starre Katalepsie oder Flexibilitas cerea. Über Anrufen mit dem Vornamen und einfache passive Bewegungen unter Zurufen ist ein erster Kontakt herstell- und dann ausbaubar.

Raum für handschriftliche Eintragungen

Krampfanfälle

	genetisch	physikalisch	chemisch	infektiös
Epileptiform	Epilepsie ❶	Schädeltrauma; Narben	Alkoholismus Urämie Barbiturate and. Intox.	(Meningo-) Enzephalitis; Narben Febrile Infektion bei Kindern
Herdförmig	Intracran. Missbildung	Diplegia spastica infantilis ❸ Schädeltrauma; Narben Fremdkörper		(Meningo-) Enzephalitis- narben
Tetaniform			Adrenalin Coffein Morphin and. Intox.	
Hysteriform				

Groborientierung nach der Anfallsform:

Epileptische Anfälle. Man unterscheidet partielle (herdförmige) und primär generalisierte Anfälle. Typischer Grand-mal-Anfall: Aura oder Hirnstürzen, Bewusstseinsverlust. Tonische Krampfphase während einer halben Minute, dann klonische: Zuckungen der Extremitäten, schaumiger Speichel, Zungenbiss möglich, Urin- und Stuhlabgang. Pupillen reaktionslos weit, Babinski positiv. Dauer wenige Minuten. Meist terminaler Schlaf, jedoch auch Dämmerzustand möglich. – Bei allen zerebralen Anfallsleiden, nur am häufigsten bei der genuinen Epilepsie, können ersatzweise Sekunden dauernde Anfälle (petit mal) eintreten, auch ohne motorische Erscheinungen (Absencen) oder

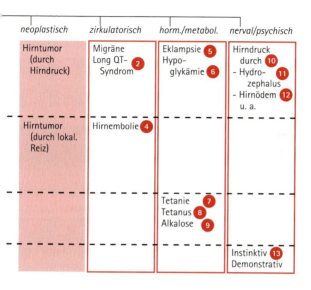

Dämmerzustände von kürzerer bis tagelanger Dauer mit triebhaft unbesonnenen Handlungen, für die später Amnesie besteht. Typische EEG-Befunde auch in der anfallsfreien Zeit.

Herdförmige Anfälle, z. B. Jackson-Epilepsie. Beginnt mit Zuckungen nur an einer Stelle und breitet sich entsprechend der Lagebeziehungen in der motorischen Hirnrinde mehr oder weniger aus. Bei totalem Befall meist Bewusstseinsverlust. Übergreifen auf die hintere Zentralwindung zeigt sich in der Ausbreitung von Parästhesien. Der ganze Anfall kann sensibel mit einer Aura beginnen. Er muss sich dann nicht immer auf motorische Bezirke ausdehnen (sensibler Jackson-Anfall). Die genaue Klärung des Beginns ist für die Herdlokalisation wichtig.

Tetaniforme Anfälle. Nach vorausgehenden Parästhesien schmerzhafter tonischer Krampf. Regelmäßig befallen sind die Hände in Pfötchenstellung (Geburtshelferstellung), weniger häufig die Arme und Beine, hier am ehesten die Füße (Karpopedalspasmen). Gesichtskrampf formt ein sog. Karpfenmaul. Das Bewusstsein bleibt klar. Der tetanische Anfall kann unbehandelt Minuten bis Tage dauern. Bei Kindern kann ein Stimmritzenkrampf (Laryngospasmus) mit Atemnot und juchzender Inspiration hinzutreten; bei der kindlichen Krampfdisposition geht der tetanische Anfall in einen epileptiformen über. – In anfallsfreier Zeit zeigt sich eine Disposition zum tetanischen Anfall in Pfötchenstellung bei Oberarmkompression (Trousseau), in Oberlippenzucken bei Beklopfen des N. facialis vor dem Ohr (Chvostek) und an der Anfallsauslösung durch energische Hyperventilation binnen 3 Minuten.

Hysteriforme Anfälle treten in 2 deutlich unterschiedenen Formen auf.
a) Als instinktiver Bewegungssturm, wie er bei auswegsloser Gefahr von Einzellern bis zu den Säugern verbreitet ist. Beim Menschen: nebeneinander tonische, klonische, athetotische und retroperistaltische Erscheinungen. Im Einzelnen besonders Opisthotonus (arc de cercle), Schütteln an Händen und Extremitäten, extrapyramidal bizarre Bewegungsformen und Torsionen, Brechreiz. Ein Erinnerungssturm führt oft gleichzeitig „noch einmal das ganze Leben" vor. Nach außen ist das Bewusstsein abgeblendet und keine Kontaktaufnahme möglich. Der Anfall ist binnen einer Stunde beendet.

b) Demonstrativer Anfall, der einen früher erlebten instinktiven Bewegungssturm wiederholen soll, aber doch im Wesentlichen nur aus Ausdrucksbewegungen besteht: Trommeln mit Händen und Füßen, Vors-Gesicht-Schlagen der Hände, Ballen der Fäuste, Pauken mit dem Gesäß, einfaches Hin- und Herwälzen. Dabei besteht eingeschränkte Ansprechbarkeit. Der Anfall dauert an, so lange Zuschauer da sind. Andere Anfallsformen, die sich aus instinktiven Vorgängen heraus demonstrativ auswachsen, sind **Zitteranfälle**, **Weinkrämpfe**, **Schreikrämpfe**. Beim gleichen Patienten wechseln die verschiedenen Formen aber in der Regel nicht.

① Epilepsie. Manifestation als partielle, primär generalisierte und nicht klassifizierbare Anfälle. Verschiedene Ursachen, etwa ein Drittel sind symptomatische Formen (u. a. bei Sinusvenenthrombose, arteriovenöse Malformationen, SLE, Apoplex, Subarachnoidalblutung, Enzephalitis). Genetische Faktoren und frühkindliche Einflüsse spielen sonst eine Rolle.

② Long QT-Syndrome. Durch Mutationen der Kaliumkanäle QT-Verlängerung und intermittierend torsade de pointes Tachkardien oder selbstlimitierendes Kammerflimmern, dabei Auftreten von Synkopen und „Krampfanfällen" (konvulsive Synkope). Tachysystolische Synkopen bei Long QT-Syndrom nicht selten als Epilepsie fehlgedeutet. Familienanamnese. EKG.

③ Diplegia spastica infantilis (Little). Geburtstraumatisch-spastische Lähmung beider Beine.

④ Hirnembolie. Bei Lungenerkrankungen, Endokarditis oder Vitien des linken Herzens. Plötzlich meist Bewusstlosigkeit und wiederholte herdförmige Krampfanfälle möglich. Häufig nur kortikale Ausfälle wie Agnosie, Aphasie, Alexie.

⑤ Eklampsie. Schwangerschaftskomplikation, toxisches Hirnödem. Vorausgehend Hypertonie, Proteinurie, Ödeme.

⑥ Hypoglykämie[61] bei **medikamentöser Diabetestherapie** bzw. **Insulinbehandlung** oder Insulinom. Häufiger nur Erregungszustand mit Gewalttätigkeit. Später Amnesie.

⑦ Tetanie, Hypokalzämie[36] durch Epithelkörperchenverlust bei Strumektomie, Vergiftung durch Calcium bindende Substanzen (Oxalat, Citratinfusion u. a.), Vitamin-D-Mangel, Resorptionsstörung mit Fettstühlen (Sprue), tubuläre Nierenerkrankungen. Elektrolytstörung mit rel. Mangel an Calcium, Magnesium und H^+-Ionen gegenüber Kalium, Phosphat und Bicarbonat (György)[28–38].

❽ **Tetanus,** Wundstarrkrampf. Nach etwa 4 Tagen Inkubationszeit, aber auch länger (bis zu Jahren) und dann milder: Vom Halsbereich sich ausbreitende Muskelschmerzen, die übergehen in einen tonischen Krampf, beginnend mit Trismus und Risus sardonicus, dann Ausbreitung über den ganzen Körper, zuletzt auf Schluck- und Atemmuskulatur. Auf geringe Reize Umschlag in klonische Krämpfe von nur Minutendauer, aber häufig wiederholt. Bewusstsein dabei klar. Fieber meist gering. Rückgang der Symptomatik beginnt nach einer Woche. Häufige Komplikationen: Atemstillstand, Wirbelfraktur, Pneumonie, Kreislaufkollaps.

❾ **Alkalose,** respiratorische wie metabolische[28–30], bei Hyperventilation oder reichlichem Erbrechen.

❿ **Hirndruck.** Kopfschmerz, Schwindel, Erbrechen, labiler Puls, Stauungspapille.

⓫ **Hydrozephalus.** Entwicklung im Erwachsenenalter nur mittels Computertomographie/Magnetresonanztomographie erkennbar. Das Missverhältnis von Liquorbildung, -abfluss und -resorption geht meist auf entzündliche oder neoplastische Prozesse zurück.

⓬ **Hirnödem.** Durch Trauma, Vergiftungen, Urämie, Entzündungen, Apoplexie, hypoxische Hirnschädigung. Klärung ex juvantibus durch Gewebs- und Körperentwässerung. Computertomographie/Magnetresonanztomographie.

⓭ **Instinktiv** in aussichtsloser Gefahrensituation. Demonstrativ zu bewussten Zwecken. Die diagnostischen Unterschiede im Anfallsbild s. oben bei hysteriforme Anfälle.

Schlafsucht

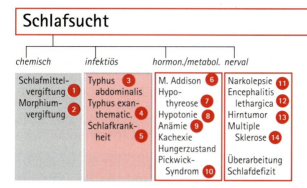

Groborientierung. Die körperliche Untersuchung liefert hier die entscheidenden Hinweise.

❶ **Schlafmittelvergiftung.** Übergang von Schlaf in Narkose und Koma mit Lähmung des Atem- und Kreislaufzentrums, Zusatzschäden durch Hypoxie an ZNS, Herz, Niere.

❷ **Morphiumvergiftung.** Gleiche Symptomatik und extreme Pupillenverengung.

❸ **Typhus abdominalis.** In der ersten Woche kletternde Temperaturen, dann zwei Wochen anhaltende Kontinua 39 °C. Mit dem hohen Fieber tritt schwere Benommenheit ein (typhos – Dunst). Der Patient schläft oder dämmert apathisch. Lässt unter sich. Zugleich haben mit der 2. Woche erbsbreiartige Durchfälle eingesetzt. Ebenso bestehen für wenige Tage einige stecknadelkopfgroße Roseolen in der Umgebung des Nabels, die sich unter dem Glasspatel entfärben. Weiche Milzvergrößerung. Relative Bradykardie. Leukopenie, keine Eosinophilen. Kultureller Erregernachweis aus Blut, Stuhl und Urin. **Serologie** (Gruber-Widal) über 1 : 400 oder bei Geimpften erheblicher Titeranstieg beweisend.

④ Typhus exanthematicus, epidemisches Fleckfieber. Prodromi: Schüttelfrost, steiler Fieberanstieg auf 40 °C, längere Kontinua. Ab 3. Tag Ausbreitung eines Exanthems stecknadelkopf- bis linsengroßer Effloreszenzen über den ganzen Körper, ausgenommen Gesicht, Handteller, Fußsohlen. Fleckfieberenzephalitis mit Benommenheit, Apathie, abwechselnd mit plötzlichen Erregungsausbrüchen. Tremor, Rigor, meningitische Nackensteife, unbeeinflussbare Kopfschmerzen. Ab Ende der ersten Woche **Serologie** (Weil-Felix-Agglutination) ab 1 : 100 oder bei Geimpften starker Titeranstieg beweisend.

⑤ Schlafkrankheit. Aus dem Verbreitungsgebiet der Tsetsefliege in Zentralafrika. 1–3 Wochen nach der Stichinfektion unregelmäßige Fieberschübe. Lymphknotenschwellungen an Nacken und Hals. Erst nach Wochen oder wenigen Jahren Kopfschmerz, Reizbarkeit, Zittern, Krämpfe und schließlich Schlafsucht, Unterbrechung durch Erregungszustände möglich, Kachexie. Nachweis der begeißelten Trypanosomen mit Giemsa-Färbung im Blut (Dicker Tropfen), sonst im Lymphknotenpunktat und zuletzt im Liquor.

⑥ M. Addison, Nebennierenrindeninsuffizienz. Braune Pigmentierung der Haut und fleckige der Schleimhäute; besonders stark in Handlinien, Achselhöhlen, Mamillen, Genital- und Analgegend, über Fingerknöcheln, Ellenbogen und Handinnenflächen. Gewichtsverlust, Adynamie, Hypotonie, Hypoglykämien[61], Schlafneigung. Hyponatriämie[33], Hypochlorämie[34], Hyperkaliämie[35]. 11-Hydroxycorticoid- und 17-Ketosteroidausscheidung erniedrigt[93], **kein Cortisolanstieg** im ACTH-Test.

⑦ Hypothyreose, Myxödem. Dauernde Müdigkeit, geistige und emotionelle Unbeweglichkeit. Haarausfall. Trockene, schilfernde Haut, ödemartig geschwollen durch Mukopolysaccharideinlagerungen ohne Delleneindrückbarkeit. Obstipation, Hyporeflexie. TSH erhöht, Schilddrüsenhormone vermindert[97–100].

⑧ Hypotonie. Bei systolischem Blutdruck um 90 mmHg außer Kopfschmerz und Schwindel auch Schlappheit und anhaltende Müdigkeit. Bei Hunger, Hypophysenvorderlappeninsuffizienz z. B. postpartal (Sheehan-Syndrom), M. Addison, Myxödem. Die konstitutionelle Hypotonie hat im Gegensatz dazu keinen Krankheitswert.

⑨ Anämie s. Tafel. S. 366/367.

⑩ Pickwick-Syndrom. Durch hochgradige Adipositas Hypoventilation mit Hypoxämie[70], Zyanose und häufiges Einschlafen.

⑪ Narkolepsie. Zwanghaftes minutenlanges Einschlafen, mehrfach im Laufe des Tages, selbst beim Motorradfahren. Der jederzeit weckbare Patient glaubt sich dafür verantwortlich. Außerdem besteht affektiver Tonusverlust, d. h. bei emotionellen Erregungen sinkt der Patient in die Knie oder auf die Erde. Wiederholt Angstträume beim Schlafenwollen; Erwachen in vorübergehender Bewegungsunfähigkeit.

⑫ Encephalitis lethargica. Grippeenzephalitis im Stammhirnbereich mit Dauerschlafzustand, immer erweckbar, aber gleich wieder einschlafend. Andere Befallene der gleichen Epidemie zeigen dagegen Schlafstörungen und anderes (s. S. 128).

⑬ Hirntumor. Nach Hirndruckerscheinungen (Kopfschmerz, Schwindel, Erbrechen, Puls labil, Stauungspapille) Herdsymptome und Wesensveränderung im Sinne zunehmender Stumpfheit und Somnolenz. Erhöhter Liquordruck[109]. Computertomographie/Magnetresonanztomographie/Angiographie.

⑭ Multiple Sklerose. Unterschiedliche Bilder aus Intentionstremor, Nystagmus, Pyramidenzeichen, Parästhesien, Schwindel, zentralem Skotom, Augenmuskellähmungen, skandierender Sprache, Schluck-, Blasen- und Potenzstörungen, Gangstörungen, spastischen Lähmungen und unter anderem seltener auch gesteigertem Schlafbedürfnis.

Schlaflosigkeit

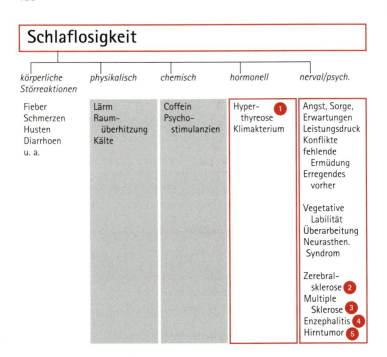

körperliche Störreaktionen	physikalisch	chemisch	hormonell	nerval/psych.
Fieber Schmerzen Husten Diarrhoen u. a.	Lärm Raum- überhitzung Kälte	Coffein Psycho- stimulanzien	Hyper- thyreose ❶ Klimakterium	Angst, Sorge, Erwartungen Leistungsdruck Konflikte fehlende Ermüdung Erregendes vorher Vegetative Labilität Überarbeitung Neurasthen. Syndrom Zerebral- sklerose ❷ Multiple Sklerose ❸ Enzephalitis ❹ Hirntumor ❺

Groborientierung. Die *systematische* Anamnese ist für die Diagnostik entscheidend. Vorzuklären ist, ob tatsächlich eine Schlaflosigkeit vorliegt und keine falschen Erwartungen mit zu langem Bettliegen.

❶ **Hyperthyreose.** Struma, Tachykardie, feinschlägiger Tremor, gesteigerte Erregbarkeit, bei M. Basedow: Exophthalmus mit Zurückbleiben des Oberlides über der Iris beim Abwärtssehen (Graefe), Konvergenzschwäche (Möbius) und seltenem Lidschlag (Stellwag). Schilddrüsenhormone vermehrt, TSH supprimiert[97–100].

Schlaflosigkeit

② Zerebralsklerose. Chronische zerebrovaskluäre Insuffizienz. Konzentrations- und Merkschwäche, Kopfschmerzen und Schwindelgefühl, Leichtermüdbarkeit und Schlaflosigkeit sind frühe Symptome zerebraler Durchblutungsstörungen.

③ Multiple Sklerose. Unterschiedlich zusammengesetzte Krankheitsbilder aus Intentionstremor, Nystagmus, Pyramidenzeichen, Parästhesien, Schwindel, zentralem Skotom, Augenmuskellähmungen, skandierender Sprache, Schluckstörungen, Blasen- und Potenzstörungen, Gangstörungen, spastischen Lähmungen, Schlaflosigkeit u. a.

④ Enzephalitis, insbesondere die als Encephalitis lethargica bezeichnete Grippeenzephalitis mit Stammhirnbefall, bietet Störungen der Wach-Schlaf-Steuerung mit Schlafsucht, Schlaflosigkeit, inverser Tag-Nacht-Periodik, anderer als 24-Stunden-Rhythmik. Daneben extrapyramidale Störungen im Muskeltonus und in Hyper- oder Hypokinese. Als Allgemeinzeichen Kopfschmerz, Schwindel, Erbrechen und Bewusstseinstrübung. Im Liquor Eiweiß und Zellzahl erhöht [110, 111].

⑤ Hirntumor. Zunehmende Hirndrucksymptome: Kopfschmerz, Schwindel, Erbrechen, Puls labil, Stauungspapille. Kopf lokal klopfschmerz-, Nervenaustrittspunkte druckschmerzhaft. Herdsymptome, Hirnnervenstörungen, Wesensveränderung meist im Sinne der Stumpfheit. Erhöhter Liquordruck[109]. Computertomographie/Magnetresonanztomographie/Angiographie.

Schwächegefühl ohne ersichtlichen Grund

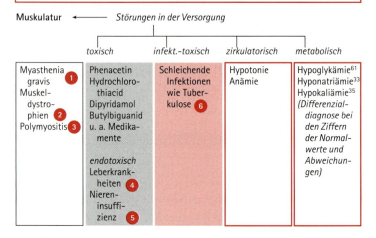

Groborientierung. Gezielte Anamnese nach ständigen Medikamenten, insbesondere Schmerzmittel, Antihypertonika, Koronartherapeutika und Antidiabetika. Prüfung von grober Kraft, Blutdruck und Temperatur; Letzteres auch nach Körperarbeit und morgens. Hb, Ht, MCHC und Leuko[1, 2, 4, 9], Blutsenkung[50], Blutzucker[61], Elektrolyte[33–36], ALAT, CHE, GLDH[51], Kreatinin[63], Urin auf Eiweiß[83], Zucker, Urobilinogen[24] und mit Sediment[84]. Psychische Pseudoadynamie s. u.

❶ **Myasthenia gravis.** Bei Tätigkeit zunehmende Muskelschwäche, in Ruhe rasche Wiederkehr der Funktionstüchtigkeit. Betroffen sind die Armmuskeln (Extremitätenform), parallel dazu gibt es eine mimische Form (ophthalmoplegische) und eine mit Artikulationsstörungen (bulbäre Form). Die zugrunde liegende Störung der neuromuskulären Erregungsübertragung kann durch den Prostigmintest (0,5 mg i. v.) vorübergehend aufgehoben werden. Acetylcholin-Rezeptor-Antikörpernachweis. Charakteristischer EMG-Befund.

❷ **Muskeldystrophien.** Klinisch und genetisch heterogene Gruppe primär degenerativer, progressiver Muskelerkrankungen mit variablem Manifestationsalter. Ursache Mutationen des Dystrophin-Glykoprotein-Komplexes. Primär Beckengürtel oder Schultergürtel oder Gesicht betroffen, sekundär Ausbreitung auf andere Gebiete.

Primärer Beckengürteltyp entwickelt Watschelgang mit Sinken des Beckens auf der jeweils unbelasteten Seite und hat Schwierigkeiten beim Aufrichten mit Hochklettern am eigenen Körper. Muskelpseudohypertrophie mit Gnomenwaden.

Primärer Schultergürteltyp entwickelt nebeneinander Muskelatrophien und Pseudohypertrophien sowie flügelartig abstehende Schulterblätter.

Bei allen Formen im Urin Kreatin vermehrt und Kreatinin vermindert[63], im Blut ALD, ASAT, CK und LDH erhöht[51]; beides unspezifische Hinweise auf eine Muskelerkrankung. Einen charakteristischen Befund zeigt das Elektromyogramm (EMG).

❸ **Polymyositis.** Zunehmende Muskelschwäche im Becken-, später auch Schultergürtel mit Schwierigkeiten beim Treppensteigen, Haarkämmen usw. Nicht immer Schmerzen, jedoch zunehmende Steifheit und Verhärtung der befallenen Muskelpartien. Senkungsbeschleunigung, ALD, ALAT, ASAT und CK erhöht[50, 51] Charakteristischer EMG-Befund.

❹ **Leberkrankheiten** mit Beeinträchtigung der Entgiftungsfunktion werden durch Organgröße, Erhöhung der Leberenzyme[51], Hepatitisserologie, Autoantikörper, Vermehrung der Gallenfarbstoffe[23, 24] oder Dysproteinämie[47, 48, 50] angezeigt und durch bildgebende Verfahren (Sonographie, Computertomographie, Magnetresonanztomographie) und ggf. Leberbiopsie gesichert. Siehe Tafel S. 276/277.

5 **Niereninsuffizienz.** Retention harnpflichtiger Substanzen[63–65]. Proteinurie, Zylindrurie, Erythrozyturie[83–85]. Eingeschränkte Konzentrationsfähigkeit[87]. Weitere Differenzierung s. Tafel S. 298/299.

6 **Tuberkulose.** Nachtschweiß, subfebrile Temperaturen besonders morgens und nach Körperleistungen, Senkungsbeschleunigung. Husten kann unauffällig sein. Röntgen-Thorax.

Andere schleichende Infekte.

Hypotonie s. Tafel S. 188/189.

Anämie s. Tafel S. 366/367.

Hypoglykämie[61]. Dort Differenzialdiagnose.

Hyponatriämie[33]. Dsgl.

Hypokaliämie[35]. Dsgl.

Pseudoadynamie bei Antriebsschwäche aus Psychasthenie, psychischer Erschöpfung oder Depression.

Schwindel

zerebral

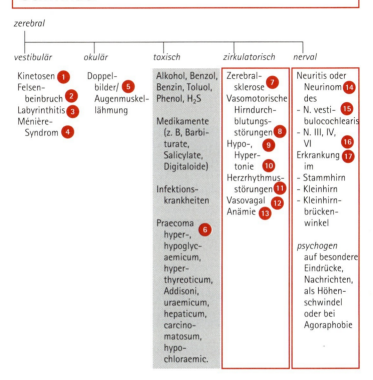

vestibulär	okulär	toxisch	zirkulatorisch	nerval
Kinetosen ❶ Felsenbeinbruch ❷ Labyrinthitis ❸ Ménière-Syndrom ❹	Doppelbilder/ ❺ Augenmuskellähmung	Alkohol, Benzol, Benzin, Toluol, Phenol, H$_2$S Medikamente (z. B, Barbiturate, Salicylate, Digitaloide) Infektionskrankheiten Praecoma ❻ hyper-, hypoglycaemicum, hyperthyreoticum, Addisoni, uraemicum, hepaticum, carcinomatosum, hypochloraemic.	Zerebralsklerose ❼ Vasomotorische Hirndurchblutungsstörungen ❽ Hypo-, ❾ Hypertonie ❿ Herzrhythmusstörungen ⓫ Vasovagal ⓬ Anämie ⓭	Neuritis oder Neurinom ⓮ des - N. vestibulocochlearis ⓯ - N. III, IV, VI ⓰ Erkrankung ⓱ im - Stammhirn - Kleinhirn - Kleinhirnbrückenwinkel *psychogen* auf besondere Eindrücke, Nachrichten, als Höhenschwindel oder bei Agoraphobie

Groborientierung. Offensichtliche Umstände (Kinetosen, Schädelhirntrauma) oder offensichtliche Befunde (Strabismus, Nystagmus, Infektionskrankheiten, Präkoma) sind oft richtunggebend für die Diagnose. Drehschwindel ist vestibulär. Andernfalls sind zirkulatorische, neurologische, toxische und psychische Ursachen aus Anamnese und körperlicher Untersuchung zu entnehmen.

1 **Kinetosen,** Seekrankheit, Flugzeug, Fahrstuhl, Auto, Eisenbahn. Blass, kalter Schweiß, Schwindel, Erbrechen, Durchfälle, Kollaps.

2 **Felsenbeinbruch.** Beim labyrinthschädigenden Felsenbeinquerbruch (im Gegensatz zum Längsbruch) keine Blutungen aus dem Ohr. Konjugierte Abweichung der Augen nach der erkrankten Seite, bei Rückkehr des Bewusstseins Nystagmus zur gesunden Seite, Schwindel, schwere Gleichgewichtsstörungen, Taubheit.

3 **Labyrinthitis.** Komplikation einer akuten oder chronischen Otitis media oder einer Meningitis. Nystagmus, Schwindel, Erbrechen, Fallneigung, verstärkt durch jede Bewegung; Schwerhörigkeit bis Taubheit *einer,* bei Meningitis manchmal auch beider Seiten.

4 **Ménière-Syndrom.** Plötzlich einsetzendes, schweres Schwindelgefühl mit Übelkeit, Erbrechen, Schweißausbruch. Immer Ohrensausen in hohen Frequenzen und Schwerhörigkeit. Otologische Maßnahmen nicht durch tagelange Bettruhe verzögern!

5 **Doppelbilder** bei Augenmuskellähmungen. Okulomotoriuslähmung: gekreuzte Doppelbilder, Trochlearislähmung: ungekreuzte Doppelbilder beim Abwärtssehen. Abduzenslähmung: ungekreuzte Doppelbilder beim Blick zur gelähmten Seite. Traumatische, toxische (Botulismus), parainfektiöse, neoplastische Hirnnervenschädigung oder myogene Ursachen (s. Lähmungen).

6 **Präkoma.** *Diabeticum:* Bewusstseinstrübung, Polydipsie, Polyurie, hoher Blutzuckerspiegel[61]. *Hypoglykämischer Schock:* Schwächegefühl, Zittrigkeit, kalter Schweiß, Heißhunger, Blutzucker erniedigt[61]. *Hyperthyreotisches:* M. Basedow mit delirantem Zustandsbild, sog. thyreotoxische Krise. *Addison-Präkoma:* durch Dehydrierung zunehmende Schocksymptomatik, Oligurie, Retention von Harnpflichtigem[63-65], Elektrolytverschiebungen[33-38], Hypoglykämie[61]. *Urämisches:* Zunehmende Bewusstseinstrübung unter Retention harnpflichtiger Substanzen[63-65], Elektrolytverschiebung[33-38]. Metabolische Azidose[28-30]. Proteinurie, Isosthenurie um 1010. *Hepatisches*: Ikterus,

Leber vergrößert oder verkleinert, Milz meist vergrößert. ALAT und andere Enzyme erhöht[51], ebenso Ammoniak[66]. *Karzinomatöses*: Kachexie, lokale Erscheinungen des Tumors, Senkungserhöhung, unter Zunahme von Eiweißzerfallsprodukten sich vertiefende Somnolenz. *Hypochlorämisches*: Nach dauerndem Erbrechen oder Durchfällen Hypotonie, Tachykardie mit kleinem Puls, Oligurie, Retention von Harnpflichtigem[63-65], Elektrolytverschiebungen[33-38].

❼ Zerebralsklerose. Chronisch-zerebrovaskuläre Insuffizienz. Unsicherheit und Schwindel transitorisch oder chronisch, mit Kopfschmerz, Konzentrations- und Gedächtnisstörungen, manchmal mit Gesichtsfeldausfällen, Ohrgeräuschen, Taubheit, Sensibilitätsstörungen, Paresen, Sprach-, Schreib-, Lesestörungen, Verwirrtheit, Nystagmus.

❽ Vasomotorische Hirndurchblutungsstörungen. Schwindel manchmal ausgeprägt bei Migräne (familiär gehäuft, meist seit Pubertät anfallsweise heftiger Kopfschmerz, meist halbseitig, mit Übelkeit, Erbrechen, Flimmerskotomen), mehr als bloßes Unsicherheitsgefühl bei anderen Formen (auch rezidivierend, manchmal pulssynchroner Schmerz, in Zusammenhang mit menstruellen, meteorologischen, allergischen, emotionellen Vorgängen und Überforderung).

❾ Hypotonie. Systolischer Blutdruck unter 100 mm Hg. Kombination mit Bradykardie oder Anämie begünstigt Schwindelgefühl. Konstitutionell, im Hungerzustand, bei Anorexia nervosa, ausnahmsweise endokrin bedingt (Hypophysenvorderlappeninsuffizienz z. B. postpartal; Myxödem; M. Addison).

❿ Hypertonie bei längerem Bestehen oder starker Ausprägung mit Kopfschmerzen und Schwindel verbunden. Einzelheiten s. Tafel S. 180.

⓫ Herzrhythmusstörungen. Bei bradykarden und tachykarden Formen. Passagerer Sinusarrest, schwere Sinusbradykardie, bei bradykarder oder tachykarder absoluter Arrhythmie, AV-Block II°, bei totalem atrioventrikulärem Block, paroxysmaler supraventrikulärer Tachykardie, ventrikuläre Tachykardie.

12 Vasovagaler Schwindel. Neurokardiogener Schwindel. Nerval vermittelter Blutdruck und/oder Herzfrequenzabfall im Stehen oder Sitzen oder durch andere z. B. emotionale Ereignisse ausgelöst.

13 Anämie s. Tafel S. 366/367.

14 Neuritis des N. vestibulocochlearis. Parainfektiös. Schwindel, Spontannystagmus, Ohrensausen, Schwerhörigkeit.

15 Neurinom des N. vestibulocochlearis. Ohrengeräusche, Schwerhörigkeit, Schwindel, meist kein Nystagmus, Fallneigung zur kranken Seite. Lähmung anderer Hirnnerven, zunehmender Hirndruck (Kopfschmerzen, Erbrechen, Puls labil, Stauungspapille).

16 Schädigung der Hirnnerven III, IV, VI s. oben „okulär".

17 Gehirnerkrankungen. Zuverlässige, aber nicht regelmäßige Zeichen: Spontaner vertikaler oder diagonaler Nystagmus, richtungswechselnder Lagenystagmus, Kopfstellung ohne Einfluss auf Fallneigung. Bei *Kleinhirnerkrankungen* neben Schwindel, Nystagmus nach der kranken Seite, Brechreiz und Fallneigung auch Ataxie und Adiadochokinese.

Kleinhirnbrückenwinkeltumoren entstammen meist dem N. vestibulocochlearis und reizen ihn sonst. – *Enzephalitis* als Ursache entwickelt sich parainfektiös. Bei *Tumoren* zunehmende Herd- und Hirndruckerscheinungen. Bei *Multipler Sklerose* Nystagmus oder Augenmuskellähmungen neben Intentionstremor, Pyramidenzeichen und anderen motorischen und sensorischen Störungen.

Raum für handschriftliche Eintragungen

Pruritus

	physikalisch	chemisch	infekt./parasit.	allergisch

	Wolle
	Föhn
	Auftauen
		Alkohol
		Tabak
		Kaffee
		Tee
		Medikamente
		  Atropin
		  Morphin
			Krätze (1)
			Kopflaus (2)
			Kleiderlaus (3)
			Wanzen (4)
			Flöhe (5)
			Oxyuriasis (6)
			Askaridiasis (6)
			Malaria (7)
			Epidermo-
			phytie (8)
				Urtikaria (16)
				Quincke-
				Ödem (17)
				Arzneimittel-
				exanthem (18)
				Kontakt-
				dermatitis (19)
				Ekzem (20)
				Neuro-
				dermitis (21)
				Prurigo (22)
				Lichen ruber
				plan. and.
				Hautkrank-
				heiten (23)

genital.	Wäschereiz Bettwärme Fluor Phimose	Ovul.hemmer Medikamente Akohol Hefe	Filzlaus (9) Oxyuren (6) Tricho- monaden (10) Vulvitis Kolpitis Balanitis Gonorrhoe (11) Prostatitis (12) Sperma- tozystitis (13) Epididymitis (14)	Kontakt- dermatitis Ekzem
analis	Fisteln		Oxyuren (6) Proktitis (15) Mykosis	Kontakt- dermatitis z. B. gegen Toiletten- papiersorten

neoplastisch	zirkulatorisch	hormon./metabol.	nerval.

M. Hodgkin (24)
Leukämie (25)
Poly-
zythämie (26)
Karzinom *selten*
	Duchblutungs-
	störungen
	- Varizen
		Pubertät
		Menses
		Gravidität
		Klimakterium
		Senile
		  Involution
		chron. Obsti-
		  pation
		Hypo- (27)
		  vitaminosen
		Diabetes
		  mellit. (28)
		Hyper- (29)
		  thyreose
		Gallensäur. bei
		  Ikterus (30)
		(Sub-)Urämie (32)
		Gicht (33)
		Primär biliäre
		  Zirrhose (31)
			Parästhesien (35)
			  bei Krank-
			  heit von
			- Hirn
			- Rückenmark
			- periph. Nerven
			
			psychisch
			Ungeziefer-
			  phobie
			Verlegenheits-
			  kratzen

M. Hodgkin (24) Leukämie (25)	Varizen	Kraurosis (34) Gravidität Diabetes	*psychisch* s. ob. und demon- strativ
	Hämorrhoiden		

Groborientierung. Hautveränderungen einschl. Durchblutungsstörungen und Ikterus klären. Obstipation und Wurmerkrankungen beachten. Maligne Tumoren einschl. M. Hodgkin, Leukämien, Polyzythämie ausschließen. Desgleichen hormonelle Störungen einschl. Diabetes. Neurologische und psychische Ursachen prüfen. Wäsche, Genussmittel, Medikamente, Seife durch Änderung testen.

❶ **Krätze,** Scabies. Pruritus, besonders nachts. In der Epidermis weicher Hautstellen bis 1 cm lange, haarfeine, schwärzliche Gänge mit einer Milbe am blinden Ende. Polymorphe Hautreaktionen, Knötchen, Bläschen, Ekzem. Kratzeffekte und Pyodermie.

❷ **Kopflaus.** Durch Kratzwunden am Kopf Borken, darunter Eiter. Durch Krusten verfilzte Haare. An Haaren festhaftende, haferkorngroße Nissen (Eier). Lymphknotenschwellungen am Nacken.

❸ **Kleiderlaus.** Besonders hinter den Umschlagstellen der Nähte zu finden. Längliche, parallele, blutige Kratzstriche besonders in Nacken und Lendengegend. Sekundär Pusteln, Ekzem.

❹ **Wanzen.** Setzen im Dunkeln meist an unbedeckten Körperstellen mit ihrem Stich stark juckende, tagelang bestehende Quaddeln.

❺ **Flöhe.** An bedeckten weichen Hautstellen multiple Blutpünktchen mit vorübergehend linsengroßem, rotem Hof.

❻ **Oxyuriasis, Askaridiasis.** Wurmeier im Stuhl mikroskopisch nachweisbar. Bei Oxyuren leichter auf durchsichtigem Klebestreifen-Abdruck der Aftergegend, ihrem bevorzugten Eiablageplatz.

❼ **Malaria.** Nach Anophelesstichen mind. 1 Woche Inkubationszeit. Steile Fieberzacken mit Schüttelfrost alle 2 Tage, 3 Tage oder unregelmäßiger (M. tertiana, quartana oder tropica). Zunehmend Milzvergrößerung. Erregernachweis im Blut, im dicken Tropfen nach Färbung: Siegelringformen, Gänseblümchen, Merozoiten, Gameten.

⑧ Epidermophytie. An schweißfeuchten Hautstellen. Fußpilz zwischen den Zehen und an der Sohle, **Handpilz** besonders im Handteller. *Dyshidrotisch* mit sagokornähnlichen, platzenden Bläschen; *intertriginös* als von gequollenen, weißlichen Epithelmassen umgebene, rote, manchmal nässende Fläche; *squamös* mit Hyperkeratose an Hautfalten und trockener Abschilferung, auch lamellös. Mikroskopischer Pilznachweis gelingt an den Händen schwer. Epidermophytia inguinalis an der Oberschenkelinnenseite, seltener Achselhöhle, Brüsten, Gesäß. Münzengroße, gerötete Herde mit erhabenem, scharfem Rand, konfluierend zu polyzyklisch begrenzten Flächen. Pilznachweis leicht. Im Gegensatz dazu hat das Erythrasma eine braunrote Farbe und keinen erhabenen Rand; zum Nachweis seines Mikrosporon minutissimum Ölimmersion.

⑨ Filzlaus. An Pubes und Afterhaaren, seltener Achselhöhle, Bart, Augenbrauen. Linsengroße Maculae coeruleae, vereinzelt an Schenkelinnenflächen, Bauch und Lenden. Nächtl. Jucken, dessen geringere Intensität nicht zu Kratzwunden und Pyodermien führt.

⑩ Trichomonaden. Reichlich gelblicher, schaumiger Fluor mit heftigem Juckreiz. Scheiden- und Urethraöffnung gerötet und geschwollen. Mit Öse entnommenes Material auf Objektträger mit einem Tropfen körperwarmer physiologischen Kochsalzlösung aufgeschwemmt und mit Deckglas versehen: Massenhaft bewegliche, birnenförmige Flagellaten.

⑪ Gonorrhoe. 2 Tage nach Infektion Jucken in der Harnröhre, Brennen beim Wasserlassen, erst schleimige, dann eitrige Absonderungen aus der geröteten und geschwollenen Harnröhrenöffnung. Im Eiterausstrich mittels Öse nach Färbung: Zahlreiche Diplokokken auch intrazellulär. Bei unspezifischen Erregern in großer Zahl: *Pseudogonorrhoe*.

⑫ Prostatitis. Dumpfe Schmerzen am Damm, gesteigert beim Wasserlassen; Pollakisurie ohne Erleichterung. Dem klaren Urin kann eine tropfenweise terminale Hämaturie folgen. Bei rektaler Austastung Prostata etwa apfelgroß, prallelastisch, druckschmerzhaft; oder bis erbsgroße druckempfindliche Einzelherde. Erreger in der Absonderung beim Exprimieren oder Stuhlgang. Schmerzhafte Ejakulation und Erektion.

⑬ Spermatozystitis. Schmerzhafte Samenergüsse mit Blutbeimengungen und schmerzhafte Erektion. Bei rektaler Austastung fingerdicke, knollige, druckschmerzhafte Stränge oberhalb der Prostata im Winkel auseinander laufend, meist ungenügend palpabel. Fast immer in Verbindung mit Urethritis, Prostatitis oder Epididymitis.

⑭ Epididymitis. Nebenhoden verdickt, schmerz- und druckschmerzhaft. Gelblicher Ausfluss. Manchmal Hydrozele.

⑮ Proktitis. After feucht, häufiger Schleimabgang, oft nach heftigem Stuhldrang trotz geringer Mengen; Schmerzen beim Stuhlgang.

⑯ Urtikaria. Multiple, etwa bohnengroße Hautquaddeln, die plötzlich aufschießen, heftig jucken und bald wieder abklingen.

⑰ Quincke-Ödem, Urticaria gigantea. Umschriebene, etwa handtellergroße ödematöse Haut- oder Schleimhautschwellung, die plötzlich unter Jucken und Spannungsgefühl auftritt und bald wieder abklingt.

⑱ Arzneimittelexanthem, ebenso Serumexanthem, beginnt häufig mit juckenden Quaddeln an den Streckseiten der Gliedmaßen, kann sich aber vielgestaltig entwickeln und weiterentwickeln oder bald zurückbilden. Diese ebenfalls allergische Reaktion tritt anfangs etwa 10 Tage nach der Anwendung auf, bei Wiederholung dann am gleichen Tage. Eosinophilie[9].

⑲ Kontaktdermatitis. Entzündliche und ekzematöse allergische Hautreaktionen auf Stoffe, Pulver, Salben, Flüssigkeiten des alltäglichen, beruflichen, kosmetischen, medizinischen Gebrauchs bei Entwicklung einer spezifischen Allergie. Zur diagnostischen Provokation: Läppchenprobe mit Prüfung des Ergebnisses nach 24 und 48 Stunden.

20 **Ekzem.** Schubweises Auftreten; nebeneinander Rötung, Papel-, Bläschenbildung, Nässen, Krusten und Schuppen. Bei längerem Bestand vergröberte Hautfelderung. Juckreiz.

21 **Neurodermitis.** Primär anfallsweise Pruritus, umschrieben oder disseminiert. Dort Ausbildung rotbrauner Knötchen, die immer wieder aufgekratzt werden und zu einer Fläche vergröberter Hautfelderung führen.

22 **Prurigo,** Juckblattern. In Schüben an den Streckseiten besonders der Beine auftretende, senfkorngroße, harte Knötchen. Wegen des Juckens werden sie aus der Haut herausgekratzt, was zu lokalen Eiterungen und Vergrößerungen regionärer Lymphknoten (Prurigobubonen) führt. Teigige Hautverdickung. Eosinophilie.

23 **Lichen ruber planus.** Stecknadelkopfgroße glattglänzende Papeln, hellrot bis violett, einzeln oder in Gruppen, leicht schuppend. Frische Fälle jucken. Sitz bevorzugt Beugeseiten der Extremitäten. Diese und andere Hautkrankheiten bedürfen der Bestätigung durch einen Dermatologen.

24 **M. Hodgkin.** Lymphogranulomatose. Ausbreitung einer generalisierten oder regionalen Lymphknotenschwellung. Splenomegalie. Fieber, oft undulierendes. Nachtschweiß, Pruritus, Gewichtsabnahme. Röntgen: schornsteinartige Verbreiterung des Mediastinums oberhalb des Herzens durch Lymphknotenpakete. Probeexstirpation eines Knotens zur histolog. Sicherung.

25 **Leukämie.** Vorherrschen einer Zellart im weißen Blutbild bei leukämischer oder aleukämischer Zellzahl. Bei myeloischer L. Linksverschiebung bis zu Myeloblasten im peripheren Blut, bei lymphatischer L. fast nur Lymphozyten, bei akuter unreifzelliger L. ein Hiatus leucaemicus.

26 **Polycythaemia rubra vera.** Dunkelrote Gesichtsfarbe und Schleimhäute. Parästhesien durch Mikroembolien. Vor allem Erythrozytenzahl erhöht, aber auch Leuko- und Thrombozytose[1-3, 9, 12]. Blutsenkung stark verzögert.

㉗ Hypovitaminosen. Mangel an B_1, *Beriberi*, geht mit schwerer Neuritis einher. Mangel an Nikotinsäureamid, *Pellagra*, führt gleichfalls zu nervalen Parästhesien. Bei einseitiger Ernährung (polierter Reis, Mais, Zucker), nur gekochten oder konservierten Nahrungsmitteln sowie bei Resorptionsstörungen durch Darmkrankheiten.

㉘ Diabetes mellitus. Bei erhöhtem Blut- und positivem Urinzucker[61] Balanitis, Vulvitis, intertriginöses Ekzem mit Juckreiz. Nach längerer Krankheitsdauer durch Polyneuritis heftige Parästhesien und Schmerzen.

㉙ Hyperthyreose. Struma, Tachykardie, feinschlägiger Tremor; bei Morbus Basedow: Exophthalmus, Augensymptome nach Gräfe, Möbius, Stellwag. Schilddrüsenhormone vermehrt, TSH supprimiert[97-100].

㉚ Gallensäuren vermehrt im Blut bei hepatozellulärem und Cholestase-Ikterus mit Vermehrung des direkten Bilirubins, der Leberenzyme bzw. der auf Cholestase weisenden Enzyme (Tab.[51]).

㉛ Primär biliäre Zirrhose. Quälender Juckreiz als Frühsymptom lange vor Auftreten eines cholestatischen Ikterus. Antimitochondriale Antikörper, später Cholestase Zeichen.

㉜ Urämie. Harnpflichtige Substanzen stark erhöht[63-65]. Isosthenurie um 1010[87]. Metabolische Azidose[28-30].

㉝ Gicht. Anfallsweise Gelenkschmerzen mit Fieber. Tophi meist am Ohrknorpel. Harnsäure erhöht[65].

㉞ Kraurosis vulvae. Rötung, Schwellung und starker Juckreiz bei älteren Frauen, später Atrophie von Vulva und Introitus vaginae.

㉟ Parästhesien bei neurologischen Krankheiten gemäß der peripheren, segmentalen oder Halbseiteninnervation (vgl. Tafel S. 102–105).

Fettsucht

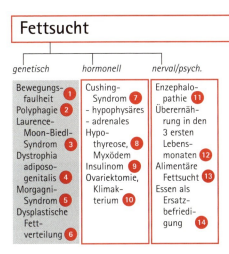

Groborientierung. Die hormonellen Störungen erlauben zumeist eine Blick-Diagnostik. Im Übrigen ist die Anamnese entscheidend, in der die Ernährungsangaben gewöhnlich naiv untertrieben werden. Häufigste Ursache der seuchenhaften Fettsucht ist die kulturell erreichte Ernährung und Entlastung von Körperarbeit. Zahlenmäßig treten die hormonellen Störungen, angeboren oder erworben, weit zurück. Sie sind z. T. nur Indikator für eine andere zentrale Regulationsstörung. In allen Fällen besteht ein Missverhältnis zwischen Energieaufnahme und -abgabe.

❶ **Trägheit.** Extremvariante der anlagemäßigen Triebausstattung. Erwiesenermaßen gibt es Adipöse, die weniger essen als Normalgewichtige, aber sich auch in viel geringerem Maße in Bewegung setzen.

❷ **Polyphagie.** Extremvariante der anlagemäßigen Triebausstattung. Die Kombination mit der vorgenannten Eigenschaft ist ungünstig, aber nicht selten. Beide Anlagen können von den Lebensumständen eingeschränkt, aber auch begünstigt werden.

❸ Laurence-Moon-Biedl-Syndrom. Schon Säuglingsadipositas, Polydaktylie, Retinitis pigmentosa, manchmal auch Kleinwuchs, Schwachsinn, Hypogenitalismus.

❹ Dystrophia adiposo-genitalis (Fröhlich). Hypogenitalismus, pubertäre Fettsucht. Röntgen: Sella-Eingang eingeengt.

❺ Morgagni-Syndrom. Klimakterische Adipositas mit Bartwuchs, Hyperostosis frontalis interna und häufig auch geistigen Störungen.

❻ Dysplastische Fettverteilung. Fettsucht nur der oberen oder nur der unteren Körperhälfte. Fetthals. Mammae permagna, auch einseitig. Fettsteiß.

❼ Cushing-Syndrom. Vollmondgesicht, Stammfettsucht, Striae rubrae. Amenorrhoe bzw. Impotenz, Ermüdbarkeit. Hypertonie. Osteoporose. Häufig Hyperglykämie[61], oft Elektrolytverschiebungen[33-37]. 17-Ketosteroidausscheidung vermehrt[93]. Ursachen:
a) Ein meist basophiles Hypophysenvorderlappenadenom mit beiderseitiger Nebennierenrindenhyperplasie. (Bitemporale Gesichtsfeldeinengung, sofort grob prüfbar; Röntgen: Sella erweitert.)
b) NNR-Adenom oder NNR-Karzinom. (Sonographie/Computertomographie/Angiographie.)
c) Überdosierung von Corticoiden oder ACTH.
d) Andersartige Tumoren mit Produktion von Stoffen ACTH-ähnlicher Wirkung.

❽ Hypothyreose. Geistige und körperliche Trägheit. Bradykardie. Haarausfall. Haut kühl, blass, trocken, schuppend, evtl. teigig verdickt durch Mukopolysaccharideinlagerung = Myxödem. Nuklearmedizinische Laboruntersuchungen[97-100]. Die primäre Hypothyreose ist schilddrüsenbedingt, siehe Seite 166. Die sekundäre Hypothyreose beruht auf mangelhafter TSH-Ausschüttung[100].

❾ Insulinom, Pankreasadenom, Hyperinsulinismus. Meist anfallsweise hypoglykämische Erscheinungen: Heißhunger, Schwäche,

Zittern, kalter Schweiß, schließlich Bewusstseinsverlust möglich. Zucker hilft. Auslassen des Frühstücks oder Körperanstrengung kann einen Anfall provozieren. Im Anfall Blutzucker stark erniedrigt[61], Insulinspiegel erhöht. Lokalisationsversuch des Insulinoms durch Sonographie/Röntgen: Angiographie/Computertomographie; gelingt wegen Kleinheit aber auch bei Operation nicht immer.

❿ Klimakterium, Ovariektomie führen häufig zu starker Gewichtszunahme.

⓫ Enzephalopathie mit Schädigung der Hungerregulation, traumatisch, toxisch, infektiös oder zirkulatorisch bedingt. Signifikant gehäuft weisen hochgradig Fettsüchtige eigene Geburtsstörungen, EEG-Störungen, erweiterte Hirnventrikel und zerebrale Krankheiten auf.

⓬ Überernährung in den ersten 3 Lebensmonaten ist signifikant mit größerer Adipositashäufigkeit im Erwachsenenalter verknüpft, Überernährung ab 4. Monat nicht.

⓭ Alimentäre Fettsucht. Hochgezüchtete Ernährung bei bewegungsarmer Lebensführung. Zubereitung kalorienkonzentrierter Speisen mit Erhöhung der optischen, geruchlichen und geschmacklichen Anreize. Vielfach sitzende Berufsausübung, Auto, Fernsehen.

⓮ Essen als Ersatzbefriedigung. Kummerspeck. Auch in der 2. Lebenshälfte sehr beliebt.

Magersucht

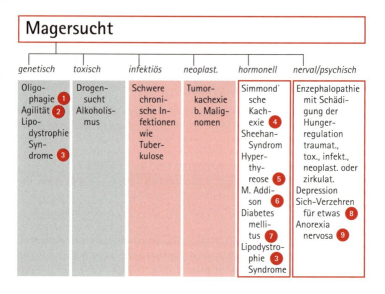

① Oligophagie. Extremvariante der anlagemäßigen Triebausstattung in Bezug auf Appetit und Hunger.

② Agilität. Variante der individuellen Triebausstattung. Die Kombination mit der vorgenannten Eigenschaft ist ungünstig.

③ Lipodystrophie Syndrome. Genetisch bedingte partielle Lipodystrophie Syndrome. Medikamentös bedingte Lipodystrophie Syndrome bei allen antiretroviralen Medikamenten, die in der HIV-Therapie eingesetzt werden.

④ Simmond'sche Kachexie. Eine Verlaufsform der Hypophyseninsuffizienz, des Panhypopituarismus. Pluriglanduläre Insuffizenz. Amenorrhoe bzw. Hodenatrophie und Impotenz, Verlust der Scham- und Barthaare. Geistige und körperliche Trägheit. Bradykardie. Haut blass und trocken. Hypotonie, Hypoglykämie, Adynamie. Nur bei einem kleineren Teil auch Gewichtsabnahme und Kachexie. Ursache ist eine Druckatrophie der Hypophyse bei Tumor (Röntgen der Stella) oder Hypophysektomie. Hypophysennekrose durch Ischämie nach einer Geburt wird als **Sheehan-Syndrom** bezeichnet.

5 **Hyperthyreose.** Struma, Tachykardie, Unruhe, Schreckhaftigkeit, feinschlägiger Fingertremor, Gewichtsabnahme, aber auch oligosymptomatische Verläufe. Bei M. Basedow: Exophthalmus mit Zurückbleiben des Oberlides beim Abwärtsblicken (Gräfe) und Konvergenzschwäche (Möbius), TSH supprimiert, Schilddrüsenhormone[97-99] erhöht.

6 **M. Addison.** Nebenniereninsuffizienz. Adynamie, Erbrechen, Durchfälle, Ohnmachtsneigung. Braune Pigmentierung von Gesicht, Nacken, Gürtellinie, Mamillen, Genitale, Axilla, Handlinien und fleckenhaft an der Mundschleimhaut. Hypotonie. 11-Hydroxycorticosteroide vermindert. ACTH-Stimulationstest negativ. Ursachenfahndung nach toxischen Noxen, infektiösen (Tbc, Mykosen), Metastasierungen, hämorrhagischer Diathese, Amyloidose.

7 **Diabetes mellitus Typ 1.** Durst, Gewichtsabnahme. Urinzucker positiv, Blutzucker erhöht[61, 62].

8 **Sich-Verzehren** für ein Ziel unter Missachtung biologischer Erfordernisse (Schlaf, Essen) kann längere Zeit bestehen, aber selten extrem.

9 **Anorexia nervosa.** Weitgehende Unterdrückung der Nahrungsaufnahme, auch unter Zuhilfenahme von Täuschungsmanövern. Meistens Mädchen in der Pubertät zur Vermeidung der Ausbildung weiblicher Körperformen. Psychische Fehlentwicklung aus biografischer Anamnese ersichtlich.

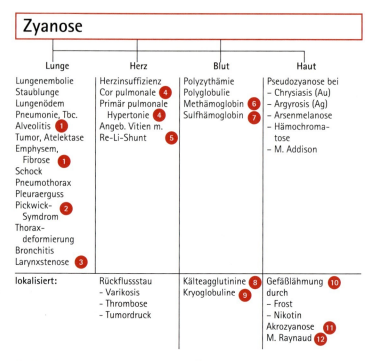

Groborientierung. Trennen von Allgemeinzyanose und lokalisierter (z. B. Lippenzyanose bei Rauchern) und nach pathophysiologischen Aspekten in Hämoglobinzyanose (Erkrankungen von Herz, Kreislauf und/oder Lungen), Hämiglobinzyanose und Sulfhämoglobinzyanose. Die Hämoglobinzyanose (Auftreten bei >3,1 mmol/l bzw. >5g/dl desoxygeniertem Hämoglobin in den Hautkapillaren) ist die bei weitem häufigste Form. Pseudozyanosen der Haut durch Glasspateldruck abgrenzen. Met- und Sulfhämoglobin (s. u.).

❶ Schwere Lungenerkrankungen. Z. B. chronisch obstruktive Lungenerkrankung, Lungenfibrose, Alveolitis. Ungenügende Oxygenierung des Blutes mit Ausbildung einer zentralen Zyanose.

❷ Pickwick-Syndrom. Alveoläre Hypoventilation bei hochgradiger Adipositas mit Schlafsucht. Siehe oben.

❸ Larynxstenose. Fremdkörper, Kehlkopfdiphtherie, Glottisödem, doppelseitige Rekurrensparese.

❹ Cor pulmonale. Kombination von zentraler und peripherer Zyanose. Steil- oder Rechtstyp im EKG, P-pulmonale spitz erhöht in Ableitung II und III. Durch pulmonale Hypertonie im Röntgenbild Pulmonalisbogen und Hilusarterien hervortretend. Erst im Stadium der Dilatation Verbreiterung des Herzschattens. Ein das Cor pulmonale erklärender Lungenbefund fehlt selten, nur bei primär pulmonaler Hypertonie

❺ Angeborene Vitien mit einem Rechts-Links-Shunt (z. B. M. Fallot). und Ausbildung einer zentralen Zyanose. Bei Schock, Herzinsuffizienz, oberer Einflussstauung, peripheren Durchblutungsstörungen mit gesteigerter O_2-Ausschöpfung in der Peripherie

❻ Methämoglobinämie. Entnommenes schokoladenbraunes Blut wird an der Luft nicht normal hellrot, jedoch nach Zusatz von Ascorbinsäure (0,4 mg pro ml)/Spektroskopie. Das atmungsunfähige 3-wertige Eisen tritt angeboren auf, idiopathisch oder toxisch durch Sulfonamide, Phenacetin, Nitrite, andere Medikamente und Anilinderivate. Nur bei den toxischen Formen zeigt die Retikulozytenfärbung Heinz'sche Innenkörperchen.

❼ Sulfhämoglobin. Entnommenes Blut grünlich. Spektroskopie. Endogene Verursachung bei ausgeprägter Obstipation oder Durchfällen, oft in Verbindung mit Lebererkrankung.

❽ Kälteagglutinine führen in unterkühlten Körperteilen zur Zusammenballung von Erythrozyten, Stase, Zyanose, evtl. Nekrose. Lösung bei Erwärmung. Die Kälteagglutination lässt sich im eisgekühlten Reagenzglas beobachten, beim Blutausstrich und an der maximalen Blutsenkungsgeschwindigkeit, die im Brutschrank nicht auftritt. Durch

Hämolyse indirektes Bilirubin vermehrt[23]. Kälteagglutinationstiter stark erhöht.

❾ Kryoglobuline. In unterkühlten Körperteilen Verlangsamung des Blutstroms, Mikrothromben, Petechien. Kryoglobulinnachweis mit Abklärung möglicher Ursachen[48].

❿ Gefäßlähmung. Periphere Zyanose bei bleibender Kapillarerweiterung in Form blauroter Flächen nach Kälteschädigung besonders vor dem Schienbein oder nach langjährigem Nikotingenuss an den Lippen.

⓫ Akrozyanose. Erythrozyanosis puellarum. Fast ständige blaurote Verfärbung an den Unterschenkeln, seltener Unterarmen, daneben z. T. auch hellrote Flecken. Manchmal kissenartig geschwollen. Nur bei Mädchen und jungen Frauen. Konstitutionelle Vasomotorenschwäche.

⓬ M. Raynaud. Anfallsweise schmerzhafte, vasokonstriktorische Blässe und Zyanose des 2.–5. Fingers beiderseits. Anschließend reaktive Hyperämie. Auslösend Kälte oder Emotionen. Kältetest.

Pigmentanomalien

Allgemeine Hyperpigmentierung

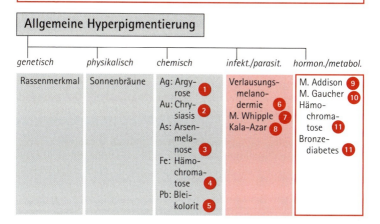

Allgemeine Depigmentierung

Albinismus der Haut, Haare, Augen. Nur im Extremfall universell. Umschrieben zeigen sich die pigmentlosen Hautbezirke ohne Sensibilitätsminderung (im Gegensatz zu Vitiligo).

Allgemeine Hyperpigmentierung

① **Argyrose.** Blaugrau. Irreversibel. Überlange Anwendung von Silbernitrat peroral. Biopsie.

② **Chrysiasis.** Blauviolett. Stärker an belichteten Stellen. Überdosierte Goldtherapie. Biopsie.

③ **Arsenmelanose.** Grau. Besonders stark um den Nabel herum mit dicht eingestreuten weißen Flecken. **Früher** bei Schädlingsbekämpfern. Arsennachweis in Nägeln und Haaren.

4 Hämochromatose. Siehe unten

5 **Bleikolorit** ist ein etwas irreführender Ausdruck, der keine Pigmenteinlagerung bezeichnet, sondern nur die durch Vasokonstriktion verstärkte Blässe bei Bleianämie. Blaugrau ist lediglich der Bleisaum am Zahnfleisch bei chronischer Intoxikation. Deren Blut- und Urinbefunde s. S. 56 unter Bleikoliken.

6 **Verlausungsmelanodermie**, Vagabundenkrankheit. Dunkelbraun. Mit Kratzwunden, Schorfkrusten, Pyodermie.

7 **M. Whipple**, Lipodystrophia intestinalis. Milchkaffee-Farbe. Fett glänzende, schmierige sowie durchfällige Stühle, Meteorismus, Gewichtsverlust, Fieberschübe, generalisierte Lymphknotenschwellung.

8 **Kala-Azar.** Graubraun. Undulierendes Fieber. Leber, Milz, Lymphknoten vergrößert. Panmyelopathie. Kachexie. Nachweis der Leishmania-Protozoen im Blut oder Knochenmarkausstrich.

9 **M. Addison.** Graubraun. Besonders stark in Handlinien, Gürtellinie, Achselhöhle, Mamillen und Genitalregion, Pigmentflecken an der Mundschleimhaut. Frei bleiben Handfläche und Nagelbetten. Gewichtsabnahme, Hypotonie, Durchfälle, charakteristische Laborbefunde[33–38, 61, 92, 93].

10 **M. Gaucher**, Zerebrosid-Speicherkrankheit. Bronzefarben. Skleren bläulich. Leber und Milz vergrößert. Leberbiopsie.

11 **Hämochromatose.** Nach Überschreiten der Obergrenze parenteraler Eisentherapie von 2 g oder Eisen-Speicherkrankheit, Siderophilie. Bronzefarben. Stärker an belichteten Stellen. Lebervergrößerung, Entwicklung einer Zirrhose. Bei Pankreasbeteiligung: **Bronzediabetes**. Serumeisen und Ferritin erhöht, Desferrioxamintest entspricht dem Grade der Eisenüberladung[39–42]. Genetische Diagnostik mit C282Y Mutationsnachweis im HFE-Gen.

Lokalisierte Pigmentanomalien

Gesicht
Pigmentlarve · Periokuläre Hyperpigmentierung. Familiär.

Sommersprossen

Chloasma
- **uterinum** · Fleckige Hyperpigmentierung im Gesicht an Stirn und Wangen bei und eine zeitlang nach Gravidität; bei hormonellen Kontrazeptiva.

- **cachecticorum**
- **periorale virginum** · ähnlich mit kleinförmiger Abschuppung bei jungen Mädchen mit Seborrhoe und Dysmenorrhoe

Hals
Leukoderm · Halsband der Venus: Depigmentierung multipler münzgroßer Flecken ab 4. Monat und im 2. Halbjahr nach Syphilisinfektion

Extremitäten
Mineralölmelanose · Hyperpigmentierung an Gesicht, Hals und Armstreckseiten unter Einwirkung von Erdölderivaten

Akanthosis nigricans · An Beugeseiten, Axilla und Hautfalten grauschwarze, papillomatöse Veränderungen. In der Pubertät, bei hormonellen Störungen oder bei Adenokarzinomen von Lunge, Mamma, Abdomen.

Versorgungsgebiet eines Nerven
Hyperpigmentierung · bei dessen Druckschädigung möglich.

Abheilungsstellen

Sie zeigen meist
nach Ulcus cruris	Hyperpigmentierung
nach Hautpilz	Depigmentierung, ebenso nach Psoriasis, Lupus erythematodes, Herpes zoster u. a.

Unterschiedliche Lokalisation

Hyperpigmentierung	von Bestrahlungsfeldern
Hyperpigmentierung unter der Therapie mit Amiodaron	Blaugrau an sonnenexponierten Körperpartien.
Melanodermia reticularis calorica	nach längerer Heizkissenanwendung
Neurofibromatose	mit bis 3 cm großen bräunlichen Pigmentflecken und mit multiplen Fibromen
Melanosarkom	bei flächendeckend multipler Metastasierung
Vitiligo	Depigmentierte Hautstellen unregelmäßiger Form, häufig symmetrisch, mit herabgesetzter Sensibilität. Bevorzugt an Handrücken, Vorderarm, Gesicht, Hals, Genitale.

Gelegentlich werden Pigmentverteilungsstörungen gefunden bei perniziöser Anämie, Pellagra, Sprue, chron. interstitieller Nephritis, chron. Arzneimittelexanthem, Felty-Syndrom, Sklerodermie, Psoriasis, Lupus erythematodes, Hypophyseninsuffizienz, Hyperthyreose, Diabetes mellitus, Nebenniereninsuffizienz, Ovarialinsuffizienz, seltener auch anderen Erkrankungen.

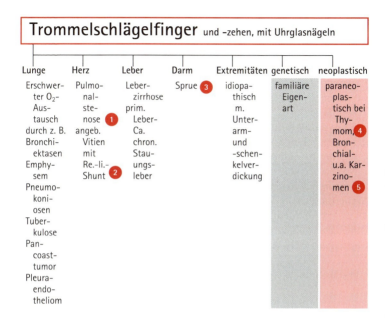

Stichworte zu Lungenerkrankungen s. S. 200/201, zu Lebererkrankungen s. S. 276/277.

Groborientierung. Meist im Rahmen einer mit schwerer Hypoxie einhergehenden Lungenerkrankung, andere Ursachen s. u.

❶ **Pulmonalstenose.** In der Regel keine Zyanose und keine Trommelschlägelfinger. Erst bei Belastung Dyspnoe.

❷ **Kongenitale Vitien mit Rechts-Links-Shunt.** Mehrere Fallot-Formen, Eisenmenger-Syndrom und weitere. Gemeinsam ist die Zyanose. Die Diagnostik ist eine spezielle kardiologische.

③ Sprue. Mangelhafte Resorption der Nahrungsbestandteile. Voluminöse graugelbe Stühle, schmierig, fettglänzend. Abwechselnd mit Gärungsstühlen. Die Malabsorption tritt als Folge verschiedener chronischer Darmerkrankungen ein, kann sich aber bei Gluten-induzierter Enteropathie schon im Kindesalter entwickeln. Gewichtsverlust und verschiedene Folgekrankheiten.

④ Thymom. Gutartige Thymusgeschwulst, die sich bei der Röntgenuntersuchung aus dem Mittelschatten glatt begrenzt vorwölbt. Computertomographie.

⑤ Bronchialkarzinom. Als paraneoplastische Komponente des Pierre-Marie-Bamberger-Syndrom (hypertrophe pulmonale Osteopathie); meist jedoch durch chronische Hypoxie.

Exophthalmus

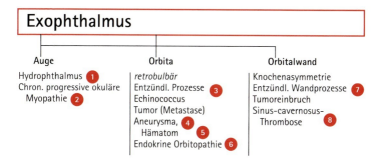

Groborientierung. Beidseitig besteht der Exophthalmus meist bei Hydrophthalmus, endokriner Orbitopathie (Basedow) und Sinus-cavernosus-Thrombose, bei den anderen Ursachen meist einseitig.

❶ **Hydrophthalmus.** Erhöhtem Augeninnendruck im Kindesalter gibt das Auge mit Ausweitung nach. Dünne, blaue Skleren, große Cornea, drohende Erblindung. Erblich.

❷ **Chronisch progressive okuläre Myopathie** mit zunehmender Einschränkung der Augenbewegung. – Blicklähmung kommt aber nicht nur als Ursache, sondern auch als Folge einer Protrusio bulbi vor.

❸ **Entzündliche Prozesse** in Form der akuten Orbitalphlegmone kommen durch Übergreifen aus der Nachbarschaft (äußere und innere Nase, Nebenhöhlen) zustande. Zu den allgemeinen Entzündungszeichen treten Exophthalmus und schwere Lidödeme. *Chronische* Entzündungen gleichen im klinischen und Laborbefund dem Bild eines Tumors. Computertomographie/Magnetresonanztomographie.

❹ **Aneurysma.** Pulssynchrones Geräusch auskultierbar; manchmal pulsierende Augenbulbi. Angiographie.

❺ **Hämatom.** Posttraumatisch oder bei hämorrhagischer Diathese.

6 **Endokrine Orbitopathie,** endokr. Ophthalmopathie, oft bei M. Basedow, führt zu retrobulbärem Ödem, Lymphozyteninfiltration und Bindegewebsvermehrung, was im Einzelfall nicht nachgewiesen wird.

7 **Entzündliche Wandprozesse** bei Sinusitis frontalis, maxillaris, ethmoidalis, sphenoidalis, gelegentlich mit subperiostalem Abszess in der Orbita, sind mit starkem Kopfschmerz, Fieber, Leukozytose verbunden. Im vorderen Bereich der Orbita gelegen erzeugen sie Lidödeme, bei Lokalisation in der hinteren Orbita beeinträchtigen sie den Sehnerv mit Gefahr der Erblindung und neigen zum Übergreifen auf das Gehirn.

8 **Sinus-cavernosus-Thrombose** führt durch Thrombose der V. ophthalmica zur Hyperämie des Auges, Exophthalmus und Lidödem. Häufigste Ursache ist das Übergreifen einer eitrigen Entzündung auf den Sinus unter hohem Fieber, das nach Erreichen der Blutbahn eine septische Verlaufsform annimmt.

Raum für handschriftliche Eintragungen

Struma

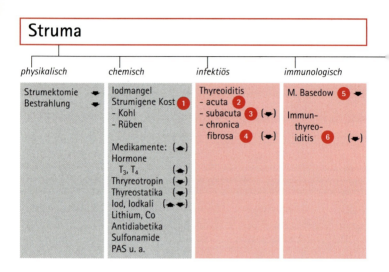

Groborientierung. Druckerscheinungen: Halsvenenstauung, pulssynchrones Geräusch über der A. carotis, Heiserkeit durch Rekurrensparese, Stridor, Schluckbeschwerden, Horner-Trias (Ptosis, Enophthalmus, Miosis). Sonographie. Bei Knotenstrumen Szintigraphie, auch zum Nachweis aberrierender Strumen am Zungengrund oder retrosternal. Letztere erscheinen röntgenologisch als schluckbewegliche Verschattung. – Zeichen von Funktionsstörung siehe im nächstfolgenden Abschnitt: Hyper- und Hypothyreose.

❶ **Strumigene Kost.** Reichlicher Genuss von Kohl und Rüben mit ihrem Gehalt an Vinylthiooxazolidin führt zu Iodfehlverwertung.

❷ **Thyreoiditis acuta.** Eher selten. Rasche Schwellung der Schilddrüse, druckschmerzhaft. Fieber, Senkungsbeschleunigung. Meist Virusinfekt, bei bakterieller Infektion Leukozytose, auch lokale Einschmelzung mit Fluktuation möglich.

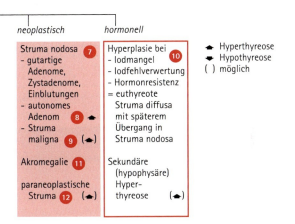

③ Subakute Thyreoiditis (de Quervain). Im Gefolge von Virusinfekten. Symptomatik wie bei der akuten Form, aber monatelanger Verlauf. Allgemeinbefinden beeinträchtigt. Schilddrüse wird derb. Auf den histologischen Nachweis der dabei auftretenden Riesenzellgranulome wird in der Regel verzichtet. Überzeugendes Ansprechen auf Prednisolon.

④ Chronisch-fibröse Thyreoiditis (Riedel). Nach Jahren druckschmerzhaft-entzündlichen Verlaufes eisenharte Struma. Bestätigung bei Operation zur Dekompression und zum Ausschluss eines Karzinoms.

⑤ M. Basedow. Autoantikörper gegen Rezeptoren des Thyreoideastimulierenden Hormons (TSH) regen die Schilddrüse ihrerseits pathologisch an. Auffällig wird neben der mäßigen Struma diffusa häufig der Exophthalmus. Die endokrine Orbitopathie steht in keinem festen Zusammenhang mit der Basedow-Erkrankung und ihrem Ausmaß. Verdeutlicht wird die Protrusio bulbi durch Zurückbleiben des Oberlides hinter der Iris beim Abwärtssehen (Graefe), durch Konvergenzschwäche (Möbius) und seltenen Lidschlag (Stellweg). Die Stoffwechselsteigerung mit erhöhtem Durchblutungsbedarf kommt in Tachykardie und vergrößerter Blutdruckamplitude zum Ausdruck. Feuchtwarme Haut. Feinschlägiger Fingertremor. Ausgeprägte Gewichtsabnahme. Unruhe, Schreckhaftigkeit. Nachweis der TSH-Rezeptor-Antikörper (TRAK)[102]. Methoden zur Kontrolle des Ausmaßes der Hyperthyreose s. S. 166.

❻ Immunthyreoiditis (Hashimoto). Häufigste Thyreoiditisform. Struma lymphomatosa. Fast nur bei Frauen im 4./5. Dezenium. Sehr langsame Entwicklung einer derben, wenig druckschmerzhaften Struma. Kein Fieber. Feinnadelbiopsie (Lymphozyteninfiltrate) entbehrlich. Thyreoglobulin-Antikörper (TAK) und Mikrosomale-Antikörper (MAK) stark vermehrt[102], anti TPO.

❼ Struma nodosa (bei Iodmangel s. u.). Die Knoten erweisen sich im Schilddrüsen-Szintigramm als: *kalt* bei Zysten, Schokoladenzysten oder nicht speicherndem Karzinom. *Warm* bei Adenom. *Heiß* bei toxischem Adenom. Zwischenstufen bei regressiven Adenomen, entzündlichen Prozessen, Überlagerungen und bei Iod speichernden Karzinomen.

❽ Autonomes Adenom. Unabhängig von der zentralen Regulation steigert es im Laufe längerer Zeit seine Hormonproduktion. Regulativ wird die Stimulation des gesunden Schilddrüsengewebes vermindert, bis schließlich die Sekretion des Thyreoidea stimulierenden Hormons (TSH) völlig versiegt. Die weitere Steigerung der Adenomtätigkeit bildet nun eine Hyperthyreose aus: toxisches Adenom. Klärung des Ausmaßes der Hyperthyreose s. u. TSH basal supprimiert, SD-Werte (fT_3, fT_4) erhöht. Selten TRH-Test.

❾ Struma maligna. Aus dem szintigraphischen Befund allein ist der Verdacht nicht zu rechtfertigen. Führend ist die anamnestische und palpatorische Feststellung eines raschen, knotigen, derben, indolenten Wachstums. Die Feinnadelbiopsie dient zur Bestätigung.

⑩ Regulatorische Hyperplasie der Schilddrüse bei Iodmangel, Iodfehlverwertung in der Hormonherstellung und Hormonresistenz in der Körperperipherie. Die euthyreote Struma diffusa kann im Laufe der Zeit übergehen in eine Struma nodosa.

⑪ Akromegalie geht mit einer Splanchnomegalie einher, die sich an der vergrößerten Zunge zeigt und auch eine Schilddrüsenvergrößerung einschließen kann.

⑫ Paraneoplastische Struma durch Entstehung schilddrüsenstimulierender Stoffe.

Hyper- und Hypothyreose

	Hyperthyreose	Hypothyreose
Stoffwechsel	gesteigert	herabgesetzt
Appetit	gesteigert	herabgesetzt
Ventilation	gesteigert	herabgesetzt
Herzschlagfolge	gesteigert, evtl. Vorhofflimmern	herabgesetzt
Schlagvolumen (RR-Amplitude)	gesteigert	herabgesetzt
Schweißbildung	gesteigert	herabgesetzt
Haut	warm, feucht, glatt	kühl, trocken, rau, evtl. Myxödem
Reflexe	lebhaft	verlangsamt
Psychisch	unruhig, schreckhaft	träge
Darmtätigkeit	Durchfallneigung	Obstipation
Körpergewicht	sinkt	steigt
Schilddrüsenhormone fT_4, TT_4, TT_3	vermehrt	vermindert
Primäre Schilddrüsenerkrankung		
- TSH	vermindert	vermehrt
- TRH wirkt auf TSH	nicht	stark erhöhend
Sekundäre Schilddrüsenerkrankung		
- TSH	vermehrt	vermindert
- TRH wirkt auf TSH	nicht	nicht

Ohne Struma kann Hyperthyreose bei M. Basedow oder auch beim autonomen Adenom vorkommen, andererseits die Hypothyreose bei angeborener Schilddrüsenaplasie, bei atrophischer Spätform der Immunthyreoiditis und bei sekundärer (hypophysärer) Hypothyreose.

Sekundäre Hypothyreose wird von weiteren Erscheinungen der Hypophyseninsuffizienz begleitet (pluriglanduläre Insuffizienz).

Beide Schilddrüsenhormone, Thyroxin T_4 und Triiodthyronin T_3, können gemeinsam oder einzeln in ihren Werten verändert sein. Man bestimmt deshalb bevorzugt das freie T_4[98] und das freie T_3, da sonst Unterschiede in Transportkapazität und Bindungsvermögen täuschen können (z. B. bei Einnahme von hormonellen Antikonzeptiva). Das Gesamt-Triiodthyronin TT_3[99] wird davon nicht in gleichem Maße beeinträchtigt. Bei supprimiertem TSH und V. a. Hyperthyreose sollten fT_4 und fT_3 bestimmt werden.

Das neuroendokrine Releasing-Hormon **TRH** und das hypophysäre Thyreoidea-stimulierende Hormon **TSH**[100] bieten diagnostische Einblicke in die gestörten Regelkreise der Schilddrüsenfunktion. Sie unterscheiden zwischen primären Schilddrüsenerkrankungen und sekundären (hypophysären, mesenzephalen).

Thyreoglobulin Tg[101] muss nach erfolgreich verlaufener Radikaloperation und Bestrahlung unter einen Grenzwert sinken.

Halsvenenstauung

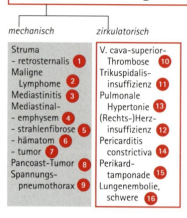

mechanisch

Struma
- retrosternalis ❶
Maligne
  Lymphome ❷
Mediastinitis ❸
Mediastinal-
- emphysem ❹
- strahlenfibrose ❺
- hämatom ❻
- tumor ❼
Pancoast-Tumor ❽
Spannungs-
  pneumothorax ❾

zirkulatorisch

V. cava-superior-
  Thrombose ❿
Trikuspidalis-
  insuffizienz ⓫
Pulmonale
  Hypertonie ⓭
(Rechts-)Herz-
  insuffizienz ⓬
Pericarditis
  constrictiva ⓮
Perikard-
  tamponade ⓯
Lungenembolie,
  schwere ⓰

❶ **Struma retrosternalis.** Röntgen: Schluckbewegliche Verschattung im medialen Teil beider Lungenspitzen. Im Zweifelsfalle szintigraphische Darstellung mit Radioiod. Computertomographie.

❷ **Maligne Lymphome mit mediastinalem Befall.** s. Lymphknotenschwellungen, Tafel S. 290

❸ **Mediastinitis.** Hohes Fieber, Schüttelfrost, septischer Temperaturverlauf, Retrosternalschmerzen, Husten, Schluckbeschwerden, Rekurrensparese, Singultus, Kreislaufzusammenbruch. Zweitkrankheit nach Retropharyngealabszess, Mundboden- und Halsphlegmone, Brustbeinosteomyelitis, Pleuraempyem, Lungenabszess, Perforationen der Luft- oder Speiseröhre, Granatsplittereiterung und am häufigsten nach Thorakotomie. Röntgen. Computertomographie.

❹ **Mediastinalemphysem.** Bei Halsverletzungen, Rippenbrüchen, Perforation von Trachea, Bronchien oder Ösophagus. Druckgefühl in Brust und Hals, besonders beim Schlucken. Zyanose, gedunsene Auftreibung von Gesicht, Hals und Thorax. Auskultatorisch Knisterrasseln synchron mit Puls und Atmung, oft auch an der äußeren Haut tastbar. Röntgen. Computertomographie.

5 **Strahlenfibrose** des Mediastinums nach Bestrahlungstherapie.

6 **Mediastinalhämatom.** Aus einer Verletzung zu erschließen. Symptomatik sinngemäß wie bei Mediastinalemphysem.

7 **Mediastinaltumor.** Entdeckung bei Röntgenuntersuchung als ein in die Lungenfelder hineinragender, runder, scharf begrenzter Schatten. In der Regel Dermoidzysten (vorn) oder Grenzstrangneurinome (hinten). Bei weiterem Wachstum schwere Kreislauf- und Atemstörungen.

8 **Pancoast-Tumor.** Maligne Neubildung in der Lungenspitze (meist Bronchial-Ca), die zu Druckerscheinungen an Hals- und Armgefäßen und auch an den Nerven führt.

9 **Spannungspneumothorax.** Traumatisch oder iatrogen nach Pleurapunktion oder Punktionen von V. subclavia, seltener V. jugularis. Entlastungspunktion.

10 **Vena-cava-superior-Thrombose.** Allmähliche Entwicklung zeigt sich in der Ausbildung von Gesichtsödem und -zyanose sowie am zunehmenden Hervortreten der Hautvenen an der Thoraxwand. Manchmal ist die ursprüngliche Thrombose einer Vena jugularis oder subclavia zu tasten.

11 **Trikuspidalinsuffizienz.** Systolisches Geräusch, Herz röntgenologisch rechtsverbreitert. Stauungserscheinungen im großen Kreislauf. Pulssynchroner Venenpuls an der Jugularis möglich.

12 **Herzinsuffizienz** oder bloße Rechtsherzinsuffizienz mit Stauung im großen Kreislauf.

13 **Pulmonale Hypertonie.** In der Regel bei schwerer Lungenerkrankung, seltener durch primär pulmonale Hypertonie. Im Röntgenbild Pulmonalisbogen und Hilusarterien hervortretend. EKG: Steil- oder Rechtstyp, P-pulmonale spitz erhöht in den Ableitungen II und III. Echokardiographie.

14 **Pericarditis constrictiva.** Anamnestisch Perikarditis möglich. Nach Bestrahlung des Mediastinums. Herz klein durch Schwartenschrumpfung, oft mit Kalkeinlagerungen (Panzerherz). Stauung im großen Kreislauf. Echokardiographie/Computertomographie/Magnetresonanztomographie/Herzkatheter.

15 **Perikardtamponade.** Durch Einflussbehinderung vor dem rechten Herzen. Perikarditis, maligner Perikarderguss, Myokardinfarkt, iatrogene Perforation bei Herzschrittmacher oder ICD-Anlage, Endomyokardbiopsie. Echokardiographie. Perikardiozentese.

16 **Lungenembolie, schwere.** Mit Rechtsherzbelastung und konsekutiver Einflussstauung. D-Dimer[68], Blutgasanalyse, Echokardiographie, Computertomographie.

Gynäkomastie

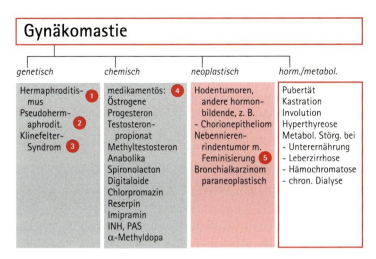

Groborientierung. Alle Ursachen sind durch Anamnese und unmittelbare Untersuchung des Patienten zu erkennen, ausgenommen Bronchial- und Nebennierenrindentumoren. Nötigenfalls Hormonstatus: Östrogen, Progesteron, Choriongonadotropin, Testosteron, 17-Ketosteroide[93].

❶ **Hermaphroditismus,** Zwitter. Zweigeschlechtliche Gonaden. Äußeres Genitale intersexuell.

❷ **Pseudohermaphroditismus,** Scheinzwitter. Unterschiedliche Ursachen z. B. Androgenrezeptorenmangel mit Leistenhoden Vagina ohne Uterus, sog. testikuläre Femin(is/inis)ierung. Andere Formen weisen lediglich eine Hypospadie oder sogar einen Uterus auf.

❸ **Klinefelter-Syndrom.** Bei sonst normalem Genitale Hoden sehr klein, verzögerte Pubertät, manchmal Eunuchoidismus.

4 Medikamente. Östrogene und Gestagene (bei Behandlung von Prostatakarzinom und -hypertrophie) führen regelmäßig zur Gynäkomastie. Typische unerwünschte Wirkung bei der Behandlung mit dem Aldosteronantagonisten Spironolacton. Bei den anderen Präparaten tritt sie gelegentlich als Nebenwirkung auf.

5 Nebennierenrindentumor mit Östrogenproduktion sog. adrenale Femininisierung. Außer Gynäkomastie (z. T. einseitig) Hodenatrophie und Impotenz. Sonographie/Computertomographie/Angiographie.

Raum für handschriftliche Eintragungen

Herzrhythmusstörungen

Ursachen von Herzrhythmusstörungen

genetisch	physikalisch	chemisch	infektiös	allergisch
Kardiomyopathie - hypertrophische - dilatative	Trauma Elektrounfall	Coffein Digitoxin u. a.	Myokarditis - viral - bakt. - Närbchen	Myocarditis - rheumatica - and. Allergene
Arrhythmogene rechtsventrikuläre Kardiomyopathie Long QT-Syndrom Paroxysmale supraventrikuläre Tachykardien (inkl. WPW-Syndrom)		Atropin	Fieberhafte Infektionen	
		Coffein Theophyllin Betasympathomimetika Papaverin Proarrhythmische Wirkung von Klasse I-und Klasse-III-Antiarrhythmika		

zirkulatorisch	hormon./metabol.	nerval/psych.	**Rhythmusstörungen**
Koronarsklerose Herzinfarkt - Narben Hypertensive Herzkrankheit	Kardiomyo- pathie - dilatative	Emotionell	Alle Formen
			Tachykardie

	Hyperthyreose	Emotionale
		Erregung
			vornehmlich
			Tachykardie
			Sinustachy-
			  kardie
			Supraventriku-
			  läre und
			  ventrikuläre
			  Extrasystolie
			Vorhofflimmern
			Ventrikuläre
			  Tachykardie
			Kammer-
			  flimmern

Fortsetzung nächste Seite

Herzrhythmusstörungen (Fortsetzung)

Ursachen von Herzrhythmusstörungen

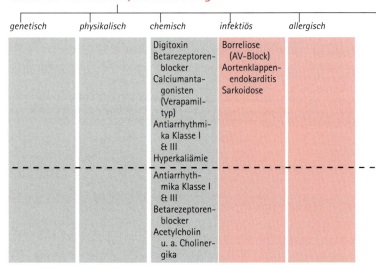

genetisch	physikalisch	chemisch	infektiös	allergisch
		Digitoxin Betarezeptorenblocker Calciumantagonisten (Verapamiltyp) Antiarrhythmika Klasse I & III Hyperkaliämie	Borreliose (AV-Block) Aortenklappenendokarditis Sarkoidose	
		Antiarrhythmika Klasse I & III Betarezeptorenblocker Acetylcholin u. a. Cholinergika		

Ursachen von Herzrhythmusstörungen

Groborientierung. Anamnese: bekanntes Herzrasen? oder erstmals, „on" – „off" Phänomen?, Grunderkrankung (Herzinfarkt früher?), Schwindelgefühl?, aus dem Bauch aufsteigendes Hitzegefühl bei ventrikulärer Tachykardie, Synkopen?

zirkulatorisch	hormon./metabol.	nerval/psych.	**Rhythmusstörungen**

	Hypothyreose	Vagusreizung
		- Hirndruck
		- Karotissinus-
		  -Druck
		- Atempressen
		Schreck, Angst
		„Neuro-
		  kardiogen"
			vornehmlich
			Bradykardie
			a-v-Rhythmus
			Kammer-
			rhythmus
			
			Asystolie

- -

Asystolie

Formen von Herzrhythmusstörungen

Puls und Herzauskultation	Zusätzliche Information im EKG für die gezielte Therapie
Rhythmisch	
Tachykardie (über 100)	■ Sinus- oder Vorhoftachykardie ■ Vorhofflattern/Vorhofflimmern mit rascher Überleitung ■ paroxysmale supraventrikuläre Tachykardie ■ Kammertachykardie
Bradykardie (unter 60)	■ Sinusbradykardie
	■ Vorhofflattern/Vorhofflimmern mit bradykarder Überleitung
	■ AV-Block II und III°
	■ a-v-Ersatzrhythmus (um 45) bei AV-Dissoziation
	■ Kammerersatzrhythmus (um 30) bei AV-Block III°
Paroxysmale Tachykardie	■ supraventrikuläre ■ oder ventrikulare
Arrhythmisch	
Systolenausfall	■ Kompensatorische Pause nach Extrasystole ■ AV-Block II° Typ 1 (Wenckebach); AV-Block II° Typ 2 (Mobitz) ■ Sinusknotenarrest (z. B. bei übererregbarem Karotissinus)
Extrasystolen	■ supraventrikuläre ■ oder ventrikulare
Gehäufte ES	■ monomorph vs. polymorph

Salven von ES	■ supraventrikulär vs. Ventrikulär
Bigeminie	■ häufig bei Herzglykosid-Überdosierung
Respiratorische Arrhythmie	■ beim Einatmen schneller
Absolute Arrhythmie RR ständig wechselnd, Pulsdefizit, Puls tachy-, normo- od. bradykard	■ Vorhofflattern (Vorhoffrequenz 250–350/') ■ oder -flimmern (Vorhoffrequenz >350/') beide mit unregelmäßiger Überleitung
Parasystolie	■ Ein autonomes Reizbildungszentrum und der Sinusknoten interferieren miteinander. Nur EKG erkennbar.
Asystolie	■ Kammerstillstand (bradysystolisch)oder ■ Kammerflattern/-flimmern (tachysystolisch)

Hypertonie

nephrogen

Allgemeinklärung, positivenfalls ob
- Zystenniere ②
- Hydronephrose ③
- Pyelonephritis ④
- Glomerulonephritis ⑤
- Kollagenose d. Niere ⑥
- Niereninfarkt ⑦
- Nierenarterienstenose ⑧
- Nephrosklerose ⑨
- Diabet. Glomerulosklerose ⑩

zirkulatorisch

Bradykardie
Arterio- u. Aortensklerose ⑪
Aorteninsuffizienz ⑫
Aortenisthmusstenose ⑬
Offener Ductus arteriosus ⑭
Arteriovenös. Aneurysma ⑮
Polyzythämie ⑯

hormonell

Medikamente
- Adrenalinderivate
- Corticoide
- Ovulationshemmer
Gestose ⑰
Hyperthyreose ⑱
Cushing-Syndrom ⑲
Primärer Aldosteronismus ⑳
Phäochromozytom ㉑

nerval

Ess. Hypertonie (80 % aller H.) ㉒

Psychogen emotionelle Hypertonie ㉓ Stimulation mit medikam. Hilfe

mit neurolog. Symptomen:
Enzephalitis ㉔
Hirntumor ㉕

Hypertensive Krise = Kritischer Blutdruckanstieg (>230/130 mmHg) ohne Symptome eines akuten Organschadens
Hypertensiver Notfall = Kritischer Blutdruckanstieg mit vitaler Gefährdung durch Organschäden (Enzephalopathie, Linksherzinsuffizienz, Lungenödem, Angina pectoris etc.)

Groborientierung. Die arterielle Hypertonie wird definiert als mehrfach im klinischen Umfeld bzw. in der Praxis durch einen Arzt oder eine Schwester gemessener Blutdruck von >140/90. Die allgemeine Zuweisung zu einer der 4 Gruppen gelingt durch Anamnese, körperliche Untersuchung und folgende Basisdiagnostik: Labor (Blutbild, Kalium, Kreatinin, Blutzucker, Cholesterin, Triglyceride, Harnsäure, ASAT, Gamma-GT, LDH), Urin (Urinstatus), EKG, Oberbauch- und Nierensonographie, Untersuchung des Augenhintergrundes, 24-Stunden-Blutdruckmessung und Echokardiographie. Optional (Nichtansprechen der antihypertensiven Therapie...): Weiterführende Laboruntersuchungen (Calcium, Natrium, Harnstoff, oGTT, Fibrinogen, TSH, 24-Stunden-Sammelurin auf Eiweiß, Glucose, Adrenalin,

Noradrenalin, Cortisol), Röntgenaufnahme des Thorax, Belastungs-EKG, Duplex- und Dopplersonographie von hirnversorgenden Gefäßen, Extremitätenarterien und Nierenarterien.

❶ Nierenerkrankungen, Allgemeinklärung: Urin-Eiweiß, Sediment, Serumkreatinin[63, 83, 84]. Bei normalem Ausfall sind Nierenerkrankungen weitgehend ausgeschlossen. Positivenfalls Eiweiß quantitativ[83]. Vermehrte Sedimentbestandteile quantitativ[85, 86], pathologischenfalls Kreatinin-Clearance[88]. Bei erhöhtem Kreatinin auch Harnstoff und Harnsäure prüfen[63–65], falls diese vermehrt, auch das Konzentrationsvermögen[87]. Bei allen pathologischen Befunden auch morphologische Klärung durch Sonographie, Computertomographie, (selten: Röntgen: i. v. Urographie), Isotopennephrographie und evtl. -szintigraphie.

❷ Zystenniere. Missbildung, selbst stumm, disponiert zu Pyelonephritis[84–86] mit ihren Folgeschäden einschl. Hypertonie. Stellt sich dar bei Sonographie/Röntgen: i. v. Urographie (selten), Renovasographie.

❸ Hydronephrose. Einseitig. Ureterverschluss durch Stein, Tumor, Abknickung (Ren mobilis). Druck- und Krankheitsgefühl, Übelkeit, Brechreiz, Kolik. Blutdruckanstieg. Prallelastischer Tumor kann palpabel werden. Durch Druckatrophie funktionslose Sackniere. Sonographie/CT/Isotopennephrogramm/(Röntgen: i. v. Pyelographie).

❹ Pyelonephritis. Akut bis chronisch: Heftiger bis fehlender Schmerz in (einer) Nierenregion, bzw. Druckschmerz. Hohes bis fehlendes Fieber. Leukozytenzylinder im Urin beweisend, aber nicht häufig[84]; meist Leukozyturie und Bakteriurie, oft Erythrozyturie[84–86]. Bei chronischem Verlauf meist Eiweiß positiv. Blutsenkung beschleunigt. Bei akuter Form Leukozytose, Krankheit verläuft in Schüben. Sonographie. Außerhalb einer akuten Entzündung evtl. i. v. Urographie; sie zeigt begünstigende Missbildungen, überwiegend auch sekundäre Veränderungen an Nierenbecken, -kelchen und -papillen. Auf Einschränkung der Nierenfunktion weist zuerst eine Kreatinin-Erhöhung[63]; typisch ist die verminderte Konzentrationsfähigkeit der Nieren[87]. Seitendifferenz im Isotopennephrogramm. Oft Hypertonie.

5 **Glomerulonephritis.** Blutdrucksteigerung mit Albuminurie und Erythrozyturie/Hämaturie[83–85]. Bei der *akuten* Form auch Oligurie, Ödeme und beiderseitige Nierenschmerzen; bei der *chronischen* manchmal Ödeme, dann auch mit nephrotischem Syndrom, d. h. großer Proteinurie (>3 g tgl.). Hypoproteinämie[46], Hypalbuminämie[47], Retention harnpflichtiger Stoffe[63–65]. Der akuten Form geht ein Streptokokkeninfekt um 1–3 Wochen voraus[103]. Die chronische Form entwickelt sich nur selten aus der akuten, beginnt meist schleichend und ist progredient. Nierenbiopsie.

6 **Kollagenose der Nieren:** *Lupus erythematodes* mit Glomerulonephritis bzw. nephrotischem Syndrom. Fieber, Schmetterlingserythem, Gelenkbeschwerden, andere Organmanifestationen. Anämie, Leukopenie, Rheumafaktoren[104], antinukleäre Faktoren[105].
Panarteriitis nodosa mit Glomerulonephritis. bzw. Nephrosklerose. Fieber, Leukozytose, multiple Organmanifestationen. Muskelbiopsie.
Purpura rheumatica mit Glomerulonephritis. Fieber, Purpura, Gelenkbeschwerden, andere Organmanifestationen. Antistreptolysintiter erhöht[103].
Wegener'sche Granulomatose mit Glomerulonephritis, Fieber, Rhinitis, Hämoptoe, Lungengranulose, anderen Organmanifestationen. Nierenbiopsie. Autoantikörper.
Progressive Sklerose mit Nephrosklerose. Schleichend, Raynaud-Syndrom, Sklerodaktylie, Sklerodermie, multiple Organmanifestationen. Antinukleäre Faktoren[105]. Biopsie.

7 **Niereninfarkt.** Plötzlich einseitig Lokalschmerz. Oligurie, Proteinurie, oft Hämaturie[83–85]. Blutdruckanstieg. Nachfolgend Fieber und Leukozytose.

8 **Nierenarterienstenose.** Ein- oder doppelseitig, durch Dysplasie, Arteriosklerose, toxische, entzündliche, allergische Vaskulitiden mit Thrombose, Embolie, Tumorkompression. – Meist Proteinurie, Erythrozyturie. Duplex- und Dopplersonographie Methode der Wahl, Bestätigung evtl. durch MR-Angiographie oder konventionelle Angiographie, verzögerten Zu- und Abfluss zeigt die Isotopennephrographie.

❾ Nephrosklerose. In Wechselwirkung mit maligner Hypertonie; Ausgang der Pyelonephritis, Glomerulonephritis, Gichtniere und Nierenamyloidose. Augenhintergrund: Retinopathia angiospastica. Filtration und Konzentrationsfähigkeit der Niere sinkt[87, 88]. Anstieg harnpflichtiger Substanzen[63-65], Urämie. Im Urin können Eiweiß, Zylinder, Erythrozyten und Leukozyten vermehrt sein[83-85].

❿ Diabetische Glomerulosklerose (Kimmelstiel-Wilson). Nach vieljährigem Diabetesverlauf kann es zum Symptombild der Nephrosklerose kommen.

⓫ Aortensklerose. Bei erstarrender Aorta mit schwindender Energiespeicherfunktion kommt es systolisch-diastolisch zu brüskem Blutdruckanstieg und -abfall mit vergrößerter Amplitude. Eine palpable Gefäßsklerose spricht nur mit Wahrscheinlichkeit für eine Aortensklerose. Röntgen: Aorta verbreitert, verlängert, geschlängelt, mit vorspringendem Aortenkopf und darin wandständiger Kalksichel.

⓬ Aorteninsuffizienz. Durch Pendelblut vergrößerte Blutdruckamplitude mit sichtbarem Karotiden- und Kapillarpuls. Herz linksverbreitert, Spitzenstoß nach links unten verlagert und hebend. Diastolisches Decrescendogeräusch. Echokardiographie.

⓭ Aortenisthmusstenose. Ununterbrochenes, pulssynchron an- und abschwellendes Geräusch in Höhe des Sternalwinkels, auch vom Rücken her auskultierbar. Hoher Blutdruck in der oberen, niedriger in der unteren Körperhälfte (Blutdruckmessung am Bein). Röntgen: Rippenusuren zeigen den Umgehungskreislauf über die Interkostalarterien an. Computertomographie mit Rekonstruktion. Angiographie mit Hämodynamik.

⓮ Offener Ductus arteriosus Botalli. Große Blutdruckamplitude durch ein zusätzliches Blutvolumen, das nur dem kleinen Kreislauf zugeführt wird. Ununterbrochenes, pulssynchron an- und abschwellendes Geräusch in Höhe des Sternalwinkels, auch vom Rücken her auskultierbar. Herz linksverbreitert, Spitzenstoß nach links unten verlagert und hebend. Röntgen: Pulmonalbogen erweitert und vorspringend, wie auch der Aortenknopf kräftig pulsierend, tanzende Hili, vermehrte Lungenzeichnung, der erweiterte linke Vorhof füllt die Herztaille aus und engt den Retrokardialraum ein. Echokardiographie. Präoperativ/präinterventionell Aortographie und Herzkatheter mit Oxymetrie.

[15] Arterio-venöses Aneurysma. Irgendwo zwischen größeren Gefäßen, verlangt vom Herzen den zusätzlichen Transport eines ungenutzten Blutvolumens. Vergrößerte Blutdruckamplitude. Das örtlich auskultierbare, oft palpable Schwirren setzt sich in die erweiterten Venen fort.

[16] Polycythaemia rubra vera. Gesicht und Schleimhäute dunkelrot. Kopfdruck, Schwindel, Ohrensausen. Meist Milz groß und fest, häufig auch Leber vergrößert. Oft Hypertonie. Neigung zu Thrombosen. Vor allem Erythrozytenzahl erhöht[13], aber auch Leuko- und Thrombozytose[9, 12]. Blutsenkung stark verzögert.

[17] Gestose. Schwangerschaftstoxikose mit Hypertonie, Ödemen und Proteinurie.

[18] Hyperthyreose. Große Blutdruckamplitude und Tachykardie als Zeichen erhöhter Kreislaufleistung bei Stoffwechselsteigerung. Struma; bei M. Basedow: Exophthalmus, Zurückbleiben des Oberlides beim Abwärtsblicken (Gräfe), Konvergenzschwäche (Möbius); feinschlägiger Fingertremor. Erregbarkeit, Gewichtsabnahme, Diarrhoe. Labor[97-100].

[19] Cushing-Syndrom. Vollmondgesicht, Stammfettsucht, Striae rubrae, Hypertonie, Amenorrhoe bzw. Impotenz, Ermüdbarkeit, Osteoporose. Hyperglykämie häufig[61], oft Elektrolytverschiebungen[33-35] und Alkalose[28-30], manchmal Polyzythämie[1-3], 17-Ketosteroidausscheidung vermehrt[93]. – Durch meist basophiles Hypophysenvorderlappenadenom (grobe Sofortprüfung einer bitemporalen Gesichtsfeldeinengung, Röntgen: Sella) mit beidseitiger Nebennierenrindenhyperplasie; NNR-Adenom, NNR-Karzinom (Computertomographie/ Sonographie/ Angiographie), andersartige Tumoren mit paraneoplastischer Produktion von Stoffen ACTH-ähnlicher Wirkung; Corticoidtherapie. Cortisoltagesprofil, Cortisol im 24-Stunden-Sammelurin, Dexamethasonhemmtest, CRH-Test.

20 **Primärer Aldosteronismus,** Conn-Syndrom. Hypertonie und Hypokaliämie[35]. Muskelschwäche, Parästhesien, Tetanie, Kopfschmerzen. Polyurie, Nykturie, Hyposthenurie[87], metabolische Alkalose[28-30] Verursacht durch meist einseitiges Nebennierenadenom mit erhöhter Produktion von Aldosteron[91]; Natrium-Retention[33] zu ungunsten von Kalium und Magnesium[35-38]. Labor: Aldosteronbestimmung. Computertomographie/Sonographie/Angiographie.

21 **Phäochromozytom.** Vom Nebennierenmark ausgehende Geschwulst. Blutdruckkrisen oder Dauerhochdruck. Bei Anfällen plötzliche Schwäche, Blässe, Schweißausbruch, Herzklopfen, sympathikoton weite Pupillen, Kopfschmerzen, Blutdruck exzessiv erhöht. Minuten bis Stunden; dabei Hyperglykämie. Regitin-Test (10 mg i. v.): Blutdruckabfall. Der bemühte Versuch, den Tumor evtl. zu palpieren, kann einen Anfall hoher Adrenalinausschüttung provozieren (Massagetest). Bestimmung von Adrenalin und Noradrenalin im 24-Stunden-Sammelurin und des Metaboliten-Vanillinmandelsäure[94]. Zur Darstellung des Tumors Computertomographie/Magnetresonanztomographie/Sonographie.

22 **Essenzielle Hypertonie.** Ausschlussdiagnose, s. o. unter Groborientierung. Erbliche Fehlregulation mit überhöhtem und verlängertem Blutdruckanstieg schon auf normale Lebensanforderungen; unter Gefäßveränderungen zunehmende Fixierung.

23 **Emotionelle Hypertonie.** Eine psychogene Blutdrucksteigerung vor der Untersuchung zeigt Normalisierungstendenz bei einer zweiten Messung nachher („Weißkittelhypertonie"). Emotionelle Gründe, die unabhängig davon bestehen, können anhaltendere Blutdruckerhöhungen bewirken; zeitliche Zusammenhänge ergeben sich aus der biografischen Anamnese. Bei normalen Regulationen treten solche Erscheinungen nur aus massiveren Anlässen auf als bei labiler essenzieller Hypertonie.

24 Enzephalitis. Parainfektiös, Kopfschmerz, Schwindel, Erbrechen, Bewusstseinstrübung, Krampfanfälle, Extremitätenlähmungen. Bulbäre Symptome, manchmal Hypertonie. Im Liquor Zellzahl und Eiweiß erhöht[110, 111].

25 Hirntumor, Hirnmetastase. Zunehmende Hirndruckzeichen (Kopfschmerz, Schwindel, Erbrechen, Puls labil, Stauungspapille). Hirnnervenstörungen, gelegentlich auch Hypertonie. Jackson-Epilepsie. Psychische Abstumpfung. Erhöhter Liquordruck[109]. Computertomographie/ Magnetresonanztomographie/Angiographie.

Raum für handschriftliche Eintragungen

Hypotonie, Kollaps, Schock

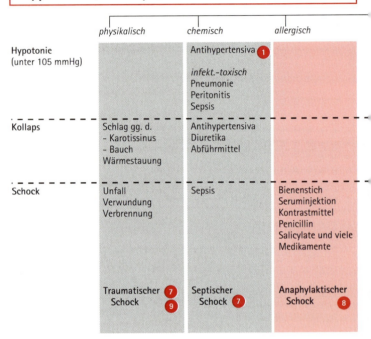

Hypotonie

Groborientierung. Hypotonie ohne Kopfschmerz, Schwindel, Kollapsneigung ist nicht als Krankheitszustand anzusehen, wenn die unmittelbare Krankenuntersuchung keine Hinweise auf toxische, hormonelle, kardiale oder neuropathologische Ursachen ergibt.

❶ **Intoxikation** durch CO oder Pilze, als Nebenwirkung verschiedener Medikamente (z. B. Phenothiazine) oder bei Überdosierung blutdrucksenkender Mittel.

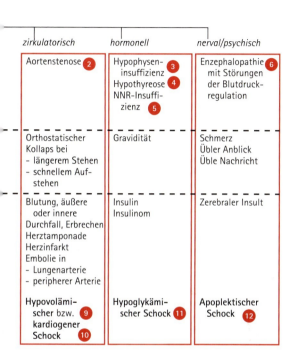

2 Aortenstenose. Ein hoher Blutdruck schließt eine hochgradige Aortenstenose jedoch nicht aus! Herz linksverbreitert, hebender Spitzenstoß, systolisches Geräusch über der Aorta, fortgeleitet in die Karotiden. Kleine Blutdruckamplitude. Röntgen: Aortenkonfiguration des Herzens (Schuhform). Echokardiographie.

3 Hypophyseninsuffizienz, Simmond'sche Krankheit. Pluriglanduläre Insuffizienz. Amenorrhoe bzw. Hodenatrophie und Impotenz, Scham- und Barthaarverlust. Geistige und körperliche Trägheit. Bradykardie. Haut blass und trocken. Hypotonie, Hypoglykämie,

Adynamie. Ursache ist ein Hypophysentumor (Röntgen der Sella), Hypophysektomie oder ischämische Hypophysennekrose (Letztere nach einer Geburt wird als Sheehan-Syndrom bezeichnet).

④ **Hypothyreose**, Myxödem. Geistige und körperliche Trägheit. Bradykardie, Haarausfall. Haut blass, trocken, evtl. durch Mukopolysaccharideinlagerung myxödematös (keine Dellenbildung auf Druck). Die Schilddrüsenhormone sind vermindert, bei sekundärer Hypothyreose auch TSH, sonst aber erhöht[97–100].

⑤ **Nebennierenrindeninsuffizienz**, M. Addison. Erbrechen, Durchfälle, Hypotonie, Adynamie, Ohnmachtsneigung. Braune Pigmentierung besonders von Gesicht, Nacken, Gürtellinie, Genitale, Axilla, Handlinien und fleckenhaft auch der Mundschleimhaut. 11-Hydroxycorticosteroide vermindert[92]. ACTH-Stimulationstest negativ. Ursachenfahndung nach toxischen Noxen, infektiösen (Tbc.), Metastasierungen, hämorrhagischer Diathese, Amyloidose. Sonographie/Computertomographie.

⑥ **Enzephalopathie** mit Störung der Blutdruckregulation. Im Stehversuch absinkende Blutdruckwerte. Die Regulationsschwäche wird auch ohne enzephalitische, ischämische oder andere Hirnschäden beobachtet, vor allem bei hoch gewachsenen Asthenikern.

Kollaps

Schlag in den Bauch oder gegen den Karotissinus. Überdosierung blutdrucksenkender Arzneimittel. Orthostatischer Kollaps bei schnellem Aufrichten oder längerem Stehen. Vegetative Labilität bei Gravidität, Schmerz, Schrecken erregenden Eindrücken oder Nachrichten.

Oft durch Kombination disponierender Faktoren wie Hypotonie, asthenischer Habitus, langes Stehen und verminderte Wärmeabgabe bei Schwüle.

Schock

Zu den Kollapssymptomen Blässe, Tachykardie, Hypotonie und Adynamie kommen die Zeichen mangelhafter Gewebsdurchblutung: Azidose[28-30], Oligurie (unter 30 ml/h durch Blasenverweilkatheter), Retention von Kreatinin und and.[63-65], Elektrolytstörungen[33-38]. Alarmsignale sind Überkreuzung der Zahl des Pulses mit der des systolischen Blutdrucks ("Schockindex"), kalter Schweiß, träge Pupillenreaktion und Bewusstseinstrübung.

❼ Vom **traumatischen Schock** (letztlich dann immer hypovolämischer Schock bei Blutverlust oder Verbrennung) unterscheidet sich der **septische Schock** dadurch, dass die Haut des Fiebernden zunächst noch gerötet bleibt und die metabolische Azidose durch eine respiratorische Alkalose verdeckt wird. Dadurch wird dieser Schockzustand im Rahmen des schweren Krankheitsbildes zu leicht übersehen.

❽ **Anaphylaktischer Schock.** Gewöhnlich gleichzeitig andere allergische Erscheinungen wie urtikarielles Exanthem, Quincke-Ödem, Glottisödem, Asthmaanfall.

❾ **Hypovolämischer Schock.** Das Ausmaß einer inneren Blutung kommt während des Schockzustandes noch nicht durch Hämoglobin und Hämatokrit zum Ausdruck, da diese Werte sich erst durch Einstrom von Gewebswasser in den Kreislauf ändern, wenn der Patient den Schock überlebt hat. Zentraler Venendruck.

❿ **Kardiogener Schock.** Durch ein Versagen des linken Ventrikels bei Myokardinfarkt, Myokarditis, end-stage dilatativer Kardiomyopathie, Endokarditis mit Klappenzerstörung, Kammertachykardie, Lungenembolie, Perikardtamponade.

⓫ **Hypoglykämischer Schock** bei Insulinbehandlung oder Insulinom.

⓬ **Apoplektischer Schock** nach zerebralem Insult.

Heiserkeit

Kehlkopf, Stimmbänder

genetisch	physikalisch	chemisch	infektiös	immunologisch
Asymmetrie Laryngozele ① Diaphragma ②	Trauma Fremdkörper	inn. Insektenstich Verätzung (besonders durch Gase, Kampfstoff)	Laryngitis ③ acuta – chronica ④ – – m. Stimmbandknötchen – diphtherica ⑤ – tuberculosa ⑥ – actinomycotica ⑦ *Übergreifen bei* Peritonsillarabszess	Arthritis cricoarytaenoidea bei ⑧ – Rheumatoidarthritis

neoplastisch	metabolisch	nerval
Fibrom (Polyp) Papillom Karzinom	Arthritis crico-arythenoidea bei – Gicht ⑨	*Stimmband-lähmung* **Rekurrens-** ⑩ lähmung bei – Strumadruck retrosternal – Struma-operation – Ösophagus-divertikel ⑪ – Ösophagus-karzinom ⑫ – Aorten-aneurysma ⑬ – Intoxikationen – Infektionen – Bulbär-paralyse ⑭ – Multiple Sklerose ⑮ Muskel-schwäche als – Internus-schwäche ⑯ – Transversus-schwäche ⑰ durch – Anlage-schwäche – chron. Laryn-gitis – – berufl. Überbean-spruchung *Stimmritzen-krampf* bei Spasmophilie ⑱ *psychogene* Aphonie ⑲

Groborientierung. Jede anhaltende Heiserkeit bedarf der Laryngoskopie. Die Klärung des Lokalbefundes lässt verschiedentlich Fragen nach der Grundkrankheit offen. Hierfür folgen Hinweise, während der laryngoskopische Befund allenfalls schlagwortartig angedeutet wird.

❶ Laryngozele. Bei ventilartigem Verschluss des Ventrikeleingangs zwischen Taschenband und Stimmband: Luftgeschwulst bis Blähhals.

❷ Diaphragma. Unvollständige Membran zwischen den Stimmbändern.

❸ Laryngitis acuta. Meist im Zusammenhang mit einem Infekt der oberen Luftwege.

❹ Laryngitis chronica. Bei Rednern, Sängern, Staubarbeit, Rauchern, Alkoholikern, chronischer Infektion der Luftwege (z. B. chron. Nebenhöhlenentzündung). Laryngoskopisch hypertrophische und atrophische Formen der Entzündung. Stecknadelkopfgroße *Knötchen* am Stimmband können den Stimmritzenschluss beeinträchtigen. Laryngitis posterior bei chronischem nächtlichem Magensäurereflux.

❺ Laryngitis diphtherica. Festhaftende weißliche Beläge auch an den Stimmlippen, ihre auffällige Lokalisation an Tonsillen und Zäpfchen kann dabei fehlen. Fieber mäßig. Gaumensegellähmung, Akkommodationslähmung, Myokardschädigung und Erregernachweis (Rachenabstrich, Kultur) liegen beim sofort erforderlichen Therapiebeginn noch nicht vor. Sonst Entwicklung stärksten Stridors, Krupp, mit Erstickungsgefahr.

❻ Laryngitis tuberculosa. Ulzera mit unterminierten Rändern. Bei Lungentuberkulose und Abwehrschwäche. Röntgen-Thorax. Erregernachweis-Kultur und PCR (s. S. 37).

❼ Laryngitis actinomycotica. Übergreifen der Actinomykose auf die Stimmbänder nur durch Nachweis von Drusen im irgendwo entnehmbaren Eiter zu sichern.

⑧ Arthritis cricoarytaenoidea. Im Rahmen einer Polyarthritis. Rötung und Schwellung der Aryknorpelgegend, mechanische Behinderung der Stimmbandbewegung. *Akut* bei *rheumatischem Fieber:* Polyarthritis der großen Gelenke, Herzbeteiligung, erhöhter Antistreptolysintiter[103]. *Chronisch* bei *Rheumatoidarthritis:* meist schleichender Beginn der Polyarthritis an kleinen (Finger-) Gelenken, symmetrisch; Rheumafaktoren[104]. Chronische Form auch bei *Gicht:* Polyartikuläre Beschwerden, Tophi etwa an der Ohrmuschel.

⑨ Gicht. Anfallsweise Gelenkschmerzen mit Fieber und bleibende Gelenkschäden; gelegentlich mit Beteiligung der Articulationes cricoarytaenoidei. Tophi, meist am Ohrknorpel; ihre Punktion erbringt Natriumurat-Kristalle mit positiver Murexidprobe; Harnsäure erhöht[65].

⑩ Rekurrenslähmung. Bei einseitiger Rekurrenslähmung erreicht die gesunde Stimmlippe durch Überschreiten der Mittellinie noch eine klangarme bis aphonische Stimme. Bei doppelseitiger Rekurrenslähmung besteht völlige Aphonie. – Der vor der Subclavia und Aorta gelegene Vagus gibt rechts den unter der Subclavia, links den unter der Aorta hindurch zum Kehlkopf rekurrierenden Nerven ab.

⑪ Ösophagusdivertikel. Die hier in Betracht kommenden, am Übergang vom Pharynx zum Ösophagus dorsal sich ausbildenden Pulsionsdivertikel machen zuerst Schluckbeschwerden. Röntgen: Kontrastbreidarstellung/Computertomographie.

⑫ Ösophaguskarzinom. Hinabwürgen der Speisen, Wundgefühl. Aus dem oberhalb erweiterten Ösophagus explosionsartiges, sog. ösophageales Erbrechen. Röntgen mit Kontrastbreischluck/Ösophagoskopie mit Biopsie.

⑬ Aortenaneurysma. Schädigt den linksseitigen Rekurrens. Röntgen-Thorax, Computertomographie, Syphilisreaktionen prüfen.

14 Bulbärparalyse. Lähmung der Lippen-, Zungen-, Kau- und Schluckbewegungen. Ursachen: supranukleäres Pseudobulbärsyndrom, apoplektische Bulbärparalyse bei zerebrovaskulärer Insuffizienz, progressive Bulbärparalyse, spinale progressive Muskelatrophie, myatrophische Lateralsklerose, aufsteigende Myelitis, Polyradikulitis oder Polyneuritis (Landry'sche Paralyse), muskuläres Pseudobulbärsyndrom (s. Tafel S. 88/89, Lähmungen).

15 Multiple Sklerose. Intentionstremor, Nystagmus, Pyramidenzeichen, spastische Lähmungen, skandierende Sprache, Schluckstörungen, sensorische Störungen.

16 Internusschwäche, Schwäche des M. vocalis, Stimmbandmuskel.

17 Transversusschwäche. Der Muskel verbindet die beiden Aryknorpel und verengt ebenfalls die Stimmritze.

18 Spasmophilie. Stimmritzenkrämpfe bei Kindern mit vorübergehendem Atemstillstand und juchzenden Inspirationen; Mundwinkelzucken bei Beklopfen des Fazialis oberhalb des Kieferwinkels, Pfötchenstellung bei Druck auf den N. medianus (Trousseau); evtl. auch tetanische Anfälle. Calcium erniedrigt[36].

19 Psychogene Aphonie. Versagen der Stimme, weiche Knie und allgemeiner Muskeltonusverlust bei überraschender Angst. Aggraviert, simuliert oder autosuggestiv fixiert als Ausdruck der Schonungsbedürftigkeit. Im letzten Fall nicht mehr willensabhängig. Laryngoskopisch freie Stimmbandbeweglichkeit, nur mangelhafte Annäherung bei Phonation. Reflektorisches Husten, Lachen, Weinen, jedoch klangvoll. Im narkotischen Rausch klangvolle Sprache (Enthemmungsdiagnostik).

Raum für handschriftliche Eintragungen

Husten und Auswurf

Husten

Unspezifischer Reinigungsreflex bei exo- und endogenen Reizen der Atemwege. Husten *ohne ersichtliche Ursache* bedarf nach 3-wöchigem Bestehen einer Röntgenkontrolle zum Ausschluss von Bronchialkarzinom und Tuberkulose.

Hinweise aus der Art des Hustens:
Hüsteln pharyngeal oder psychisch bedingt
Heiserer Husten laryngitisch
Durch Atemzug ausgelöster, unproduktiver, möglichst unterdrückter Husten: Tracheitis sicca (Anfangsphase)
Bitonaler Husten bei Bronchuseinengung durch Hilusprozess
Husten bei hörbar verlängerter Exspiration: Emphysem
Lang bemühter Husten zur Sekretentfernung: Emphysem, Asthma, Bronchiektasen
Aus Lufthunger unterdrückter Husten bei Lungenstauung, -ödem, ausgedehnter Pneumonie
Schmerzgehemmter Husten bei Pleuritis
Stakkatohusten mit Unterbrechung durch hörbar ziehende *Inspirationen:* Pertussis.

Der Keuchhusten wird bei späteren andersartigen Erkältungen der Kinder oft bedingt-reflektorisch wieder nachgeahmt.

Andere Hinweise sind zu unspezifisch (nächtlicher Husten bei Asthma cardiale, morgendlicher Husten bei Rauchern, paroxysmaler Husten bei Grippe u. Ä.). *Produktiver* Husten s. Auswurf.

Auswurf

Schaumig bei Lungenödem
Schleimig bei Bronchitis
Zähschleimig bei Asthma
Gelb-eitrig bei bakteriellen Prozessen
Grün bei Pseudomonas-Infektion
Rötlich bei kleinen Blutungen
Himbeergelee bei Karzinom, Tbc., Pneumonie
Blutig siehe Hämoptoe, Tafel S. 253
Rostbraun bei Lobärpneumonie während der roten Anschoppung und roten Hepatisation
Bräunlich nach Lungenbluten und bei Stauungslunge
Schwarz durch Kohlenstaub, Ruß
Mehrschichtig setzen sich größere Sputummengen im Standglas ab:
- Schaum
- Schleim
- Eiter
- Zell- u. Gewebsdetritus

Sie bilden je nach Zusammensetzung meist 2, ausnahmsweise 4 Schichten. Quellen großer Sputummengen: eitrige Bronchitis, Bronchiektasen, Lungenabszess, - gangrän, - kavernen, käsige Pneumonie, Tumorzerfall. Bei Bronchiektasen bildet das Sputum überwiegend 2 Schichten, häufig 3 (Schaum, Schleim, Eiter), selten 4.

Sputumdiagnostik *mikroskopisch* (Gram-Färbung). *Bakteriologischer* Erreger- und Resistenznachweis nur bei nosokomialen Pneumonien; Materialgewinnung mit flexiblem Bronchoskop durch bronchoalveoläre Lavage (BAL) oder verdeckte Bürste.

Dyspnoe

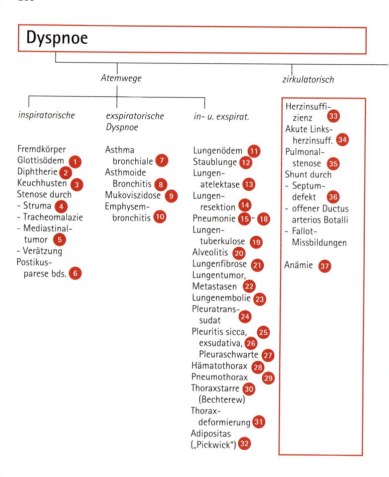

Atemwege

inspiratorische

Fremdkörper
Glottisödem ①
Diphtherie ②
Keuchhusten ③
Stenose durch
- Struma ④
- Tracheomalazie
- Mediastinaltumor ⑤
- Verätzung
Postikusparese bds. ⑥

exspiratorische Dyspnoe

Asthma bronchiale ⑦
Asthmoide Bronchitis ⑧
Mukoviszidose ⑨
Emphysembronchitis ⑩

in- u. exspirat.

Lungenödem ⑪
Staublunge ⑫
Lungenatelektase ⑬
Lungenresektion ⑭
Pneumonie ⑮–⑱
Lungentuberkulose ⑲
Alveolitis ⑳
Lungenfibrose ㉑
Lungentumor, Metastasen ㉒
Lungenembolie ㉓
Pleuratranssudat ㉔
Pleuritis sicca ㉕, exsudativa, ㉖
Pleuraschwarte ㉗
Hämatothorax ㉘
Pneumothorax ㉙
Thoraxstarre ㉚ (Bechterew)
Thoraxdeformierung ㉛
Adipositas („Pickwick") ㉜

zirkulatorisch

Herzinsuffizienz ㉝
Akute Linksherzinsuff. ㉞
Pulmonalstenose ㉟
Shunt durch
- Septumdefekt ㊱
- offener Ductus arteriosus Botalli
- Fallot-Missbildungen

Anämie ㊲

Groborientierung. Nach Abtrennen der fieberhaften D. (Pneumonie einschl. Tbc., Pleuritis) Eingruppierung nach Atemtyp: Inspiratorische, exspiratorische Dyspnoe, flache Atmung oder Atemrhythmusstörungen (die beiden Letzten nerval). Objektivierbar im Ausmaß durch Spiro-

nerval

Flache Atmung bei	Pathologische Atemtypen	
- Schmerz (Rippenfraktur, Pleuritis sicca)	- vertieft: *Kussmaul'sche Atmung*	- Traumen - Intoxikation (z. B. Methanol) - Enzephalitis (42)
- Lähmung von Atemmuskeln (Myasthenia gravis, (38) Polyneuritis, (39) Poliomyelitis, (40) Paralyse) (41)	- *an- und abschwellend: Cheyne-Stokes' sche Atmung*	- Hirntumor, Hirnmetastasen (43) - Apoplexie (44) - Coma (45) diabeticum, uraemicum
- Lähmung des Atemzentrums (Opiate, Barbiturate)	- *abwechselnd tief und flach: Periodische Atmung*	*Psychogen:* (46) Atmung arrhythmisch mit Amplitudenschwankungen bis zu Seufzern
	- *Atmung mit apnoischen Pausen* - *mit langen Pausen: Biot'sche und Schnappatmung*	
	sind Zeichen schwerer Hirnschädigung durch	

graphie[69] oder nur exspiratorisch durch Peak-Flow-Meter. Die verbleibenden vom Atemtyp her unauffälligen zunächst grob einteilen in Kreislauf- und Pulmonal-auffällige! Die letztere, größte Untergruppe gestattet viele Anhiebsdiagnosen (Lungenödem, Lungenresektion,

Pleuraergüsse, Pneumothorax, Thoraxdeformierung, Bechterew-Starrethorax, Pickwicker, nahezu sicher auch Lungenembolie). Ein Rest ist durch Röntgenbefunde zu klären, z. T. aber erst durch Lungenfunktionsuntersuchungen (Lungenfibrose) und bei allerseits normalen Befunden durch Alveolar- und Blutgasanalyse[70] (Alveolitis).

Inspiratorische Dyspnoe

❶ Glottisödem. Inspiratorische Dyspnoe bis zur Erstickungsgefahr. Laryngoskopie bestätigt den meist schon zu vermutenden Befund. Ursachen: Ätzgase, Insektenstich, übergreifende Entzündungen, z. B. paratonsillärer Abszess, allergische Reaktion bei Urtikaria, Urticaria gigantea Quincke, Serumkrankheit, anaphylaktischem Schock.

❷ Diphtherie. Bei maligner Diphtherie mit weißen, festhaftenden Membranen an Tonsillen und Uvula sowie toxischen Schädigungen der Halsregion, Pharynxödem, Schwellung der regionären Lymphknoten und ihrer Umgebung (Cäsarenhals) auch Dyspnoe. Fieber. Erregernachweis (Rachenabstrich, Kultur) erbringt nur nachträgliche Bestätigung.

❸ Keuchhusten. Besonders bei Kindern. Anfangs nur katarrhalischer Infekt mit Husten. Dann Einsetzen von Hustenanfällen, die immer wieder von ziehenden, tönenden Inspirationen unterbrochen werden. Dabei blaurote Gesichtsverfärbung, Augentränen, Schweißausbruch. Kein Fieber. Hohe Leuko- und Lymphozytose[9].

❹ Struma. Als Druckerscheinungen neben Dyspnoe Halsvenenstauung, Schluckbeschwerden, Horner'sche Trias (Enophthalmus, Miosis, Ptosis). Retrosternale Strumaanteile zeigen bei Röntgendurchleuchtung meist noch Schluckbeweglichkeit, im Zweifelsfall Szintigraphie. Röntgenologisch stellt sich auch die Einengung der Trachea dar, im Extremfall säbelscheidenartig nach Knorpelatrophie **(Tracheomalazie)** mit Gefahr des Verschlusses bei Inspirations-Unterdruck.

⑤ Mediastinaltumor. Als Druckerscheinungen neben Dyspnoe, Heiserkeit (Rekurrensparese), Husten, venöse Einflussstauung mit Zyanose, Schluckstörungen, Singultus, Horner'sche Trias, Interkostalneuralgie. Bei vergrößerten Lymphknoten, regionär oder generalisiert, Probeexstirpation. Röntgen-Thorax: Mediastinalverbreiterung, Verdrängung und Einengung der Trachea und des Ösophagus (Breischluck), Computertomographie, Mediastinoskopie mit Biopsie.
– Als Ursache: gutartige Tumoren und Zysten verschiedener Herkunft, rundlich, glatt begrenzt, nur Druckwirkungen. Ektopische Strumen durch Szintigraphie identifizierbar. Sarkom, Karzinom (Metastasen) verschiedener Herkunft, metastasierend vor allem in die regionären Lymphknoten, Blutsenkungserhöhung, Gewichtsverlust. M. Hodgkin und maligne Lymphome mit generalisierter Lymphknoten- und Milzschwellung. Mediastinalphlegmone mit septischen Temperaturen und Leukozytose.

⑥ Postikusparese. Die Rekurrensparese beginnt mit diesem Anteil, der das gelähmte Stimmband in Mittellinienstellung bringt. Bei plötzlich doppelseitigem Eintritt hochgradiger Stridor mit Erstickungsgefahr.
– Aus dem vor der Aorta verlaufenden Vagus kommend läuft der Rekurrens unter dem Aortenbogen bzw. rechts unter der A. subclavia rück- und aufwärts zum Kehlkopf. Gleichzeitig doppelseitige Schädigung kommt seltener durch Druck als vielmehr durch toxische, infektiöse Einflüsse und Bulbärapoplexie zustande.

Exspiratorische Dyspnoe

⑦ Asthma bronchiale. Anfallsweise Atemnot mit verlängertem und verschärftem Exspirium. Dabei Giemen und Brummen. Lungengrenzen tief stehend, hypersonorer Klopfschall. Abschließend Aushusten von wenigem zähem Schleim. In der anfallsfreien Zeit erscheinungsfrei oder bleibend erschwertes Exspirium und Emphysem. Bestätigung durch Spirometrie. Bei Erscheinungsfreiheit kann die bronchomotorische Übererregbarkeit z. B. durch den Acetylcholin-Test provoziert werden, bei bestehender Symptomatik kann diese durch Inhalation von ß-

Mimetika gemindert werden. Gekennzeichnet ist die obstruktive Ventilationsstörung durch Beeinträchtigung der Exspiration (Tiffeneau-Test), des Atemgrenzwertes und der Atemreserven; die Vitalkapazität kann normal bleiben. – Ursachen: Hypersekretion, Schleimhautschwellung und Bronchospasmus, kann als allergische Reaktion auftreten (Mehl, Federn, Haare, Pollen), als infektbedingtes Asthma, als Reizasthma (toxische Gase, Rauch, extreme Lufttemperatur), als Anstrengungsasthma, wobei die vegetative bronchomotorische Übererregbarkeit stets disponierend und von psych. Einflüssen abhängig ist.

8 Asthmoide Bronchitis, chronisch obstruktive Bronchitis **(COPD).** Chronische Bronchitis mit verlängertem und verschärftem Exspirium. Keine ausgesprochenen Anfälle im Wechsel mit Anfallsfreiheit. Mittelblasige Rasselgeräusche und Giemen. Husten. Belastungsdyspnoe. Allmähliche Emphysembildung. Spirometrisch Exspiration, Atemgrenzwert und Atemreserven beeinträchtigt[69].

9 Mukoviszidose. Erblich. Schleimbildung gesteigert, zäh, mit vermehrtem NaCl-Gehalt. Chronische Bronchitis, infektanfällig, Bronchiektasen, Emphysem. Zystische Pankreasfibrose. Auch bei Verwandten im gesammelten Schweiß Na und Cl erhöht.

10 Emphysembronchitis. Fassthorax, Lungengrenzen tief stehend, wenig verschieblich. Hypersonorer Klopfschall. Herzdämpfung wegen Emphysemüberlagerung verengt. Abgeschwächtes Atemgeräusch, Rasselgeräusche, Giemen, Brummen, Husten. Röntgen-Thorax: Weite Zwischenrippenräume, helle Lungenfelder. Spirometrie: Erhöhung des Residualvolumens quantitativ, evtl. Bronchialobstruktion. EKG: Steiltyp, $P_{II + III}$ erhöht = P pulmonale als Hinweis auf ein Cor pulmonale.

In- und exspiratorische Dyspnoe

11 Lungenödem. Schon vernehmbare, auch grobblasige Rasselgeräusche aus der Trachea. Über beiden Lungen eindrucksvoll feinblasige RGs. Zyanose, Schwäche, bei Nichtabhusten Schaum vor dem

Mund, Bewusstseinsverlust. Ursache: toxische Reizgase; Maximalvariante der Linksherzinsuffizienz. (Stauung im kleinen Kreislauf bei Linksherzinsuffizienz oder Mitralstenose).

⑫ Staublunge. Bei unmittelbarer Untersuchung Bild der asthmoiden und Emphysembronchitis (s. o.). Anamnestisch vieljährige Arbeit im Bergbau, bei Steinarbeiten, in der keramischen Industrie, Glasindustrie, Asbestverarbeitung, im Umgang mit Talk und anderen Stäuben. Röntgen-Thorax: Silikose: feintüpfelige Verschattungen, Schrotkornlunge oder später Ballungen mit Schrumpfungen und Hilusverziehung. Asbestose und Talkose: weniger auffällige Zeichen der Lungenfibrose. EKG: Steilstellung, P-pulmonale. Spiroergometrie zeigt den Grad der Leistungseinschränkung[69].

⑬ Lungenatelektase. Ausschaltung eines Lungenlappens oder -flügels von der Ventilation, meist durch Bronchialkarzinom, verursacht zumindest Belastungsdyspnoe. Über dem betroffenen Gebiet verkürzt sich der Klopfschall, kein Atemgeräusch, kein Bronchialatem. Röntgen: In scharfer Begrenzung eines Lungenlappens oder auf einer ganzen Seite zunehmende milchglasartige Trübung bis zur kompletten Verschattung. Während dieser Luftresorption verkleinert sich der Lungenteil; Mediastinum und Zwerchfell werden in diese Richtung verzogen.

⑭ Lungenresektion. Nach Resektion eines größeren Lungenteils kann es zur Entwicklung eines Cor pulmonale kommen, schließlich neben der Belastungs- auch zu einer Ruhedyspnoe.

⑮ Pneumonie. Fieberhafte Erkrankung, deren Begleitsymptome auf die Atmungsorgane verweisen. 3 Hauptformen:

⑯ Lobärpneumonie. Steiler Fieberanstieg mit Schüttelfrost, Dyspnoe mit Nasenflügelatmen. Über einem Lungenlappen Knisterrasseln (Crepitatio indux), das in Stunden von massiver Dämpfung mit bloßem Bronchialatem abgelöst wird. Rostfarbenes Sputum. Hohe Leukozytose. Röntgen kann nur die totale Verschattung eines Lungenlappens bestätigen. – Leicht abzugrenzen ist die gleichfalls mit steilem Fieberanstieg beginnende Grippe, die trotz katarrhalischer Erscheinungen diesen Lungenbefund nicht bietet. Pfropft sich nach Tagen auf eine Grippe eine Pneumonie auf, bietet diese sehr gefährliche Komplikation das Bild einer Bronchopneumonie.

17 Bronchopneumonie. Übergreifen einer schweren Bronchitis an verschiedenen Stellen auf das peribronchiale Lungengewebe. Rasche Fieberentwicklung ohne brüsken Anstieg, ohne Schüttelfrost. Dyspnoe entwickelt sich nur bei sehr starker Ausbreitung. Auskultatorisch ist die Bronchitis zu erfassen: Brummen, Giemen, mittel- und feinblasige feuchte Rasselgeräusche; die in der Lunge verteilten Entzündungsherde sind dem Nachweis meist entzogen und nur, wenn sie die Brustwand erreichen, sind klingende, feinblasige RGs lokal festzustellen, kaum kleine Dämpfungsbezirke oder Bronchialatmen. Sputum unauffällig, Leukozytose. Entscheidendes Symptom ist die Ausbildung des Fiebers. Röntgen: multiple, unscharf begrenzte Herdschatten unterschiedlicher Größe, Dichte und Form, z. T. konfluierend. Das gleiche Bild wie die *bakterielle* Bronchopneumonie bieten auch *Pilzpneumonien*. Unmerklich gehen sie oft unter der Antibiotika-Therapie aus jener hervor. Scheinbar wirkt Antibiotikum nicht, ebenso wenig ein anderes. Klärung bringt die mikrobiologische Sputumuntersuchung. Bei Immunsuppression sehr schwer verlaufende Pilzpneumnonien (Candida, Aspergillus), in anderen Fällen jedoch sogar fieberlos, wie bei Candida häufig. Hier verursacht der durch den Bronchialbaum bis in die Alveolen wachsende Rasen eine Dyspnoe, die Veranlassung zur Aufschluss gebenden Röntgenuntersuchung wird.

18 Atypische Pneumonie, meist **Viruspneumonie.** Fieberentwicklung bei einem Infekt der Luftwege. Ausgeprägtes Krankheitsgefühl. Reizhusten, kaum Auswurf. Die Bronchitis sicca bietet keinen Auskultationsbefund. Keine Leukozytose. Daher überrascht der Röntgenbefund: meist mehrere, in der Lunge verteilte Verschattungen, flächenhaft, milchglasartig, verwaschen. Nur bei großer Ausdehnung Dyspnoe, dann auch auskultatorische Erfassbarkeit pneumonischer Bezirke an der Brustwand, z. B. bei schwerer *Ornithose* (Vogelhändler, Geflügelzüchter, Vogelhalter).

⑲ Lungentuberkulose. Dyspnoe erst in fortgeschrittenen Stadien der apiko-kaudalen Ausbreitung in den Lungen. Husten, Auswurf, Gewichtsabnahme, mäßige Temperaturerhöhung, morgens stärker als abends, Nachtschweiß. Auskultationsbefund über den verschiedenen Lungenpartien unterschiedlich: Feinblasige, z. T. klingende RGs, mittelblasige und Giemen, auch amphorisches Atemgeräusch; meist haben Pleuraschwarten auf den Perkussions- und Auskultationsbefund Einfluss. Röntgen: doppelseitige, vorwiegend kavernös-exsudative Lungentuberkulose. Erregernachweis aus dem Sputum. – Noch ungewöhnlicher sind bei uns heute, doch nicht in den Entwicklungsländern, *käsige Pneumonien* mit Einschmelzen und Aushusten ganzer Lungenlappen oder ein miliarer Befall der Lunge, dabei hohes Fieber. – Chronische Dyspnoe kann auch von zirrhotischen Ausheilungsstadien mit Verziehungen der Hili, des Zwerchfells und des Mediastinums verursacht werden.

⑳ Alveolitis. Dyspnoe bei völlig normalem Befund der persönlichen Untersuchung und Spirometrie. Dies bringt den Patienten zunächst in den Verdacht der Simulation. Nur die verminderte Sauerstoffsättigung des Blutes bei normaler Alveolargasanalyse[70] lässt die Diffusionsstörung der Alveolarwand erkennen. Verminderte CO_2-Diffusionskapazität. Ursache sind allergische Reaktionen mit Verdickung der Alveolarmembran. Anfangs einige Stunden nach Allergeninhalation Auftreten einer vorübergehenden Dyspnoe, später auch ohne Inhalation Dauerzustand. Die Zahl möglicher Allergene wird nicht erschöpfend wiedergegeben durch die Bezeichnungen Farmerlunge, Malzarbeiterlunge, Byssinose, Taubenzüchterlunge, Pilzzüchterlunge, Käsewäscherlunge.

㉑ Lungenfibrose. Zum Bild der Alveolitis treten hier Röntgenbefunde hinzu: Waben, Netzzeichnung, Streifenzeichnung mit Verziehung der Hili, des Mediastinums und des Zwerchfells. Zunehmende Dyspnoe und Zyanose, im EKG Steiltyp und P-pulmonale (Hinweise auf Cor pulmonale). Sicherung durch HR (high resolution)-Computertomographie und Lungenbiopsie. Ursachen: diffuse progressive interstitielle Lungenfibrose (Hamman-Rich), angeborene oder durch Infektionen erworbene Wabenlungen, lokalisierte Strahlenfibrose im Bereich therapeutischer Bestrahlungsfelder, Lungenfibrose bei Sklerodermie, Dermatomyositis, Panarteriitis nodosa. Zu fibrotischen Begleiterscheinungen kommt es auch bei Sarkoidose (M. Boeck), Pneumokoniosen und Lungentuberkulose.

㉒ Lungentumor, -metastasen. Dyspnoe erst bei Blockierung der Ventilation größerer oder mehrerer Lungenabschnitte. Über den wandständigen Partien an Intensität zunehmende Dämpfung, kein Atemgeräusch, kein Bronchialatem. Anamnestisch chronischer Husten vorhergehend, Gewichtsabnahme, Senkungsgeschwindigkeit erhöht. Röntgen: Atelektase; direkter Nachweis einer Raumforderung, Computertomographie, Bronchoskopie. Bei Metastasen häufig multiple Rundherde.

㉓ Lungenembolie. Bei Thrombose nach Operation. Plötzlich lokalisierter Schmerz, Dyspnoe, Beklemmungsgefühl, Tachykardie, Schwindelgefühl, mitunter Synkope. Bei kleineren Infarkten reflektorisch Atemnot, bei Verschluss größerer Gefäße hochgradige mit venöser Einflussstauung (siehe Hals), Schock. Sputum kann blutig sein, lokales Pleurareiben, einige Tage Temperaturerhöhung. Röntgen: meist unspezifisch, Hilusamputation, keilförmige periphere Infarkte. EKG: Sinustachykardie, Rechtsschenkelblock bei massiver Embolie McGinn-White Syndrom (SIQIII Typ, ST-Elevantion in III), Echokardiographie, Angio-CT Methode der Wahl zur Diagnosesicherung, Bedeutung der Lungenperfusionsszintigraphie nimmt ab.

㉔ Pleuraergüsse, Transsudat, Pleuritis exsudativa, Hämatothorax. Dyspnoe bei stärkerem Erguss. Massive Dämpfung oberhalb des Zwerchfells, kein Atemgeräusch, kein Stimmfremitus. Obere Begrenzung konvex mit Scheitelpunkt in der mittleren Axillarlinie (Ellis-Damoiseau), bildet eine Übergangszone mit geringerer Dämpfung und Atemabschwächung. Röntgen-Thorax: kann nur bestätigen: lateral ansteigende dichte Verschattung. Probepunktion: s. Tafel S. 220/221.

㉕ Pleuritis sicca. Dyspnoe durch Schonatmung wegen Pleuraschmerz bei jeder In- und Exspirationsbewegung. Auskultatorisch Lederknarren.

26 **Pleuritis exsudativa** s. o. Pleuraergüsse.

27 **Pleuraschwarte.** Unterscheidet sich vom Perkussions- und Auskultationsbefund bei Erguss meist durch geringere Dämpfung; Atemgeräusch und Stimmfremitus nur abgeschwächt. Röntgen: Zwerchfell adhärent, hochgezogen, zipfelnd; Strangschatten entsprechend einer Interlobärschwarte; flächenhafte mehr oder weniger transparente Verschattung mit Kalkeinlagerungen, die bei Drehung sich als der Brustwand anliegend erweisen. Durch Narbenzug Skoliose der Wirbelsäule und Mediastinalverziehung.

28 **Hämatothorax** s. o. Pleuraergüsse.

29 **Pneumothorax.** Plötzlicher Lokalschmerz und Dyspnoe. Perkutorisch auf dieser Seite Schachtelton; das Atemgeräusch ist abgeschwächt. Röntgen: Lunge mehr oder weniger auf den Hilus zusammengezogen, keine Zeichnung in der Peripherie.

30 **Thoraxstarre** bei Spondylarthritis ancylosans, M. Bechterew. Der Verknöcherung der Wirbelrippengelenke geht voraus die Versteifung der Wirbelsäule in gebeugter Haltung. Bauchatmung. Röntgen: Iliosakralfugen aufgehoben; Verknöcherung der Längsbänder der Wirbelsäule bei erhaltenen Zwischenwirbelscheiben (Bambusstab); Verknöcherung der kleinen Wirbelgelenke. Vitalkapazität vermindert.

31 **Thoraxdeformierung.** Bei der Trichterbrust, Hühnerbrust oder Skoliose führen höhergradige Deformierungen zur Beeinträchtigung sowohl der Lungen- wie auch der Herzleistung mit entsprechender Dyspnoe.

32 **Pickwick-Syndrom.** Durch hochgradige Adipositas hypoventilatorische Dyspnoe. Zyanose, häufiges Einschlafen. Hypoxämie[70].

33 **Herzinsuffizienz.** Frühzeichen Dyspnoe und Tachykardie bei leichten Belastungen. Spätzeichen Orthopnoe.

㉞ Akute Linksherzinsuffizienz. Asthma cardiale. Hochgradige Stauung im kleinen Kreislauf durch Mitralstenose oder Linksherzversagen. Im Liegen kommt es nachts zu Atemnotzuständen. Rasselgeräusche. Zum Lungenödem bestehen graduelle Übergänge. Röntgen. Echokardiographie.

㉟ Pulmonalstenose. Meist angeboren. Systolisch an- und abschwellendes Pressstrahlgeräusch. EKG: Steiltyp, P-pulmonale (Hinweis auf Cor pulmonale). Röntgen: Pulmonalbogen vorspringend. Bei Belastung Dyspnoe. Echokardiographie. Herzkatheterismus.

㊱ Shunt. Die Belastung des Herzens durch das ineffektiv kreisende Shuntvolumen schränkt seine Leistungsbreite ein: (Belastungs-)Dyspnoe. Shuntnachweis durch Echokardiographie/Herzkatheter. **Ventrikelseptumdefekt:** systolisch an- und abschwellendes Geräusch, Röntgen: Pulmonalbogen pulsierend, Lungengefäßzeichnung vermehrt. EKG: Typ-abhängig von Sitz und Entwicklung des Defektes. Echokardiographie, Herzkatheterismus. **Vorhofseptumdefekt:** häufig ohne Geräusch, Systolikum über Pulmonalis bei relativer Pulmonalstenose möglich, prominentes Pulmonalissegment und vermehrte Lungenzeichnung im Röntgenbild, Echokardiographie und Herzkatheter. **Offener Ductus arteriosus Botalli:** Ununterbrochenes pulssynchron an- und abschwellendes Geräusch in Höhe des Sternalwinkels auch vom Rücken her auskultierbar. Herz linksverbreitert, Spitzenstoß nach links unten verlagert und hebend. Röntgen: Pulmonalbogen vorspringend und pulsierend, tanzende Hili, vermehrte Lungenzeichnung. Herztaille verstrichen, Retrokardialraum eingeengt. EKG: Linkstyp, Präoperativ/bzw. vor interventionellem Verschluss Aortographie und Herzkatheterismus. **Fallot'sche Missbildungen:** Kombinationen von Pulmonalstenose und Septumdefekt, Dextroposition der Aorta, Rechtshypertrophie; von Geburt zyanotisch, Trommelschlägelfinger.

㊲ Anämie[1-3] in ausgeprägter Form geht mit Kopfschmerz, Schwindel, Tachykardie und Belastungsdyspnoe einher.

㊳ Myasthenia gravis. Bei Gebrauch zunehmende Muskelschwäche, in Ruhe rasche Wiederkehr der Funktionstüchtigkeit. Betroffen sind vorwiegend die Kopf-, Schulter- und Armmuskeln, gelegentlich die Atemmuskulatur.

㊴ Polyneuritis. Sensibilitäts- und motorische Störungen entsprechend der peripheren Nervenversorgung, Atemmuskulatur eingeschlossen.

㊵ Poliomyelitis acuta, epidemische Kinderlähmung. Aus Ländern ohne (vollständigen) Impfschutz. Mit oder ohne febrile Prodromalerscheinungen morgendliches Erwachen mit schlaffen Lähmungen von 1–4 Extremitäten; Mitbeeinträchtigung von Atemmuskeln meist unauffällig.

㊶ Paralyse. Sowohl die progressive wie die Bulbärparalyse können zu Lähmungserscheinungen im Bereich der Atemmuskulatur führen. **Progressive Paralyse:** kaum noch zu beobachtende organische Psychose auf syphilitischer Basis. Pupillenstarre, Anisokorie, Sprachstörungen, Adiadochokinese, Reflexsteigerungen, Anfälle, Wahnideen. **Bulbärparalyse:** infolge Degeneration motorischer Hirnnervenkerne Artikulationsstörungen der Zunge, der Lippen, des Gaumens. Ursache unterschiedlich, z. B. progressive Bulbärparalyse, Botulismus, Landry'sche Paralyse bei Myelitis, Radikulitis oder Polyneuritis.

㊷ Enzephalitis. Parainfektiös, Kopfschmerz, Schwindel, Erbrechen, Bewusstseinsstörungen, bulbäre Symptome, Extremitätenlähmungen. Im Liquor Eiweiß und Zellzahl erhöht[110, 111].

㊸ Hirntumor, -metastasen. Zunehmende Hirndruckzeichen (Kopfschmerz, Schwindel, Erbrechen, Puls labil, Stauungspapille). Hirnnervenstörungen; Jackson-Epilepsie und andere Herdsymptome. Psychische Abstumpfung. Erhöhter Liquordruck. Angiographie/Computertomographie/Magnetresonanztomographie.

④ Apoplexie. Plötzliche Bewusstlosigkeit bei Embolie oder Blutung, allmähliche bei Thrombose, genauso Ausbildung der erst schlaffen, später spastischen Hemiparese. Inkontinenz. Bei Massenblutung zunehmende Hirndrucksymptome.

④ Coma diabeticum: Kussmaul'sche Atmung, Acetongeruch, Haut gerötet, Puls schwach, Blutdruck erniedrigt. Augenbulbi weich. Hoher Blutzucker[61], Aceton und Acetessigsäure positiv. – **Coma uraemicum:** urinöser Geruch: Haut anämisch mit Harnsäurekristallen. Starke Retention harnpflichtiger Stoffe[63–65]. Metabolische Azidose[28–30], Elektrolytverschiebungen[34–38], Proteinurie, Zylindrurie, Erythrozyturie[83–85]. Isothenurie um 1010.

④ Psychogene Dyspnoe. Rascher Wechsel von Atemfrequenz, -tiefe, -mittellage, Störung des Rhythmus, der Proportionen zwischen In- und Exspirationszeit. Typisch sind (auch tonlose) Seufzeratemzüge mit inspiratorischer, aber auch exspiratorischer Übersteigerung. Aber auch hochgradige Tachypnoe mit einer Hyperventilationstetanie kommt psychisch bedingt vor. Diese verschiedenen Abläufe sind objektivierbar durch Spirographie. Die Atemstörungen können emotionell erlitten sein, demonstrativ gesteigert oder als simulierte Dyspnoe dargeboten werden.

Schluckstörungen

	physikalisch	entzündlich	nerval
Mund		Stomatitis – catarrhalis – aphthosa (4) – ulcerosa (5) – necroticans (6) Dysphagia sideropenica (7)	Tetanus (19) Sensibilitäts- störungen Zungenlähmung (20) – zentrale – periphere
Gaumen	Verbrühung Stenose (Verätzungsfolge, Tumor)		Gaumensegel- lähmung (21) – diphtherische – bulbär- paralytische – apoplektische
Tonsillen		Angina tonsillaris (8) – catarrhalis – lacunaris – – bei Scharlach – ulcero- membranacea (9) – bei infekt. Mononukleose (10) – diphtherica (11) – specifica (12) – necroticans (13) Seitenstrang- angina (14) Peritonsillar- abszess	
Pharynx	Gräte od. andere Fremdkörper	Retropharyn- gealabszess (15) Glottisödem (16)	Lyssa- (22) Schlingkrämpfe Bulbärparalyse (23) Globusgefühl (24)
Ösophagus	– divertikel (1) – stenose (2) (Verätzung, Tumor)	Ösophagitis (17) Reflux- ösophagitis – ulcerosa	Oe. Spasmus acutus (25) Oe. achalasie (26) – m. –ektasie
Zwerchfell	– hernie (3)	Pleuritis diaphrag- matica (18)	Singultus

Groborientierung. Inspektion, Kehlkopfspiegel, Röntgen mit Kontrastbrei, Ösophagogastroskopie.

❶ Ösophagusdivertikel. Während des Essens erst eintretendes Steckenbleiben und Hochwürgen. Erbrechen erleichtert, Fortsetzen der Mahlzeit. Meist Pulsionsdivertikel, an der Grenze zum Pharynx nach dorsal entwickelt. Dort Plätschergeräusche. Vorwölbung in der Supraclavikulargrube möglich, Druck auf Trachea, Rekurrensparese (Heiserkeit), Grenzstrang (Angina pectoris), Neuralgien und Divertikulitis. Ösophagoskopie/Röntgendarstellung/Computertomographie.

❷ Ösophagusstenose. Je nach Höhe des Sitzes Regurgitieren, Würgen oder Erbrechen der Speisen. Das Erbrechen aus dem oberhalb erweiterten Ösophagus erfolgt explosionsartig. Bei Karzinom Wundheitsgefühl, Abmagerung. Ösophagoskopie/Röntgendarstellung. Die Einengung ist bei Kompression von außen glattwandig.

❸ Zwerchfellhernie. Beschwerden hinter dem Sternum, im Liegen häufiger. Röntgenkontrastmitteldarstellung im Liegen mit Abdominalkompression: ein Teil des Magens über dem Zwerchfell.

❹ Stomatitis aphthosa. Erosionen, wenige Millimeter groß, mit gelbem, fibrinösem Belag und stark gerötetem Rand, schmerzhaft, multipel.

❺ Stomatitis ulcerosa. Bei unterschiedlichen Infektionen. Die Primärinfektion mit *Herpes simplex* führt über ein Bläschen zu einem flachen, sehr schmerzhaften Ulkus (Stomatitis herpetica), wobei die Gingiva einbezogen sein kann. Schwellung der regionären Lymphknoten. Erst nach hämatogener Ausbreitung kommt es später zu den bekannten Herpes-Rezidiven an der Lippe. Die *Herpangina* ist eine Form der Coxsackie-Virusinfektion mit Rötung, Bläschenbildung und deren Platzen mit Ulzerationen an Tonsillen, Gaumen und Mundschleimhaut. Es können auch Bläschen an den Händen und Füßen auftreten. Abheilung in 10 Tagen. Infektion durch Tiere mit *Maul- und Klauenseuche* oder durch deren Milch führt nach einer

Woche an der Eintrittsstelle zu einer Primäreffloreszenz mit regionärer Lymphknotenschwellung. Die Sekundärbläschen treten an Lippen, Mundschleimhaut und Tonsillen auf. Mäßiges Fieber, Gliederschmerzen.

❻ Stomatitis necroticans. Bei Agranulozytose oder Leukämien.

❼ Dysphagia sideropenica, Plummer-Vinson-Syndrom. Mit Schleimhautatrophie im oberen Ösophagus sowie Anämie, Eisenmangel[39–41].

❽ Angina tonsillaris. Die virusbedingte *A. catarrhalis* mit Rötung und Schwellung der Tonsillen und mäßigem Fieber kann Schrittmacher für eine bakterielle Infektion werden. Unter steilem, hohem Fieberanstieg kann aber auch unvermittelt die *A. lacunaris* einsetzen, bei der aus den Krypten der entzündeten Tonsillen Eiterpfröpfe austreten. Die Pfröpfe lassen sich wegwischen (im Gegensatz zum vorausgehenden Frühstadium, im dem gelbliche Lymphfollikel durch die intakte Schleimhaut hindurchschimmern, A. follicularis). Die *Scharlachangina* tritt erst einen Tag nach Ausbildung des Exanthems auf.

❾ Angina ulcero-membranacea, Plaut-Vincenti. Abstrich aus dem belegten Geschwürgrund, auf Objektträger Giemsa-Färbung: massenhaft Spirochäten und fusiforme (spindelförmige) Stäbchen.

❿ Mononucleosis infectiosa, Lymphoidzellenangina, Pfeiffer'sches Drüsenfieber. Fieber, Angina, generalisierte Lymphknotenschwellung, besonders submandibular und nuchal, Milzvergrößerung. Leukozytose, Monozytose. Paul-Bunnell-Test ab etwa 2. Woche über 1 : 36, Titeranstieg.

⓫ Angina diphtherica. Mäßiges Fieber, weißliche Membranen auf den Tonsillen und an der Uvula, fest haftend, nur unter Blutung zu lösen. Süßlicher Geruch. Abstrich zum nachträglichen Erregernachweis.

⓬ Angina specifica. Meist kein Fieber, Schluckbeschwerden führen zum Arzt. Scharf abgesetzte Schleimhautpapeln mit hauchartiger Trübung an Mandeln und Gaumenbögen. Zunahme der weißlichen Auflagerung oder Geschwürbildung. Teilerscheinung des ersten Syphilisexanthems, neben anderen Schleimhautpapeln an Lippen, Zunge, Wangenschleimhaut und Rachen, etwa einen Monat nach Auftreten des Primäraffekts. Rückfälle kommen vor. Relativ häufiger Übertragungsort der Infektion. Syphilisreaktionen positiv.

⑬ Angina necroticans. Fieber, Anämie, Blutungsneigung. Im Blutbild Agranulozytose, Panzytopenie oder akute Leukämie.

⑭ Seitenstrangangina. Anginabeschwerden mit entsprechendem Fieber und Lymphknotenschwellungen ohne Tonsillenschwellung. Im Kehlkopfspiegel Rötung und Schwellung der Seitenstränge (vom Epipharynx bis Sinus piriformis). Häufig nach Tonsillektomie. Auch als chronische Entzündung mit Kitzelgefühl, Reizhusten, Foetor, subfebrilen Temperaturen, Abgeschlagenheit.

⑮ Retropharyngealabszess. Teigige Schwellung der hinteren Rachenwand mit zentraler Fluktuation; heiß (Fieber, Leukozytose) oder kalt (Tbc.). Probepunktion, Klärung des Ausgangsherdes (Spondylitis?).

⑯ Glottisödem. Schluckstörung verbunden mit inspiratorischer Dyspnoe bis zur Erstickungsgefahr. Übergreifende Entzündungen, Insektenstich, bei Quincke-Ödem, Serumkrankheit und anderen allergischen Reaktionen. Laryngoskopie bestätigt die Vermutung.

⑰ Ösophagitis. Schluckbeschwerden, Druckgefühl. *Refluxösophagitis:* Kaum Sodbrennen in der unteren Speiseröhre. Erkennen eines *Ulkus* bei Gastroskopie/Röntgen mit Kontrastbreischluck.

⑱ Pleuritis diaphragmatica. Fieber, Schmerzen beim Ein- und Ausatmen. Zwerchfell der betroffenen Seite verschiebt sich kaum. Kein Pleurareiben auskultierbar. Röntgen-Thorax: Zwerchfellkonturen unscharf, plattenförmige Atelektasen in den basalen Lungenabschnitten möglich. – Immer Durchwanderungspleuritis bei subphrenischem oder Leberabszess in Betracht ziehen: Fieber und Leukozytose dabei hoch;

Lebertief-, Zwerchfellhochstand, keine Schmerzminderung durch Atemanhalten, bei subphrenischem Abszess Luft- und Spiegelbildung unter dem Zwerchfell möglich.

19 Tetanus. Frühsymptome: Kieferklemme, schmerzhaftes Spannungsgefühl in Kaumuskulatur, Engegefühl beim Schlucken, schmerzhafter Opisthotonus. Verletzung vor 3 Tagen. Impfschutz? Intensivmedizinischer Notfall.

20 Zungenlähmung. Zungenspitze weicht beim Vorstrecken zur gelähmten Seite ab; nur bei peripherer Lähmung tritt auch Atrophie ein.

21 Gaumensegellähmung. Beim Schlucken von Flüssigem läuft dies teilweise aus der Nase. Bei *Diphtherie* ab 2. Krankheitswoche. Bei *Bulbärparalyse* mit Artikulationsstörungen auch seitens der Lippen und der Zunge; Grundkrankheiten: Progressive Bulbärparalyse, Botulismus, progressive Spinalparalyse, aufsteigende Landry'sche Paralyse bei Myelitis oder Polyneuritis.

22 Lyssa, Tollwut. Wochen nach dem Tierbiss qualvolle Schlingkrämpfe, Durst und Hydrophobie, Tobanfälle, hohes Fieber. Am 3. Tag Übergang der spastischen Muskelkrämpfe in Lähmung, auch der Atemmuskulatur.

23 Bulbärparalyse siehe vorstehend unter Gaumensegellähmung.

24 Globusgefühl. Stummelform des Weinens, emotionell bedingt. Auch bei Angina pectoris als Begleit-, seltener einziges Symptom neben gleichzeitiger ST-Senkung im EKG.

25 Akuter Ösophagospasmus. Schluckstörung beim Steckenbleiben zu großer Speisebrocken.

26 Ösophagusachalasie, Kardiospasmus. Beim Essen zunächst Druckgefühl hinter dem Xiphoid. Zunehmende Dilatation des Ösophagus mit Speiseresten; Erbrechen bis Ausfließen bei Kopftieflage. Röntgen:

Ektasie des mit Flüssigkeit gefüllten Ösophagus; der Kontrastbrei stellt eine glatt begrenzte, konische Einengung über der Kardia dar, durch die rinnsalartig der Brei in den Magen übertritt. Der Ausfall des Öffnungsreflexes der Kardia ist anamnestisch häufig bei einem psychischen Trauma eingetreten.

Raum für handschriftliche Eintragungen

Pleuraerguss

Punktat	*physikalisch*	*infektiös*	*immunologisch*
Transsudat (Hydrothorax) klar, Dichte <1012 g/l, Eiweiß <30 g/l			
Exsduat (Serothorax) klar, Dichte >1015 g/l, Eiweiß >30 g/l		Pleuritis bei – Pneumonie ❶ – Lungentuberkulose ❷ – Lungenmykose ❸ – Brustwandabszess ❹ – subphren. Abszess – Leberabszess – paranephrit. Abszess	Lupus erythematod. ❺ Rheumatoidarthritis ❻ Polyserositis ❼
Pyothorax		Pleuraempyem	
Chylothorax	Verletzung d. Duct. thoracicus durch – Trauma – Operation		
Hämatothorax	Brustwandverletzung Gefäßverletzung bei Pleurapunktion Rippenbruch		

neoplastisch	zirkulatorisch	metabolisch
	Stauungserguss bei Herzinsuffizienz ⑩ Pericarditis constrictiva ⑪ Myxödem ⑫	Hypalbuminämie-Transsudat bei – nephrotischem Syndrom ⑬ – Hungerdystrophie ⑭ – Leberzirrhose ⑮
Pleuritis- ⑧ carcinomatosa *Übergreifen von* Bronchialkarzinom Lungenmetastasen Pankreaskarzinom M. Hodgkin Non-Hodgkin-Lymphome Leukämien Ovarialtumor (Meigs) ⑨		
Arrosion d. Ductus thoracicus durch maligne Tumoren		
Pleuramesotheliom andere maligne Tumoren	Lungenembolie ⑯ Hämorrhagische Diathese ⑰	

Groborientierung durch Probepunktion (in der hinteren Axillarlinie am oberen Rippenrand, wenn freier Erguss mit Perkussionsgrenze nach Ellis-Damoiseau vorliegt, ggf. sonographisch gestützte Punktion. 10 ml Punktat, Sichtprüfung, Labor (Dichte, Eiweiß, Sediment, Ausstrich) und Mikrobiologie (Ausstrich, Kultur, Erreger-DNA Nachweis mittels PCR, s. S. 37).

❶ Pneumonie. „Parapneumonisch" Vorausgehende fieberhafte Erkrankung mit Symptomen seitens der Atemorgane. Näheres siehe Tafel S. 200/201.

❷ Lungentuberkulose. Die Pleuritis kann der nachweisbaren Tuberkulose um zwei Jahre als Erstsymptom vorausgehen. Sie kann aber auch zu jedem aktiven Stadium als Begleitsymptom hinzutreten. Im Sediment überwiegend Lymphozyten. Erregernachweis durch Kultur und Polymerasekettenraktion. Zur vorausgehenden Tuberkulose Näheres auf Tafel S. 200/201.

❸ Aktinomykose. Pleuritis mit Entwicklung eines Empyems bei Aktinomykose die Regel. Nachweis von Drusen.

❹ Brustwandabszess, ausgehend auch von Osteomyelitis einer Rippe, fortgeleitet bei Finger- und Achsellymphknoteninfektion, bei Subpektoralphlegmone (mit fest adduziertem Arm und äußerer Anschwellung am unteren Pektoralisrand). **Subphrenischer Abszess:** Leber tief, Zwerchfell hoch stehend, unter dem in der Eiterhöhle röntgenologisch oft Luft und Spiegelbildung festzustellen ist. Sonographie/Computertomographie. Probepunktion in Operationsbereitschaft. **Leberabszess:** Leber druckschmerzhaft geschwollen, manchmal mit Buckel. Verminderte Atembewegung des rechten Zwerchfells. Sonographie. **Paranephritischer Abszess**: Lokal- und Druckschmerz; Sonographie. Pleuraempyem entwickelt sich durch Übergang der eben genannten infektiösen serösen Ergüsse in eitrige. Ansteigen von Fieber und Leukozytose.

❺ Lupus erythematodes visceralis, L. e. disseminatus, system(at)ischer L. e. Geht meist mit Gelenkbeschwerden und Fieber, häufig mit Schmetterlingserythem des Gesichts und Lymphknotenschwellungen, oft mit Proteinurie einher und mit der einen oder anderen Erkrankung an Pleura, Perikard, Herz, Lungen, Leber u. a. Hohe BSG. Immer immunologisch antinukleäre Faktoren (ANF)[105] und anti dsDNA-Antikörper nachweisbar[106].

❻ Rheumatoidarthritis. Meist schleichender Beginn an Fingergelenken symmetrisch, in chronisch progressivem Verlauf Befall anderer Gelenke und extraartikuläre Manifestationen. Charakteristischer Röntgenbefund. Rheumafaktoren[104].

❼ Polyserositis. Pleura-, Perikarderguss und Aszites kommen vor bei Kollagenosen, Tuberkulose, rheumatischem Fieber und Libman-Sacks-Syndrom (Polyserositis, Herdnephritis, Gelenkbeteiligung, evtl. parietale Endokarditis).

❽ Pleuritis carcinomatosa. Erguss bei Aussaat von Metastasen auf die Pleura visceralis (Magen-, Mamma-, Bronchialkarzinom), ebenso bei bodenständigem Mesotheliom der Pleura. Das Punktat enthält Zellverbände mit Zeichen maligner Entartung und wird meist hämorrhagisch. Für das Übergreifen bösartiger Geschwülste gilt das Gleiche.

❾ Meigs-Syndrom. Ovarialtumor mit Aszites und meist rechtsseitigem Pleuraerguss. Die Dichte von 1010–1017 g/l und ein Eiweißgehalt von 50 g/l geben dem Erguss eine Stellung zwischen Hydro- und Serothorax; häufig hämorrhagisch.

❿ Herzinsuffizienz. Transsudat zuerst meist rechtsseitig, später beiderseits.

⓫ Pericarditis constrictiva. Panzerherz nach Perikarditis, Mediastinalbestrahlung, früher Tuberkulose. Röntgen: Herz klein, von Schwarte mit Kalkeinlagerungen (50%) ummantelt. Eckokardiographie/Computertomographie/Magnetresonanztomographie/invasive Hämodynamik (Herzkatheter).

12 **Myxödem.** Dauernde Müdigkeit, geistige und emotionelle Unbeweglichkeit. Haarausfall. Trockene, schilfernde Haut, ödemartig geschwollen durch Mukopolysaccharideinlagerungen, keine Dellen eindrückbar. Obstipation. Beschleunigte Arterioskleroseentwicklung. Herabgesetzte Herzleistung. TSH[100] erhöht. Schilddrüsenhormone vermindert[97].

13 **Nephrotisches Syndrom.** Ödeme und Transsudate bei großer Proteinurie (>3 g tgl.) und Hypoproteinämie (<55 g/l)[83]. Sekundäre Hyperlipidämie[55–57] und Hypercholesterinämie[56] mit doppelbrechenden Lipoiden im Harn (Malteserkreuze). Manchmal ohne weiteren Befund, als reine Nephrose oder Lipoidnephrose bezeichnet; häufig bei Glomerulonephritis, dann z. T. mit Hypertonie, seltener durch Lupus erythematodes visceralis, Plasmozytom, Gravidität, Diabetes, Amyloidose.

14 **Hungerdystrophie.** Eiweißmangel. Hypoproteinämie (<55 g/l)[46]. Ödeme und Transsudate als Folge des verminderten onkotischen Drucks.

15 **Leberzirrhose.** Leber derb, feinhöckerig. Milz vergrößert. Aszites. Bauchvenen hervortretend. Foetor. Bilirubin, Urobilinogen[23, 24], ALAT, ASAT, ALD, GLDH und andere Leberenzyme erhöht[51], CHE erniedrigt. Hypalbuminämie[47]. Biopsie.

16 **Lungenembolie.** Bei Thrombose, Operation. Plötzlicher lokalisierter Schmerz, Beklemmungsgefühl, Dyspnoe. Evtl. blutiges Sputum. Lokal Pleurareiben. Röntgen: glatt begrenzte Verschattung.

17 **Hämorrhagische Diathese.** Blutungen in Haut und Schleimhäute, Hämaturie[84]. Haemoccult-Test positiv[78]. Weitere Klärung s. Tafel S. 378/379.

Raum für handschriftliche Eintragungen

Aszites

Punktat	physikalisch	infektiös	Parasit./immun.
Transsudat klar, Dichte <1015 g/l Eiweiß <25 g/l zellarm			
Exsudat serös, fibrös Dichte >1018 g/l, Eiweiß >25 g/l zellreich		Peritonitis bei – Perforationen – Ileus – Pankreatitis – Tuberkulose ❶ – Cholostase – Spontane bakterielle Peritonitis ❷	Polyserositis Lupus erythemat. visceraslis and. Kollagenosen
Chylöses Exsudat	Ductus thorac. – Läsion – Kompression		Filariasis ❸
Hämorrhagisches Exsudat	Milzruptur Leberruptur		

neoplastisch	zirkulatorisch	metabolisch
Peritonealkarzinose durch – Übergreifen – Aussaat Ovarialtumor (Meigs)	Pfortaderhochdruck bei – Pfortaderthrombose – Pfortaderkompression – Leberzirrhose, Hepatitis, Lebertumoren – Lebervenenthrombose – Pericarditis constrictiva – (Rechts-) Herzinsuffizienz	Hypalbuminämie-Transsudat bei – Hungerdystrophie – nephrot. Syndrom
Peritonealkarzinose durch ④ – Übergreifen – Aussaat Pseudomyxom bei geplatzter Ovarialzyste		
Pseudochylös: Aszites bei geplatzter Ovarialzyste		
Karzinom	Hämorrhagische Diathese	

Groborientierung. 10 ml Probepunktat, Sichtprüfung, Labor (Dichte, Zellzahl, Eiweiß, Sediment, Ausstrich) und Mikrobiologie (Ausstrich, Kultur, evtl. Erreger-DNA-Nachweis mittels PCR (s. S. 37). Die Unterscheidungskriterien zwischen Transsudat und Exsudat sind bei Pleuraerguss und Aszites *nicht* die gleichen.

Die *Peritonitis* mit Ursachen ist bei Tafel S. 42/43 und S. 52/53 umfangreich besprochen, die *Cholestase* speziell mit Tafel S. 266. Parallelen zum Pleuraerguss (Tafel S. 220/221) erübrigen nochmalige Stichwortangaben zu den *immunologischen* Ursachen, dem *neoplastischen* Meigs-Syndrom und den *metabolischen* Gründen. Die zirkulatorischen Ursachen des Pfortaderhochdrucks sind sämtlich bei Tafel S. 283 erläutert, die *hämorrhagische Diathese* auf Tafel S. 378/379. Noch unbesprochen sind lediglich folgende Peritonitis-Ursachen.

❶ Darm- und Mesenteriallymphknoten-Tuberkulose. In Ländern mit fortschreitenden Lungentuberkulosen kommt es durch Verschlucken von Sputum bei Resistenzgeschwächten zu Darmulzera, Durchfällen und beschleunigtem Gewichtsverlust. Durch Milch von infizierten Rindern entwickeln sich auch primäre Darminfektionen. Die immer beteiligte Mesenteriallymphknotentuberkulose kann dann auch ohne Darmerscheinungen das Bild beherrschen. Chronischer Verlauf mit Mattigkeit, Nachtschweiß, subfebrilen Temperaturen und Gewichtsabnahme. Lymphknotenpakete sind tastbar und druckschmerzhaft. Aszites bei normaler Ausstrichfärbung erregerfrei, bei Spezialfärbung, Kultur oder DNA-Nachweis mittels PCR (s. S. 37) Tuberkulose nachweisbar.

❷ Spontane bakterielle Peritonitis. Durchwanderungsperitonitis. Komplikation des Aszites, Fieber Abdominalschmerz, Aszitesuntersuchung (>500 Leukozyten/µl), Keimnachweis im Aszites (Blutkulturflaschen beimpfen).

❸ Filariasis. In den Tropen Übertragung durch Mücken. Filarien erzeugen bei massenhaftem Aufenthalt in den Lymphwegen Elephantiasis und bei Peritonealdurchbruch chylösen Aszites. Mikrofilariennachweis aus dem Blut (dicker Tropfen).

❹ Peritonealkarzinose durch Übergreifen oder Aussaat bildet in je der Hälfte der Fälle ein Transsudat oder Exsudat aus. Die mikroskopische Betrachtung des aus dem Punktat-Sediment gewonnenen, gefärbten Ausstrichs auf verdächtige Zellen und Zellverbände ist also immer erforderlich.

Erbrechen

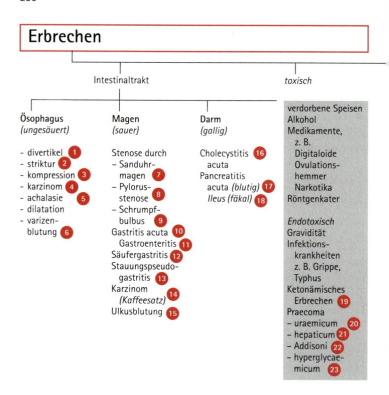

Intestinaltrakt

Ösophagus *(ungesäuert)*
- divertikel ①
- striktur ②
- kompression ③
- karzinom ④
- achalasie ⑤
- dilatation
- varizenblutung ⑥

Magen *(sauer)*
Stenose durch
- Sanduhrmagen ⑦
- Pylorusstenose ⑧
- Schrumpfbulbus ⑨
Gastritis acuta ⑩
Gastroenteritis ⑪
Säufergastritis ⑫
Stauungspseudogastritis ⑬
Karzinom *(Kaffeesatz)* ⑭
Ulkusblutung ⑮

Darm *(gallig)*
Cholecystitis acuta ⑯
Pancreatitis acuta *(blutig)* ⑰
Ileus *(fäkal)* ⑱

toxisch
verdorbene Speisen
Alkohol
Medikamente, z. B.
  Digitaloide
  Ovulationshemmer
  Narkotika
Röntgenkater

Endotoxisch
Gravidität
Infektionskrankheiten z. B. Grippe, Typhus
Ketonämisches Erbrechen ⑲
Praecoma
- uraemicum ⑳
- hepaticum ㉑
- Addisoni ㉒
- hyperglycaemicum ㉓

Groborientierung. Blutiges Erbrechen vorab klären; stark bei Ösophagusvarizen- und Ulkusblutung; Notfallendoskopie; siehe Hämatemesis Tafel S. 254/255. – Sonst bei Anamnese und Untersuchung Hinweise auf toxische, reflektorische und zerebrale Ursachen bewusst berücksichtigen. Im Übrigen sind die akuten Ereignisse (Gastritis, Cholezystitis, Pankreatitis, Ileus) schnell klärbar, die allmählich entstandenen durch Röntgen-Kontrastmitteldarstellung/Ösophago-Gastro-Bulboskopie.

nerval

reflektorisch

Migräne 24
Ménière-Syndrom 25
Herzinfarkt 26
Lungeninfarkt 27
Bauchtrauma
Kolik (Gallen-, Darm, Nieren-)
Appendizitis 28
Tubarruptur 29
Peritonitis 30

Hyperreflexie 31

zerebral

Schädel-Hirn-Trauma 32
(Meningo-)Enzephalitis 33
Hirntumor 34
Hydrozephalus 35
Massenblutung 36

psychogen
Ekel erregende Gesichts-Geruchs-Geschmacksreize
Demonstratives Erbrechen 37

① **Ösophagusdivertikel.** Während des Essens eintretendes Steckenbleiben und Hochwürgen, Erbrechen erleichtert, Fortsetzen der Mahlzeit. Meist Pulsionsdivertikel, an der Grenze zum Pharynx nach dorsal entwickelt. Dort Plätschergeräusche, Vorwölbung in die Supraklavikulargrube möglich, Druck auf Trachea, Rekurrensparese (Heiserkeit), Grenzstrang (Angina pectoris), Neuralgien und Divertikulitis. Röntgen, Ösophagoskopie.

② **Ösophagusstriktur.** Wochen bis Monate nach Verätzungen oder Narben bildenden Entzündungen. Regurgitieren, Würgen oder Erbrechen je nach Höhe des Sitzes. Röntgen, Ösophagoskopie.

③ **Ösophaguskompression.** Beschwerden wie eben genannt, zunehmend, Inanition. Benigne und maligne Tumoren aller Nachbarorgane kommen in Betracht. Computertomographie. Ösophagoskopie. Glattwandige Einengung. Endosonographie, Röntgen: Verdrängung

④ **Ösophaguskarzinom.** Beschwerden wie eben genannt mit Wundheitsgefühl, Abmagerung. Aus dem oberhalb erweiterten Ösophagus explosionsartiges, sog. ösophageales Erbrechen. Ösophagoskopie mit Biopsie/Computertomographie/Endosonographie/Röntgen.

⑤ **Ösophagusachalasie,** sog. Kardiospasmus. Beim Essen zunächst Druckgefühl hinter dem Xiphoid. Erbrechen unverdauter Speisereste. Der Ausfall des Kardia-Öffnungsreflexes ist anamnestisch häufig bei einem psychischen Trauma eingetreten.

Zunehmende **Ösophagusdilatation** bis zur Sackbildung. Anfangs Erbrechen, später Ausfließen der Flüssigkeitsmengen mit Speiseresten beim Hinlegen. Röntgen: glatt begrenzte, konische Einengung über der Kardia, durch die rinnsalartig Brei in den Magen übertritt. Ursache der Ektasie können außer der Achalasie auch Narbenstenosen, Karzinome oder Missbildungen sein, im letzteren Fall ist der untere Ösophagus betroffen und zu einem Vormagen erweitert.

⑥ **Ösophagusvarizenblutung.** Bluterbrechen plötzlich im Schwall. Ausmaß bedrohlich. Bei jedem Umgehungskreislauf aus dem Pfortadergebiet (Pfortaderthrombose, Leberzirrhose, Lebervenenthrombose Budd-Chiari) mit hervortretenden Venen an Bauch und Brustwand sowie Milzschwellung. Notfall-Endoskopie. Siehe auch Tafel S. 254/255.

⑦ **Sanduhrmagen.** Rasch eintretendes Völlegefühl trotz Appetit. Brechreiz. Durchspritzgeräusch auskultierbar. *Organische* Enge bei Magenulkusanamnese oder bei Karzinom, *spastische* bei Ulkus zeitweilig. Röntgen-Magen, Gastroskopie.

⑧ Pylorusstenose. Pylorospasmus bei Kindern, parapylorisches Ulkus oder Karzinom bei Erwachsenen. Völlegefühl, schmerzhafte Stenoseperistaltik, Durchspritzgeräusch auskultierbar, zunehmende Gastrektasie mit Plätschergeräuschen bei kurzem Anstoßen, im Abstand von Tagen schwallartige Entleerung des überwiegend flüssigen Mageninhalts. Gastroskopie mit Biopsie. Röntgen-Magen stellt vielfach nur die Ektasie und Entleerungsverzögerung dar.

⑨ Schrumpfbulbus duodeni. Im weiteren Verlauf der rezidivierenden Ulkuskrankheit. Symptomatik wie bei Pylorusstenose. Gastro-Duodenoskopie/Röntgen.

⑩ Gastritis acuta. Völlegefühl, Appetitlosigkeit, belegte Zunge, übles Aufstoßen, diffuser Druckschmerz in der Magengegend; Erbrechen selten. Nach unverträglichen Speisen. Wegen der baldigen Rückbildung wird auf weitere Untersuchungen verzichtet, obwohl Schleimhautentzündung mit Leukozyteninfiltration und funktionelle Dyspepsie nur durch Biopsie zu unterscheiden sind.

⑪ Gastroenteritis, Brechdurchfall. Tafel S. 238/239.

⑫ Säufergastritis. Morgendliches Erbrechen bei Gastritis-Symptomatik, Anamnese, Alkoholfahne.

⑬ Stauungspseudogastritis bei Herzinsuffizienz.

⑭ Magenkarzinom. Lange erscheinungsfrei. Appetitstörung, Abneigung gegen Fleisch. Später Druckgefühl, Brechreiz, Erbrechen säuredenaturierten Blutes (sog. Kaffeesatz), Teerstühle. Metastasen in Lymphknoten (Virchow'sche Drüse links supraclavikulär) und Leber. Gewichtsabnahme spät. Überwiegend mäßig beschleunigte Blutsenkung. Haemoccult-Test relativ früh positiv[78]. Anämie[1-3]. Meist subazid[73]. Gastroskopie mit Biopsie/Endosonographie/Computertomographie/Röntgen.

⑮ Ulkusblutung aus dem Magen oder Duodenum. Bei mäßiger Blutung kaffeesatzartiges Erbrechen, säuerlich riechend, mit Speisebrocken vermischt. Oft starke Blutung mit Erbrechen von rotem Blut im Schwall. Meist Ulkusanamnese. Notfallendoskopie. Siehe auch Tafel S. 254/255.

⑯ Cholecystitis acuta. Schweres Krankheitsbild mit hohem Fieber und starken Schmerzen in der Gallenblasengegend. Sehr druckempfindlich, Abwehrspannung. Leukozytose. Im akuten Stadium Sonographie.

⑰ Pancreatitis acuta. Gürtelförmiger schwerster Schmerz, besonders links. Löffelweises Bluterbrechen. Schockzustand. Subileus, Meteorismus. Oft Peritonitis mit starker Abwehrspannung. Aszites, Fieber. Lipase erhöht, Amylase erhöht in Blut und Urin[51]. Meist auch Hyperglykämie, Albuminurie. Sonographie kann die entzündliche Pankreasschwellung bestätigen. Computertomographie.

⑱ Ileus. Bei *Obturation* Koliken mit Dauerschmerz. Lokalisierbar zumindest durch Auskultation. Aufstoßen, Erbrechen, Koterbrechen. Zunehmende Abwehrspannung und Meteorismus. Bei *Strangulation* zusätzlich wegen Darminfarzierung Leukozytose, ansteigender Hämatokrit[2], Oligurie, Retention harnpflichtiger Stoffe[63–65]. Bei *paralytischem* Ileus keine Peristaltik. Sofern keine Peritonitis besteht, weiche Bauchdecken. Meteorismus in Dünn- und Dickdarm. Hypotonie, Tachykardie mit Überkreuzung von systolischem Wert und Pulsfrequenzzahl. Leukozytose. Oligurie, trockene Zunge. Singultus, Erbrechen, Koterbrechen, Stuhlverhaltung nicht abwarten. Röntgen: Abdomen-Übersichtsaufnahme zeigt multiple Flüssigkeitsspiegel in überblähten Darmschlingen.

⑲ Ketonämisches Erbrechen, acetonämisches Erbrechen. Acetongeruch. Bei Kohlenhydratmangel (Hunger, Alkohol, anhaltendem Erbrechen) vermehrter Fettabbau und Erhöhung der Ketonkörper (darunter Aceton) in Blut und Urin, metabolische Azidose[28–30]. Keine Hyperglykämie.

20 **Praecoma uraemicum.** Benommenheit. Urinöser Geruch. Anämische Haut mit Harnsäurekristallen. Starke Retention harnpflichtiger Stoffe[63–65]. Metabolische Azidose[28–30]. Elektrolytverschiebungen[33–38], Proteinurie, Zylindurie, Erythrozyturie[83–85], Isothenurie um 1010.

21 **Praecoma hepaticum.** Benommenheit, Ikterus. Typischer Foetor. Leber derb, Milz meist vergrößert, Blutungsneigung. Leukozytose. ALAT und andere Leberenzyme erhöht[51]. Ammoniak erhöht[66].

22 **Praecoma Addisoni.** Zum Bild des M. Addison tritt eine Dehydrierung mit Schocksymptomatik, Elektrolytverschiebung[33–38], Oligurie, dabei Retention harnpflichtiger Stoffe[63–65], Hypoglykämie[61], Benommenheit.

23 **Praecoma hyperglycaemicum.** Benommenheit. Polydipsie, Polyurie. Vertiefte Atmung (Kussmaul), Acetongeruch. Haut gerötet. Puls schwach gefüllt, Blutdruck erniedrigt. Hoher Blutzucker[61]. Ketonkörper auch im Harn vermehrt (Acetessigsäure, Aceton).

24 **Migräne.** Chronisch mit anfallsweise heftigem Kopfschmerz, meist halbseitig, Flimmerskotome, Übelkeit, Erbrechen. Anamnestisch seit Pubertät und familiär gehäuft.

25 **Ménière-Syndrom.** Plötzlich einsetzendes, starkes Schwindelgefühl mit Übelkeit, Erbrechen, Schweißausbruch. Immer Ohrensausen in hohen Frequenzen und Schwerhörigkeit dabei.

26 **Herzinfarkt.** Insbesondere beim Hinterwandinfarkt. Angina pectoris mit Vernichtungsgefühl, Nitrotherapieresistent. EKG: ST-Hebung; ggf. schon pathologische Q-Zacken; in Brustwandableitungen bei Vorderwandinfarkt R-Verlust. Nachfolgend erhöhte Temperatur und Leukozytose möglich. Troponine[67], ASAT[51], CPK[51] erhöht.

27 **Lungenembolie.** Plötzlicher Lokalschmerz, Dyspnoe, manchmal reflektorisches Erbrechen, Hämoptoe, Kollaps. Vorausgehend eine Thrombose oder Operation. Nachfolgend Fieber und lokal Pleurareiben möglich.

28 **Appendizitis.** Anfangs Ober-, nach Stunden Unterbauchschmerz rechts. Übelkeit, Erbrechen. Abwehrspannung. Druckschmerz am Mc. Burney- oder Lanz-Punkt. Loslassschmerz im linken Mittelbauch. Schmerzzunahme beim Verdrängen des Dickdarminhalts auf den Blinddarm zu (Rovsing). Rektal Douglasschmerz, besonders rechts. Rektal-axillare Temperaturdifferenz auf 1° erhöht. Tachykardie. Leukozytose.

29 **Tubarruptur.** Gravidität im 2. Monat. Aus vollem Wohlbefinden plötzlich starker Unterbauchschmerz, reflektorisches Erbrechen, Kollaps, zunehmende Anämie, lebensbedrohlicher hämorrhagischer Schock. Dämpfung über der Symphyse ohne Fluktuation der Gerinnungsmassen. Sonographie.

30 **Peritonitis.** Abwehrspannung. Druckschmerz, Loslassschmerz. Bei *lokal* abgekapselter Form Abszessbildung mit Fieber und Leukozytose. Bei *diffuser* Peritonitis: Meteorismus, auskultatorisch Stille wegen paralytischer Darmatonie. Schockausbildung. Brechreiz, Singultus. Rektaltemperatur über 0,5°C höher als axillar. Leukozytose. Oligurie und bedrohliche metabolische Störungen[33–38, 63–65].

31 **Hyperreflexie.** Erbrechen beim Zähneputzen, bei Mundbesichtigung mit Spatel u. Ä.

32 **Schädel-Hirn-Trauma.** Bewusstlosigkeit, Erbrechen, retrograde Amnesie.

33 **Meningoenzephalitis.** Kopfschmerzen, Benommenheit, Nackensteife, Hirnnervenschädigungen, Erbrechen. Beginn mit Schüttelfrost und hohem Fieber bei bakterieller Meningitis. Liquorpunktion.

34 **Hirntumor.** Langsame Entwicklung der Hirndrucksymptome: Diffuser Kopfschmerz, Schwindelgefühl, zerebrales Erbrechen unabhängig von der Nahrungsaufnahme. Pulslabilität, Respirationsstörungen (Gähnen, Cheyne-Stokes'sche Atmung u. a.), Stauungspapille. Dösigkeit, Hirnnervenstörungen, zerebrale Herdsymptome.

㉟ Hydrozephalus. Gleiche Symptomatik ohne Herdsymptome. In der Anamnese meist Meningitis. – Davon zu trennen ist der kindliche Hydrozephalus mit typischer nachgebender Verformung des wachsenden Schädels.

㊱ Massenblutung, Apoplexie. Plötzlich bewusstloses Zusammenbrechen. Zunächst schlaffe, später spastische Hemiparese. Babinski positiv. Inkontinenz. Zunehmende Zeichen der Hirndrucksteigerung. Hypertonie, Plethora.

㊲ Demonstratives Erbrechen. Biografische Anamnese kann die Motive erkennbar machen, z. B. Schonung, Geltungsbedürfnis, Schwangerschaftseinbildung.

Diarrhoe

	chemisch	infektiös	parasit./allerg.

	Nikotin
	Pilzvergiftung
	Hg, As, Zn (1) (2)
	
	Medikamente
	  Abführmittel
	  Sorbit
	
	Urämie (3)
		Gastroenteritis (4)
		– viral
		– bakteriell
		Typhus, (5)
		Paratyphus
		andere
		Salmonellosen (6)
		Ruhr; (7) (8)
		Amöbenruhr
		Cholera (9)
		Trichinose (10)
		Botulismus (11)
			Darmparasiten (19)
			– Oxyuren
			– Askariden
			– Taenien
			– Lamblien
			– Amöben
			– Balantidien
			– Trichomonaden

chronisch	Hg, As, Pb	Divertikulitis (12)
		Proktitis (13)
		Colitis ulcerosa (14)
		M. Crohn (15)
		Darm-
		  tuberkulose (16)
		Aids Related
		  Complex (17)
		M. Whipple (18)
			Nahrungsmittel-
			allergie gegen (20)
			– Fisch
			– Milch
			– Käse
			– Eier
			– Tomaten
			u. a.

neoplastisch	zirkulatorisch	hormon./metabol.	nerval
Kolonkarzinom 21 Dünndarm- karzinoid 22	Darminfarkt 23	M. Addison 24 M. Basedow 25	Dyspepsie 34 *visz.-viszeral-* *reflektorisch oder* *psychogen*
		Sekretions- *störungen* Gastrogene Diarrhoe 26 Exsudative Enteropathie 27 Lactase- mangel-D. 28 Gallen- mangel-D. 29 Pankreas- insuffizienz-D. 30 *Resorptions-* *störungen* Gluten- Enteropathie 31 = prim. Malabsorpt. Sek. Malabsorp- tion nach Dünn- darmresektion Dünndarm- amyloid 32 Gastrokolische Fisteln 33	Colon irritabile 35 Inkontinenz Simulation mit medik. Hilfe 36

Groborientierung. Bei unklarer Durchfallerkrankung zuerst Infektiosität bestätigen oder ausschließen. Einige andere Ursachen drängen sich auf (Basedow, Addison, Karzinoid-Flush, Darminfarkt, Inkontinenz). Nach den übrigen muss systematisch gefahndet werden: *anamnestisch* (toxische, allergische, reflektorische oder psychische Zusammenhänge), *sonographisch, röntgenologisch/endoskopisch* (Karzinom, chron. Entzündungen, Fisteln), *mikroskopisch* (Parasiten) und *chemisch* (Sekretions- und Resorptionsstörungen). Auf Letztere können Fettstühle ein Hinweis sein. Blut im durchfälligen Stuhl wird bei Ruhr, Colitis ulcerosa, Karzinom und Darminfarkt, seltener aber auch bei anderen Darmerkrankungen beobachtet. Bestehen rezidivierende Diarrhoen seit Jahr und Tag, kann sich die Diagnostik auf die unter „chronisch" angeführten Störungen beschränken. Sonst muss immer alles berücksichtigt werden, da auch die später chronischen Erkrankungen einmal frisch anfangen. Das Colon irritabile ist eine Ausschlussdiagnose.

❶ Quecksilberintoxikation. Nach oraler Aufnahme blutige und schwarz gefärbte Diarrhoen, sonst blutig-schleimige. Begleitend Nephrose, Anurie, Urämie. Hg-Nachweis in Urin und Blut.

❷ Arsenintoxikation. Akute: starke Durchfälle, Tenesmen, Erbrechen, Wadenkrämpfe, Exsikkose. Chronische: Arsenmelanose, Katarrhe, Durchfälle, Lähmungen, Anämie, weiße Querstreifen an den Fingernägeln. Arsennachweis in Nägeln und Haaren.

❸ Urämie. Urinöser Geruch. Blasse Haut mit Harnsäurekristallen. Hohe Retention harnpflichtiger Substanzen[63–65]. Proteinurie, Zylindrurie, Erythrozyturie[83–85]. Isosthenurie um 1010.

❹ Gastroenteritis. Übelkeit, Erbrechen, Leibschmerzen, explosionsartiger Durchfall, Kollaps. Leichte Temperaturerhöhung. Mäßige Leukozytose. Bei massiven Durchfällen Exsikkose, Verarmung an Natrium und Kalium[33, 35]. Bei Inanspruchnahme des Arztes Untersuchung binnen 24 Stunden einschließlich epidemiologischer Anamnese, Rektalabstrich zur mikrobiologischen Untersuchung (in ungeklärten Fällen unerlässlich bei Beschäftigten in Lebensmittelgewinnung, -verarbeitung, -verkauf, -zubereitung und -servierung, in Kindereinrichtungen, im Erziehungswesen, bei mit solchen Personen zusammenwohnenden Durchfallkranken und bei jeder Ersterkrankung in Wohnheimen, Lehrlings-, Schulungs-, Altenheimen usw.). Belehrung der Patienten über Verhalten und Absonderung. Bei Mehrfacherkrankungen Sicherstellung verdächtiger Lebensmittel, in Großküchen der 24-Stunden-Aufbewahrungsproben; dazu telefonische Meldung an das Gesundheitsamt zur übergreifenden Klärung. Eine Hauptrolle spielen Lebensmittelvergiftungen durch Salmonellen, Yersinia und andere Keime sowie unspezifische Erreger, z. B. bei der Coli-Enteritis der Kinder, der iatrogenen postantibiotischen Staphylokokken-Enteritis oder der postantibiotischen pseudomembranösen Clostridien-Kolitis. Auch Viren (insbesondere Rotaviren) sind stark beteiligt, z. B. stehen bei manchen Grippeepidemien enteritische Erscheinungen im Vordergrund (Darmgrippe).

❺ Typhus, Paratyphus. Treppenförmiger Fieberanstieg in der ersten Woche. Als toxische Zeichen zunehmende Benommenheit (typhos = Dunst), relative Bradykardie, Leukopenie, Fehlen der Eosinophilen. Ab 2. Woche Kontinua um 40 °C, erbsbreiartige Durchfälle, der Kranke lässt unter sich; am Wochenanfang einige Tage Roseolen in geringer Zahl auf dem Bauch, kaum glasstecknadelkopfgroß, unter dem Glasspatel ausdrückbar. Borkig belegte Zunge, Hypotonie, Meteorismus. Parathyphus verläuft typhusartig oder abgemildert bis hin zur gewöhnlichen Enteritis. Zum Nachweis der Salmonella typhi bzw. paratyphi A, B, C: Blut für Kultur und serologische Untersuchung, Stuhl und Urin einsenden. Gruber-Widal bei Ungeimpften in der 2. Woche über 1 : 400, bei Geimpften beträchtlicher Titeranstieg. Epidemiologische Maßnahmen (Anamnese, Einweisung, tel. Meldung ans Gesundheitsamt vorweg).

❻ Salmonellosen, andere, s. o. Gastroenteritis.

❼ Ruhr, Dysenterie. Tenesmen mit blutigen Durchfällen, die in ständiger Wiederholung bald nur noch schleimig-blutig sind, von fadem Geruch. Mäßiges Fieber. Kollapsneigung. Rektalabstrich zum kulturellen Erregernachweis. Epidemiologische Klärung s. o. bei Gastroenteritis.

8 **Amöbenruhr.** Ohne Tenesmen etwas durchfälliger Stuhl mit Beimengungen blutigen Schleims (Himbeergelee). Kein Fieber. Chronisch-rezidivierend mit langen erscheinungsfreien Zeiten. Erreger mikroskopisch in noch warmer Schleimflocke nachweisbar, auch im gefärbten Ausstrich. Infektion bei Aufenthalt in den (Sub-)Tropen.

9 **Cholera.** Aus Südostasien bis Nordafrika. Beginn wie Gastroenteritis, wobei der sich ständig wiederholende Durchfall bald reiswasserähnliche Beschaffenheit annimmt. Durch Flüssigkeits- und Salzverlust[33–35] Exsikkose. Waden- und Kopfschmerz, zunehmende Benommenheit. Oligurie, Retention von Harnpflichtigem[63–65]. Hypotonie, schneller, flacher Puls. Das anfänglich mäßige Fieber sinkt auf subnormale Werte. Zum Erregernachweis Stuhl (Schleimflocke) sofort mit Kurier zur Kultur. – Das Bild mit wässrigen Stühlen und Exsikkose kann auch von Gastroenteritiden mit einheimischen Erregern imitiert werden (Cholera nostras).

10 **Trichinose.** Nach Genuss von ungeprüftem (Wild-)Schwein- oder Bärenfleisch bei allen Tischgenossen Gastroenteritis mit mäßigem Fieber; um den 9. Tag plötzliche Temperatursteigerung auf 40 °C mit allgemeinen Muskelschmerzen, Ödemen und Singultus, mehrere Wochen lang. Bleibende Beschwerden. Hohe Eosinophile. Trichinennachweis im Blut und durch Muskelbiopsie.

11 **Botulismus.** Etwa 1 Tag nach Toxinaufnahme Gastroenteritis und Kopfschmerzen. 2 Tage später Augenmuskellähmungen und andere Hirnnervenstörungen. Pupillenstarre. Speichel- und Tränensekretion versiegt. Atemlähmung. Bis dahin bewusstseinsklar. – Tischgenossen, die von der gleichen Konserve, Räucherware u. a. gegessen haben, erkranken wegen des nur kleinen Toxinbezirks nicht alle.

⑫ Divertikulitis. Überwiegend im unteren Dickdarm multipel ausgebildete Divertikel neigen zu Entzündungen und dadurch ausgelösten Durchfällen.

⑬ Proktitis. After feucht, häufig Schleimabgang, trotz geringer Mengen oft nach heftigem Stuhldrang; Schmerzen beim Absetzen schleimig eingehüllter Stühle oder häufiger weicher Stühle. Der chronisch rezidivierende Verlauf kann in manchen Fällen auf die allergische Reaktion gegenüber einem bestimmten Toilettenpapier zurückgeführt werden.

⑭ Colitis ulcerosa. Täglich mehrfach Durchfälle mit Schleim und Blut, dabei Tenesmen. Immer nur Einzelfälle. Meist kein Fieber. Monatelange Schübe wechseln mit vielmonatigen Pausen; manchmal kontinuierlicher Krankheitsverlauf. Gewichtsabnahme und Anämie erholen sich in den Pausen. Beweisend Rektoskopie: Hochrote, samtartige, verletzliche Schleimhaut, die schon durch die Instrumenteneinführung siebartig blutet; Biopsie. Die Koloskopie zeigt die Ausdehnung des Prozesses, der meist mit einer Proktitis beginnend, in jahrelangem Verlauf aufsteigt und schließlich das ganze Kolon erfassen kann. Schubauslösung häufig psychisch, ersichtlich aus der biografischen Anamnese. – Seltener tritt *ein fulminanter* Schub auf mit 30 und mehr Durchfällen täglich, Exsikkose, Oligurie, Anstieg harnpflichtiger Substanzen[63–65], mit septischen Temperaturen und lebensbedrohlichem Schockzustand bei toxischem Megakolon.

⑮ M. Crohn. Enteritis regionalis, Ileitis terminalis. Zwar befällt die Krankheit jeden beliebigen Darmabschnitt, zumeist aber den Übergang vom Dünn- zum Dickdarm. Dann oft im rechten Unterbauch Resistenz palpabel. Windverhaltungen, krampfartige Bauchschmerzen, Abwehrspannung, Druckschmerz, Brechreiz, Durchfall. Fieber und Leukozytose im akuten Schub. Während des chronischen Verlaufes rezidivierend Meteorismus, Bauchschmerzen, Diarrhoen. Die Durchfälle manchmal mit Blut, bei hohem Sitz als Teerstuhl. Anämie, Gewichtsabnahme. Häufig Fistelbildungen. Sonographie/Röntgen-Kontrastdarstellung/Endoskopie mit Biopsie, wenn erreichbar.

16 **Darmtuberkulose.** Bei fortgeschrittener Lungentuberkulose und Resistenzschwäche, durch verschlucktes Sputum. Der Reiz auf die Darmperistaltik geht von zahlreichen Ulzerationen mit unterminiertem Rand aus. Mesenteriallymphknotentuberkulose. Diffuser Bauchschmerz. Erregernachweis durch Kultur und DNA-Nachweis. Röntgen-Kontrastmitteldarstellung/Endoskopie.

17 **Aids Related Complex** s. S. 334.

18 **M. Whipple.** Intestinale Lipodystrophie. Jahre vorausgehend polyarthritische Beschwerden. Bakteriell induziert wird in den Retikulumzellen ein Mukopolysaccharid produziert, das die Lymphbahnen verstopft. Fieberschübe, Lymphknotenschwellungen auch peripher. Voluminöse fett glänzende Stühle im Wechsel mit schaumigen Gärungsdurchfällen, Meteorismus, Milchkaffee-Teint. Aspirationsbiopsie im Dünndarm.

19 **Darmparasiten** verursachen manchmal Durchfälle. Sie werden durch Untersuchen des Stuhles auf Wurmeier entdeckt (Oxyuren, Akariden, Taenien u. a.) oder frischen Stuhlschleimes auf Protozoen (Lamblien, Amöben, Balatidien, Trichomonaden). Lamblien u. a. sind auch im frischen Duodenalsaft nachzuweisen. Diese meist harmlosen Parasiten werden erst durch den therapeutischen Erfolg ihrer Bekämpfung als Enteritisursache bestätigt.

20 **Nahrungsmittelallergie.** Zusammenhänge anamnestisch klar oder beobachten, auszutesten mit Suchkost.

21 **Kolonkarzinom.** Wechsel von Obstipation und Durchfällen. Prästenotische peristaltische Koliken, dabei tastbare Darmsteifungen, z. T. auch Tumor palpabel, Letzteres auch ohne Stenosezeichen bei Caecumtumoren. Blut in geringsten Mengen nachweisbar[78]; sichtbar, im Stuhl verbacken oder aufgelagert, je nach Höhe des Sitzes. Prädilektionsstellen Rektum und Sigma. Anämie, allmählich Gewichtsverlust und Blutsenkungsbeschleunigung. Digitale Untersuchung, Rektoskopie, Koloskopie mit Biopsie/Röntgen-Kontrasteinlauf.

22 **Dünndarmkarzinoid.** Durchfälle mit Leibschmerzen, manchmal jahrelang nicht klärbar bis zum Auftreten des Flush, überwiegend aber mit ihm gemeinsam beginnend. Die anfallsweise aufschießende Röte (flush), fleckig an Gesicht und Oberkörper, mit dem Gefühl brennender Hitze, geht wie die Durchfälle auf die Serotoninproduktion der Karzinoidzellen zurück. Das Abbauprodukt 5-Hydroxyindolessigsäure wird vermehrt ausgeschieden[77]. Beim Auftreten des Flush bestehen bereits Lebermetastasen. Suche des Primärtumors: Sonographie/ggf. Endosonographie/CT/ Magnetresonanztomographie/ Somatostatin-Rezeptorszintigraphie.

23 **Darminfarkt.** Der Mesenterialinfarkt ruft die heftigsten aller Bauchschmerzen hervor, anhaltend mit kolikartigen Steigerungen, nur diffus lokalisierbar. Abdomen gespannt, aber anfangs gut eindrückbar. Durchfall, z. T. blutig. Bradykardie. Zwischen der 7.–12. Stunde symptomärmeres Intervall mit zunehmend tachykardem Schockzustand und zunehmender Leukozytose. Danach paralytischer Ileus und Peritonitis. Im Interesse der frühzeitigsten Operation auf Angiographie verzichten.

24 **M. Addison.** Graubraune Pigmentierung der Haut, besonders der Handlinien, Mamillen, Achsel-, Genitoanalregion, Flecken an der Mundschleimhaut, frei bleiben Nagelbetten und Handinnenflächen. Gewichtsabnahme, Hypotonie, Schwäche, Wadenschmerzen, Durchfälle. Hypoglykämie[61], Elektrolytverschiebungen[33–38]. 11-Hydroxycorticoid- und 17-Ketosteroidausscheidung vermindert[93]. Auf ACTH steigen diese und Cortisol im Blut nicht an.

25 **M. Basedow.** Durchfälle im Rahmen der allgemeinen Erregungssteigerung. Struma, feinschlägiger Fingertremor, Tachykardie, Exophthalmus und Augensymptome. Schilddrüsenhormone erhöht[97–100].

26 **Gastrogene Diarrhoen.** Bei Salzsäuremangel[73]. Sofortiges Verschwinden nach Säuresubstitution beweisend. Bei weitem nicht jeder Patient mit Achylia gastrica aber leidet daran.

(27) Exsudative Enteropathie. Folgeerscheinung verschiedenartiger Darmerkrankungen. Zusammen mit Diarrhoen Albuminverlust. Hypoprotein- und Hypoalbuminämie[46,47]. Nachweis des Verlustes durch den Darm mit radioaktiv markiertem Humanalbumin.

(28) Lactasemangeldiarrhoe. Nach Milchgenuss Meteorismus, Flatulenz, kolikartige Bauchschmerzen, Durchfälle. Lactasemangel der Dünndarmmukosa bei Kindern angeboren, später auch erworbene Form. Die Lactoseintoleranz wird durch perorale Belastung getestet (50 g): Positivenfalls in ca. 3 Stunden Durchfall mit einem pH unter 5.

(29) Gallenmangeldiarrhoen. Voluminöse Stuhlentleerungen, fett glänzend, im Wechsel mit schaumigen Gärungsdurchfällen als Folge mangelnder Aufschließung aller Nahrungsbestandteile bei Cholestase und biliärer Leberzirrhose wie auch bei verminderter Gallensäurenrückresorption wegen Ileumresektion.

(30) Pankreasinsuffizienzdiarrhoe führt zu gleichartigen Erscheinungen.

(31) Gluten-induzierte Enteropathie, Zöliakie, primäre Malabsorption. Voluminöse, fett glänzende Salbenstühle im Wechsel mit schaumigen Gärungsdurchfällen. Beginn meist im 2. Lebensjahr. Im Weizenkorn enthaltenes Gluten wirkt toxisch auf resorbierende Dünndarmzellen. Aspirationsbiopsie aus dem oberen Jejunum/Röntgen: Schwund der Schleimhautfalten im Dünndarm.

(32) Dünndarmamyloid. Nach langen Eiterungen oder chronischen Erkrankungen als Teilerscheinung einer allgemeinen Amyloidose. Darmbiopsie.

(33) Gastrokolische Fistel. Unstillbare Durchfälle, fäkaler Mundgeruch, Hypoproteinämie[46], Dehydratation, Gewichts- und Kräfteverlust. Endoskopie, Röntgen: Kontrastmitteleinlauf in das Kolon gelangt auch in den Magen.

㉞ Funktionelle Diarrhoe. Dyspepsie. Durch *reflektorische* Miterregung des Darmes. *Psychogener* Durchfall als Angstreaktion gehört mit dem Anspringen einer erhöhten Kreislaufleistung und Blasenentleerung zu atavistischen Fluchtreflexen.

㉟ Colon irritabile, Reizkolon. Bauchschmerzen, Blähungen, Durchfälle, Obstipation oder beides. Schleimbeimengungen, wenn reichlich = *Colica mucosa*. Morphologische und Labordiagnostik o. B., jedoch meist auch andere vegetative Funktionsstörungen.

㊱ Simulation mithilfe von Abführmitteln. Bereitschaft zu wiederholten Krankenhausaufnahmen, zu eingreifenden Untersuchungen und sogar Operationen. – Laxanziendepot beim Patienten oder Nachweis im Urin. Die Motive der Flucht in die Krankheit und Selbstschädigung durch Psychotherapeuten klären.

Obstipation

	genetisch	mechanisch	chemisch
		Darm-verwachsungen 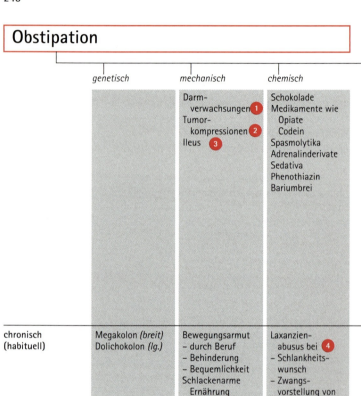 Tumor-kompressionen Ileus	Schokolade Medikamente wie Opiate Codein Spasmolytika Adrenalinderivate Sedativa Phenothiazin Bariumbrei
chronisch (habituell)	Megakolon *(breit)* Dolichokolon *(lg.)*	Bewegungsarmut – durch Beruf – Behinderung – Bequemlichkeit Schlackenarme Ernährung	Laxanzien-abusus bei – Schlankheits- wunsch – Zwangs- vorstellung von tgl. Stuhlgang – chron. Obsti- pation (circul. vitiosus)

neoplastisch	hormon./metabol.	nerval

Kolonkarzinom [5]	Gravidität
	prämenstruell
	Hypothyreose [6]
	Hypokaliämie [7]
	Dehydratation [8]
	Porphyria ac.
	  intermittens [9]
	Kachexie
		psychisch
		Leistungs-
		  einstellung
		erregende
		  Erlebnisse
		Reiseobstipation
		eingeübte
		  Stuhlverhaltung
		– schmerzbedingt
		– berufsbedingt
		allg. depressive
		  Verlangsamung
		
		reflektorisch
		viszero-viszeral
		  bei and.
		  Abdominal-
		  erkrankungen
		Tagesrhythmus-
		  störung

		*Regulations-
		  störungen* [10]
		spastische
		  Obstipation
		atonische
		  Obstipation
		  Dyschezie [11]
		Colon irritabile [12]

Groborientierung. Eingehende Anamnese zu Bewegung, Ernährung, Medikamenten, Laxanzienabusus, Menses und psychischen Zusammenhängen. Röntgen/Endoskopie zur Klärung von Kolonerweiterungen (Mega-, Dolichokolon, Dyschezie) oder -verengungen (Karzinom, Kompression, Verwachsungen). Gezielte Laborklärung evtl. metabolischer Ursachen.

❶ **Darmverwachsungen**, Briden. Anamnestisch Operation. Oft bei Anheben einer Bauchwandfalte in Narbennähe ziehender Schmerz. Durch Passagebehinderung kann schmerzhafte Stenoseperistaltik vorkommen und Obstipation im Wechsel mit Durchfällen.

❷ **Tumorkompression** von außen ruft Stenoseperistaltik und Obstipation im Wechsel mit Durchfällen hervor, im Gegensatz zum Darmkarzinom ohne nachweisbare Blutung[78].

❸ **Ileus.** Stuhlverhaltung ist ein für die Diagnose des Ileus zu spät kommendes Symptom. Richtungweisende Symptomatik s. S. 60.

❹ **Laxanzienabusus** ist die häufigste Quelle der chronischen Obstipation, infolge Schädigung der Darmwand, besonders durch den entzündlichen Reiz von Drastika. Anlass zum Abusus ist in bedeutendem Maße der Wunsch, bei gutem Essen die schlanke Linie zu bewahren. Bei manchen auch die fixe Idee, man müsse täglich Stuhlgang haben. 2- bis 3-mal in der Woche ist noch normal. Die Behandlung der chronischen Obstipation mit immer drastischeren Mitteln führt zur Fixierung der Obstipation.

❺ **Kolonkarzinom.** Prästenotische peristaltische Koliken, dabei tastbare Darmsteifungen, z. T. auch Tumor palpabel, Letzteres auch ohne Stenosezeichen bei Caecumtumoren. Wechsel von Obstipation und Durchfällen. Blut in geringsten Mengen nachweisbar[78], makroskopisch im Stuhl verbacken oder nur aufgelagert, je nach Sitz des Tumors. Prädilektionsstellen Sigma und Rektum. Digitale Austastung, Rektoskopie, Koloskopie mit Biopsie/Röntgen-Kontrasteinlauf.

6 **Hypothyreose.** Geistige Trägheit, Bradykardie, Obstipation, trockene, schilfernde Haut und Haarausfall, evtl. Myxödem. Struma oder atrophische Schilddrüse, zu weitgehende Strumektomie, Radioiod-Strahlentherapie oder auch Thyreostatikaüberdosierung[97–100].

7 **Hypokaliämie.**[35] Muskelschwäche, Reflexe schwinden, paralytischer Ileus mit Flüssigkeitsretention im Darmlumen, Obstipation, Appetitlosigkeit, Erbrechen. EKG: Niederspannung, ST- und T-Depression, U-Wellen. Ursachen: Polyurie durch Nierenerkrankung, Saluretika, Laxanzienabusus, Prednisontherapie, primärer Hyperaldosteronismus.

8 **Dehydratation**[2] siehe Tafel S. 374.

9 **Porphyria acuta intermittens,** Porphyria (hepatica) acuta. Dominanter Erbgang. Chronische Obstipation, Koliken, Erbrechen, Subikterus. Neurologische und psychische Auffälligkeiten. Der zunächst unauffällige Urin wird unter Lichteinwirkung braunrot. Porphyrinurie[25], insbesondere starke Porphobilinogenurie[24].

10 **Regulationsstörungen** mit spastischer und atonischer Obstipation haben vielfältige Ursachen. Siehe dazu Tafel S. 320/321.

11 **Dyschezie.** Ausfall des Entleerungsreflexes der Ampulla recti, die dadurch zu einem aufgetriebenen Ballon festen Stuhles wird.

12 **Colon irritabile,** Reizkolon. Bauchschmerzen, Blähungen, Durchfälle, Obstipation oder beides. Bei reichlichen Schleimbeimengungen = Colitis mucosa. Morphologische und Labordiagnostik o. B., jedoch meist auch andere vegetative Funktionsstörungen.

Raum für handschriftliche Eintragungen

Blutungen aus den Atemwegen

Epistaxis

└─ Nase

    Teleangiekta-
      sien
    Hypertonie
    starker
      Schnupfen
    Lädierung
    Fremdkörper
    Karzinom
    – der Kiefer-
      höhle

Hämoptoe

└─ Trachea/ ◄─── Lunge
    Bronchien

Blut im Auswurf	*Hellrot-schau-miger Auswurf*
Fremdkörper-verletzung	Verletzung
Tracheitis/	Rippenfraktur
Bronchitis	Lobärpneumonie ❸
– bes. bei Grippe	Lungenabszess ❹
Bronchiektasen ❶	Aktinomykose ❺
Tumor ❷	Lungen- ❻
– einbruch	tuberkulose
in Trachea	Lungenmilz-
– Bronchial-karzinom	brand ❼
– Bronchus-adenom	Goodpasture-Syndrom ❽
	Lungenembolie ❾
	Mitralstenose ❿

Überall außerdem:
Hämorrhagische
  Diathese
Hämangiome
Endometriose

Epistaxis

Groborientierung. In unklaren Fällen nach Tamponade: Blutdruckmessung. Rhinologische Untersuchung. Röntgen-Kieferhöhle. Blutungs- und Gerinnungszeiten[13, 15, 16].

Hämoptoe

Groborientierung. In unklaren Fällen Röntgen-Thorax, Computertomographie, erforderlichenfalls Bronchoskopie, Echokardiogramm.

❶ Bronchiektasen. Morgendlich maulvolle Expektoration bei Kopfhängelage. Sputum im Glas geschichtet: schaumig – trüb – eitrig. Feuchte, grob blasige Rasselgeräusche. Rezidivierend febrile pneumonische Prozesse. Ausnahmsweise Hämoptoe. Im fortschreitenden Verlauf Dyspnoe, Uhrglasnägel. Computertomographie.

❷ Bronchialtumor. Chronischer Husten, Auswurf z. T. mit Blutbeimengung, selten stärkere Hämoptoe. Röntgen-Thorax: Atelektase eines unbelüfteten Lungenabschnitts; Tumordarstellung durch Tomographie. Bronchoskopie mit Biopsie. Nicht selten überdeckt eine sekundäre Pneumonie zunächst das Gesamtbild. Eine Sonderstellung nimmt das *periphere* Bronchialkarzinom ein, das bronchoskopisch nicht zugängig ist, sich aber im Röntgenbild als Rundherd darstellt. Gleichartige *Rundherde* sieht man bei Lungenmetastasen, dann meist multipel, als spezifisches induriertes Infiltrat (Tuberkulom) und bei gutartigem Tumor; Lungenabszess oder Infarkt sind durch ihre Begleitsymptome (Fieber, Leukozytose bzw. plötzlicher Schmerz) abzugrenzen, eine Echinokokkusblase durch Eosinophilie, Komplementbindungsreaktion und schließlich ihre Größe.

❸ Lobärpneumonie. Schüttelfrost, steiler Fieberanstieg auf über 39 °C. Dyspnoe mit Nasenflügelatmen. Auskultatorisch Crepitatio indux, übergehend in massive Dämpfung mit Bronchialatmen. Zähes, rost-braunes Sputum durch Beimischung von Erythrozyten und Hämoglobin. Bei der späteren Crepitatio redux wird das reichlichere Sputum eitrig. Früher klassischer Verlauf durch frühzeitige Antibiotikagabe modifiziert/verkürzt. Röntgen.

④ Lungenabszess. Bei Aspiration, Pneumonie, Tumor. Fieber, hohe Leukozytose, schweres Krankheitsgefühl. Bei Entleerung ins Bronchialsystem Husten, eitriger Auswurf, Fieberabfall, selten Hämoptoe. Röntgen: Rundherd, nach Teilentleerung mit Spiegelbildung.

⑤ Aktinomykose. Schleimig-eitriger gelegentlich blutiger Auswurf. Im Sputum Drusen. Fieber. Röntgen/Computertomographie: bronchopneumonisches Bild, multiple Abszessbildungen, Pleuraempyem.

⑥ Lungentuberkulose. Hämoptoe oder Blutsturz kann Erstsymptom sein, aber auch in *allen* aktiven Stadien der chronischen Krankheit auftreten. Als Frühsymptome sind sonst Husten, Leichtermüdbarkeit, Nachtschweiß, subfebrile Temperaturen, besonders morgens, und Pleuritis exsudativa zu beobachten; bei Letzterer können weitere röntgenologisch fassbare Krankheitsmanifestationen in mehrjährigem Abstand noch folgen. Ein Teil der Erkrankungen wird erst durch Röntgenuntersuchungen bemerkt. Im Röntgenbild: herdförmige weiche Verschattung, Strangzeichnung zum Hilus, vergrößerte Hiluslymphknoten, beide Lokalisationen können indurieren und verkalken, jedoch kann das Infiltrat bei geringerer Abwehrkraft auch einschmelzen und unter eitrigem Auswurf eine Kaverne hinterlassen. Damit beginnt die bronchogene weitere Aussaat in die Lungen. Unbehandelt erfolgt die apiko-kaudale Ausbreitung meist gemischt exsudativ und produktiv. Sie kann einen zirrhotischen Ausgang nehmen mit meist hoch gezogenen Hili, jedoch sich auch in *käsigen Pneumonien* mit Einschmelzen und Aushusten ganzer Lungenteile, in einer Lungenphthise fortsetzen. Hierbei tritt hohes Fieber auf wie auch bei *Miliartuberkulose* nach hämatogener Aussaat. Miliare Herde können auch ohne auffällige Begleiterscheinungen in der Lunge, besonders in der Lungenspitze, auftreten, vernarben und verkalken. Jedoch können auch alle verkalkten Herde reaktiviert und exsudativ zum neuen Ausbreitungsherd werden. Nachweis von Tuberkelbazillen im Sputum, sonst im Bronchialsekret, Exsudat, Eiter, durch Spezialfärbung mikroskopisch, kulturell und im Tierversuch. In Stadien mit geringer Krankheitsaktivität ist dieser Befund negativ.

❼ Lungenmilzbrand. Infektion bei Tierkontakt oder Fellbearbeitung. Nach entzündlichen Prozessen in Nase, Rachen, Kehlkopf und Bronchitis steiler Fieberanstieg mit Schüttelfrost. Bild einer Bronchopneumonie mit blutig schaumigem Auswurf. Kreislaufversagen. Erregernachweis aus Sputum; mikroskopisch Verdacht, Kultur und Tierversuch beweisend.

❽ Goodpasture-Syndrom. In Schüben Hämoptoe und fortschreitende Glomerulonephritis. Autoantikörper gegen Basalmembran in Lunge und Nieren. Röntgen: kleinfleckig disseminierte Verschattungen.

❾ Lungenembolie. Plötzlicher Lokalschmerz, bei größeren Infarkten Dyspnoe, Hämoptoe, Kollaps. Vorausgehend eine Thrombose. Nachfolgend Fieber und Pleurareiben, eventuell Pleuraexsudat, blutig, s. S. 200.

❿ Mitralstenose. Diastolisches Herzgeräusch. Beginnend mit dem hervortretenden Mitralöffnungston, der mit dem betonten 1. und 2. Herzton einen Dreierrhythmus ergibt. Röntgen: Herztaille verstrichen, Retrokardialraum eingeengt, beides durch den erweiterten linken Vorhof. Der Rückstau im kleinen Kreislauf begünstigt bei geringsten Läsionen eine Hämoptoe. Echokardiographie.

Raum für handschriftliche Eintragungen

Blutungen aus den Verdauungswegen

Hämatemesis

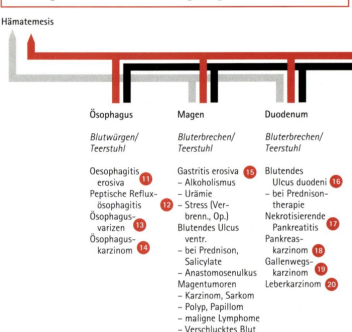

Ösophagus

Blutwürgen/ Teerstuhl

Oesophagitis erosiva ⑪
Peptische Reflux-ösophagitis ⑫
Ösophagusvarizen ⑬
Ösophaguskarzinom ⑭

Magen

Bluterbrechen/ Teerstuhl

Gastritis erosiva ⑮
– Alkoholismus
– Urämie
– Stress (Verbrenn., Op.)
Blutendes Ulcus ventr.
– bei Prednison, Salicylate
– Anastomosenulkus
Magentumoren
– Karzinom, Sarkom
– Polyp, Papillom
– maligne Lymphome
– Verschlucktes Blut

Duodenum

Bluterbrechen/ Teerstuhl

Blutendes Ulcus duodeni ⑯
– bei Prednisontherapie
Nekrotisierende Pankreatitis ⑰
Pankreaskarzinom ⑱
Gallenwegskarzinom ⑲
Leberkarzinom ⑳

Blutungen aus den Verdauungswegen 259

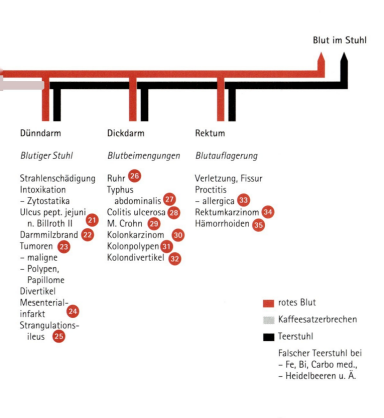

Blut im Stuhl

Dünndarm

Blutiger Stuhl

Strahlenschädigung
Intoxikation
– Zytostatika
Ulcus pept. jejuni
  n. Billroth II 21
Darmmilzbrand 22
Tumoren 23
– maligne
– Polypen,
  Papillome
Divertikel
Mesenterial-
infarkt 24
Strangulations-
  ileus 25

Dickdarm

Blutbeimengungen

Ruhr 26
Typhus
  abdominalis 27
Colitis ulcerosa 28
M. Crohn 29
Kolonkarzinom 30
Kolonpolypen 31
Kolondivertikel 32

Rektum

Blutauflagerung

Verletzung, Fissur
Proctitis
– allergica 33
Rektumkarzinom 34
Hämorrhoiden 35

■ rotes Blut
▨ Kaffeesatzerbrechen
■ Teerstuhl

Falscher Teerstuhl bei
– Fe, Bi, Carbo med.,
– Heidelbeeren u. Ä.

Überall außerdem:
Hämorrhagische
  Diathese
Hämangiome
Endometriose

Hämatemesis und Blutstühle

Groborientierung. Ort der Blutung unterscheiden nach *hoch gewürgtem, nicht-säuerlich-riechendem, rotem* Blut (Ösophagus) und *erbrochenem, säuerlich riechendem, oft kaffeesatzartigem* Blut (Magen, Duodenum). Meist *sehr stark* sind Ösophagusvarizen- und Ulkusblutungen. *Teerstühle* stammen aus Ösophagus, Magen oder oberem Dünndarm, *blutige Stühle* aus dem unteren Dünndarm, *Blutvermengungen* im Stuhl aus dem Dickdarm, *Blutauflagerungen* aus dem Rektum.

Das *Ausmaß* des Blutverlustes ist nicht sogleich an Hämoglobin, Hämatokrit oder Erythrozytenzahl abzulesen; denn der Verdünnungseffekt einströmender Gewebsflüssigkeit zum Volumenersatz vollzieht sich erst im Laufe eines Tages. Sofortzeichen großer Blutverluste sind: Blässe durch Gefäßkontraktion, kalte Extremitäten, Durst, Hypotonie, Kollapsneigung sowie eine hohe Leukozytose.

Notfall-Endoskopie (Ösophago-Gastro-Bulboskopie bzw. Koloskopie). Die ersatzweise Röntgenuntersuchung kann nur einen Teil der Ursachen klären. Angiographie/Szintigraphie. Sonst gelten nachfolgende Hinweise. Immer hämorrhagische Diathese mittels Blutungszeit und Gerinnungstests ausschließen[13–16]. Kommt eine große Intestinalblutung trotz Transfusion binnen 24 Stunden nicht zum Stehen, wird operiert und erforderlichenfalls, falls durch Angiographie/Szintigraphie nicht erfolgt, erst dabei die Blutungsquelle geklärt.

Hämatemesis

11 Oesophagitis erosiva. Beschwerden bei Nahrungsaufnahme und Schmerzen hinter dem Brustbein können vorausgegangen sein. Ösophagoskopie.

12 Gastro-Ösophageale-Refluxkrankheit. Peptische Refluxösophagitis. Vorausgehendes Sodbrennen oberhalb des Magens ist ein unsicheres Zeichen. Ösophagoskopie.

⑬ Ösophagusvarizen sind bei Leberzirrhose wahrscheinlich, aber auch bei jedem anderen Umgehungskreislauf aus dem Pfortadergebiet mit Venenstauung am Bauch und Milzschwellung (Pfortaderthrombose und Lebervenenthrombose). Das Bluterbrechen setzt plötzlich mit einem Schwall ein und hat lebensbedrohlichen Charakter. Ösophagoskopie/Röntgen.

⑭ Ösophaguskarzinom. Macht erst später und dann nicht dauernd dysphagische Beschwerden. Oesophagoskopie.

⑮ Blutungen aus dem Magen riechen säuerlich, sind oft mit Speiseresten vermischt, durch Salzsäureeinwirkung kann das erbrochene Blut kaffeesatzartig braun aussehen; im Schwall erbrochen wie bei Ulcera ventriculi, duodeni und manchmal bei Magenkarzinom erscheint es jedoch unverändert rot. Wertvoll ist eine Ulkusanamnese oder das Bild des fortgeschrittenen Karzinoms. Andere Hinweise (Schmerzen nach dem Essen, Foetor, Druckschmerz) gestatten keine Differenzierung. Gastroskopie.

⑯ Ulcus duodeni kann zu reflektorischem Erbrechen von frischem oder kaffeesatzartig denaturiertem Blut führen, sonst zu Teerstühlen. Nüchternschmerz, lokalisierter Druckschmerz rechts der Mittellinie oder Duodenalulkusanamnese können auf diese häufige Blutungsursache Hinweise geben. Gastroskopie/Röntgen.

⑰ Nekrotisierende Pankreatitis. Pankreasnekrose, akute. Gürtelförmiger Vernichtungsschmerz, besonders links. Löffelweises Bluterbrechen. Schockzustand. Subileus, Meteorismus. Oft Peritonitis mit harter Abwehrspannung, Aszites. Fieber. Lipase erhöht, Amylase erhöht in Blut und Urin[51]. Meist auch Hyperglykämie, Albuminurie. Sonographie: Das echoarme Ödem des Pankreas charakterisiert seine Vergrößerung und die akut-entzündliche Natur. Computertomographie.

⑱ Pankreaskarzinom. Lange Zeit keine Beschwerden. Bei unklar bleibender Blutungsquelle von Hämatemesis oder Teerstuhl gezielte Pankreasuntersuchung. Sonographie/Endosonographie/endoskopische retrograde Cholangiopankreatikographie (ERCP)/Computertomographie. Röntgenologisch ist sonst nur beim Kopfkarzinom des Pankreas die Aufweitung der ihn C-förmig umlagernden Duodenalschleife zu erkennen.

19 **Gallenwegskarzinom.** Schmerzloser Verschlussikterus mit gestauter, palpabler Gallenblase (Courvoisier'sches Zeichen), direktes Bilirubin erhöht[23], AAP, APH und andere Enzyme vermehrt[51]. Oft Lebermetastasen palpabel. Röntgen: Cholezysto-Cholangiographie/endoskopische retrograde Cholangiographie (ERC) – perkutane transhepatische Cholangiographie (PTC)/Sonographie/Endosonographie/Laparoskopie.

20 **Leberkarzinom.** Meist Metastasen, z. T. Knoten palpabel. Sonographie/Laparoskopie mit gezielter Nadelbiopsie.

Blut im Stuhl

Als Teerstuhl aus dem Ösophagus, Magen, Duodenum (siehe oben). Blutungen aus dem oberen Dünndarm können auch noch als Teerstuhl erscheinen. Nicht alle Blutungsquellen im Dünndarm sind gut klärbar. Besteht die Blutung nach 24 Stunden trotz Transfusion ungeklärt weiter, ist eine Laparotomie indiziert. Ergänzungen zu den Hinweisen der Tafel:

21 **Ulcus pepticum jejuni** nach Billroth II kann durch Gastroskopie erkannt werden.

22 **Darmmilzbrand.** Infektion bei Tierkontakt oder Fellbearbeitung. Bild einer Gastroenteritis mit manchmal blutigem Erbrechen und Stuhlgang. Peritonitis. Erregernachweis aus Stuhl, Kultur und Tierversuch.

23 **Dünndarmtumoren und -divertikel** können durch eine Röntgen-Darmpassage des Kontrastmittels (ggf. in Kombination mit einer

Computertomographie als CT-Sellink) gesucht werden, Tumoren auch durch Sonographie. Kapselendoskopie.

㉔ Mesenterialinfarkt. Schwerste Bauchschmerzen, anhaltend mit kolikartigen Steigerungen, nur diffus lokalisierbar. Bradykardie. Abdomen gespannt, aber anfangs gut eindrückbar. Durchfall, z. T. blutig. Zwischen der 7.–12. Stunde symptomärmeres Intervall mit zunehmend tachykardem Schockzustand und zunehmender Leukozytose, Lactatanstieg. Danach paralytischer Ileus und Peritonitis. Da Operation meist zu spät erfolgt, auf vorherige Bestätigung durch Angiographie verzichten!

㉕ Strangulationsileus. Plötzlich heftigster Bauchschmerz, Schock. Puls sofort beschleunigt und schwach. Stürmischer Verlauf. Dünne, blutige Durchfälle sowie voluminöses galliges, späterhin fäkulentes Erbrechen. In der geblähten Darmschlinge vor der Strangulationsstelle fehlt im Gegensatz zum Obturationsileus die Peristaltik (v. Wahl'sches Zeichen). Meteorismus, zunehmender diffuser Druckschmerz und Abwehrspannung als Ausdruck der Peritonitis. Leukozytose. Ansteigender Hämatokrit[2] wegen Exsudation in die Bauchhöhle. Oligurie. Ängstlich eingefallene Facies hippocratica. Retention harnpflichtiger Stoffe[63-65], Elektrolytverschiebungen[33-38], pH-Verschiebungen[28-30].

㉖ Ruhr. Unter Tenesmen blutig schleimige Durchfälle in großer Zahl. Mäßiges Fieber unter 39 °C. Von den in einer Epidemie Erkrankten hat ein Teil auch Durchfälle ohne Blutbeimengung. Inkubation 2–3 Tage. Rektalabstrich zum kulturellen Erregernachweis.

㉗ Typhus abdominalis. Ohne Schutzimpfung und Antibiotika kann es beim klassischen Krankheitsverlauf in der 3. Woche (Geschwürbildung) zu Darmblutungen kommen. Vorausgegangen sind allmählich ansteigende Temperaturen, mit zunehmend schwerer Benommenheit und Apathie, ab Beginn der 2. Woche eine hohe Fieberkontinua, erbsbreiartige Durchfälle und einige Tage lang stecknadelgroße Roseolen in kleiner Zahl vor allem auf dem Bauch, die unter dem Glasspatel verblassen. Relative Bradykardie. Leukopenie, Fehlen der Eosinophilen.

Zum Erregernachweis Blut zur Kultur und Serologie, Stuhl und Urin einsenden; ab 2. Woche übersteigt auch die Gruber-Widal-Reaktion den Grenztiter 1 : 400, weiterer Titeranstieg beweisend.

28 Colitis ulcerosa. Täglich mehrfache Durchfälle mit Schleim und Blut, dabei Tenesmen. Immer nur Einzelfälle. Meist kein Fieber. Monatelange Schübe, dann mehr oder weniger lange Pausen von durchschnittlich einem Jahr. Manchmal kontinuierlicher Krankheitsverlauf. Gewichtsabnahme und Anämie erholen sich in den Pausen. Beweisend Rektoskopie: Hochrote, samtartige, verletzliche Schleimhaut, die schon durch die Instrumenteneinführung siebartig blutet; Biopsie. Die Koloskopie mit Stufenbiopsie zeigt die Ausdehnung des Prozesses, der meist mit einer Proktitis beginnend, in jahrelangem Verlauf aufsteigt und schließlich das gesamte Kolon erfassen kann: Haustrenverlust, Pseudopolyposis, Wandstarre und -strukturverlust. Schubauslösung häufig psychisch, ersichtlich aus der biografischen Anamnese. – Seltener tritt ein *fulminanter* Schub auf mit 30 und mehr Durchfällen täglich, Exsikkose, Oligurie, Anstieg harnpflichtiger Stoffe[63–65], mit septischen Temperaturen und lebensbedrohlichem Schockzustand (toxisches Megakolon).

29 M. Crohn. Enteritis regionalis, Ileitis terminalis. Zwar befällt die Krankheit jeden beliebigen Darmabschnitt, zumeist aber den Übergang vom Dünn- zum Dickdarm. Dann oft im rechten Unterbauch Resistenz palpabel. Windverhaltungen, krampfartige Bauchschmerzen, Abwehrspannung, Druckschmerz, Brechreiz, Durchfall, Fieber und Leukozytose im akuten Schub. Während des chronischen Verlaufes rezidivierend Meteorismus und Bauchschmerzen, Durchfälle, manchmal mit Blut, bei hohem Sitz als Teerstuhl. Anämie, Gewichtsabnahme. Häufig Fistelbildungen. Sonographie/Röntgen-Kontrastdarstellung: Pflasterrelief der (stark verdickten) Darmwand. Stenosezeichen. Wenn endoskopisch erreichbar, auch Biopsie.

30 Kolonkarzinom. Sitz besonders häufig im Sigma und Rektum. Prästenotisch peristaltische Koliken, dabei tastbare Darmsteifungen, z. T. auch Tumor palpabel. Letzteres auch ohne Stenosezeichen bei

Blinddarmtumor. Wechsel von Obstipation und Durchfällen. Blut mit Stuhl vermischt; auch in geringsten Mengen nachweisbar[78]. Anämie. Allmählich Gewichtsverlust und beschleunigte Blutsenkung. Im Rektum oft digital palpabel/Rektoskopie/ Koloskopie mit Biopsie/heute selten Röntgen-Kontrasteinlauf.

③¹ Kolonpolypen. Einzeln oder multipel, ungestielt oder gestielt, z. T. blutend. Bei genügender Größe Gefühl anhaltenden Stuhldrangs. Rektoskopie/Koloskopie mit Biopsie oder Abtrennung am Stiel/selten Röntgen-Kontrasteinlauf.

③² Kolondivertikel. Am distalen Kolon häufiger als in anderen Darmabschnitten. Meist „falsche Divertikel", Schleimhautausstülpungen durch Gefäßlücken der Darmwand. Bei Gefäßarrosionen massive und rezidivierende Blutungen. Nach intensiverer Spülung Koloskopie/Röntgen-Kontrasteinlauf.

③³ Proktitis. After feucht, häufig geringer Schleimabgang nach heftigem Stuhldrang; Schmerzen beim Absetzen schleimig eingehüllter Stühle oder häufiger weicher Stühle. Auch eitrige und blutige Absonderungen kommen vor.

③⁴ Rektumkarzinom. Häufigste Lokalisation des Dickdarmkarzinoms. Bei jeder Klage über Stuhldranggefühl, schmerzhafter Peristaltik, Obstipation, Schleim- oder vor allem Blutabgang ist digital nach einem palpablen Tumor zu fahnden. Rektoskopie.

③⁵ Hämorrhoiden. Vermutung einer Blutung aus inneren Hämorrhoiden immer durch Rektoskopie beweisen, schon zum Ausschluss eines Rektumkarzinoms.

Ikterus

Hämolyse-Typ

Indirektes Bilirubin ↑ [23]

Hereditäre
Sphärozytose [1]
Elliptozytose, [2]
Stomatozytose [3]
Target-Zell-Anämie [4]
Sichelzellenanämie [5]
Ery-Enzymopenien [6]

Toxische
Ery-Schädigung
durch
– Blei [7]
– Medikamente
wie Chinidin u. a.

Allergisch
Ery-Schädigung
– M. haemolyticus [8]
  neonatorum
– Wärmeautoanti- [9]
  körper-Anämie
– Kälteautoanti- [10]
  körper-Anämie
Hämolyse in Hämatomen
– in großen Infarzierungen

Intrahepatisch ohne Hämolyse
Einschleusungsstörung von
Bilirubin in die Leberzelle
– Icterus intermittens [11]
  juvenilis
– Posthepatit. Hyper- [12]
  bilirubinämie

Umwandlungsstörung von
direktem in indirektes
Bilirubin b. einigen
Neugeborenen

Zellschädigungstyp

indirektes u. direktes ↑
ALAT u. a. Enzyme ↑ [51]

Toxische Leberschäden [13]
durch
– Phosphor,
  Tetrachlorkohlenstoff
– Alkohol *häufig*
– Pilzvergiftung

Virushepatitis A, B, C [14]
und and.
Begleithepatitis [15]
  b. anderen Infektions-
  krankheiten (regelm.
  b. M. Weil, Gelbfieber)
Chron. Hepatitis [16]
Leberzirrhose [17]
– alkoholische
– postinfektiöse
– biliäre [18]
– Stauungszirrhose [19]
– b. Hämochromatose [20]
– b. M. Wilson [21]

Cholestase-Typ

direktes Bilirubin ↑
APH u. a. Enzyme ↑ [51]

Intrahepatisch
Ausschleusungs-
störung von Bilirubin
aus der Leberzelle [22]
Toxische Cholestase [23]
durch
– Nitrolack
– Benzol, Ether
– Pilzvergiftung
– Medikamente wie
  Testosteron u. a.
Cholang(iol)itis [24]
– infektiös
– allergisch
  (Tuberkulostatika,
  Halothan u. a.
  Medikamente)
Gravidität [25]

*Extrahepatischer
Verschussikterus*
Cholelithiasis [26]
Papillenverschwellung [27]
bei
– Cholangitis,
  Cholezystitis
– Pankreatitis
Askariden und and.
Parasiten [28]
Karzinom [29]
(Gallenwege, Pankreas)
Lebermetastasen

Hauptmethoden zur Unterscheidung der 3 Ikterus-Typen sind
Bilirubin- und Enzymbestimmungen

Weitere Unterscheidungsmerkmale

Typ	Hämolyse	Zellschäd.	Cholestase
Stuhl dunkel, Urin hell	+		
Stuhl hell, Urin dunkel		+	+
Druckgefühl		+	
Kolik			+ b. Stein
Fieber		(+)	(+)
Inappetenz		+	+ b. Tumor
Pruritus (Gallensäuren)		+	+
Milzvergrößerung	+	(+)	
Lebervergrößerung		+	
Gallenblasenvergrößerung			+ eher b. Tumor
Bilirubin im Harn[23]	Ø	+	+
Urobilinogen[24]	+	+/ztw. Ø	Ø/ztw. +
Cholesterol[56]			↓
Eisen im Serum[39]	↑	↑	↓
Blutsenkungsgeschwindigkeit	↑	↑	↑
Erythrozyten-Überlebenszeit	↓		
Retikulozytenzahl[5]	↑		
Quick-Wert[15]		↓	

Groborientierung. Die Einteilung in „prähepatischen, hepatischen und posthepatischen" Ikterus stimmt mit den drei symptomatischen Typen der Tabelle nur grob überein. Ausnahmen benennt der Text. Zur Ausprägung des Ikterus:

Serumbilirubin
Pathologisch über 17 µmol/l
Anikterisch etwa bis 35 µmol/l
Subikterus (Skleren, Serum) über 35 µmol/l
Harnbilirubin nachweisbar über 50 µmol/l
Ikterus m. gr. Streubreite über 85 µmol/l

Zusätzliche Hinweise für die Dreiteilung auf der Tafel mit den Hauptunterschieden (Bilirubin, Enzyme) gibt die Nebentabelle.

❶ Sphärozytose. Dominanter Erbgang. Bei uns häufiger. Erythrozyten z. T. kugelförmig mit entsprechend kleinerem Durchmesser. Osmotische Resistenz vermindert[8]. Indirektes, nicht harnfähiges Bilirubin vermehrt[23]. (Sub-)Ikterus. Verstärkte Urobilinogenausscheidung[24]. Milz vergrößert, derb. Gallenkoliken. Knochenmarkbiopsie: gesteigerte Erythropoese. Retikulozytenzahl erhöht[5]. Serumeisen erhöht[39]. Hämolytische *Krisen* führen zu verstärkter Anämie, ansteigenden Retikulozytenzahlen und Leukozytose.

❷ Elliptozytose, Ovalozytose. Dominanter Erbgang. Anämie und Hämolysezeichen geringer als bei der vorigen.

❸ Stomatozytose. Erblich. Runde Erythrozyten mit entrundeter, maulartiger Delle. Anämie und Hämolysezeichen geringer als bei der Kugelzellenanämie.

❹ Target-Zell-Anämie, Schießscheibenzell-, Kokardenzell-Anämie, Thalassämie. Erblich. Erythrozyten mit ringförmiger Delle um ein dickeres Zentrum. Trotz normaler osmotischer Resistenz Hämolysezeichen: indirektes Bilirubin erhöht, Milz vergrößert.

❺ Sichelzellenanämie. Aus Zentralafrika, Arabien, den Mittelmeerländern. Erblich. Durch ein abnormes Hämoglobin verformt sich ein

Teil der Erythrozyten sichelförmig mit gesteigerter Hämolyse und Splenomegalie. Vasookklusionen, Schmerzkrisen, Infarzierungen.

6 **Erythrozyten-Enzymopathien.** Erbliche Defekte ohne sichtbare Erythrozytenveränderungen. Osmotische Resistenz meist vermindert[8]. Hämolysezeichen: Anämie, indirekte Hyperbilirubinämie[23], Urobilinogenurie[24] und Milzvergrößerung.

7 **Bleiintoxikation.** Basophil getüpfelte Erythrozyten vermehrt[6]. Die Bleianämie ist teils eine hämolytische, teils durch Knochenmarkschädigung bedingt. Bleisaum am Zahnfleischrand, Bleikoliken, Neuromuskuläre Störungen, Enzephalopathie.

8 **Morbus haemolyticus neonatorum.** Aufgrund mütterlicher Antikörper bei Blutgruppenunverträglichkeit. Hämolytische *Anämie* mit erhöhten Retikulozytenzahlen. Als hämolytischer *Icterus gravis* gesteigert mit Erythroblastenausschwemmung, Milz und Leberschwellung schon bei Geburt, Bilirubinenzephalopathie.

9 **Wärmeautoantikörper-Anämie.** Die Antikörper unterhalten bei Körpertemperatur eine chronische, in Schüben exazerbierende Hämolyse. Im akuten Stadium vermehrt indirektes Bilirubin[23] mit Ikterus, stärkerer Anämie, Retikulozytose[5] und Milzvergrößerung, gleichzeitig Fieber, Leukozytose mit Linksverschiebung bis zu Myeloblasten, auch Erythroblasten im Blutausstrich. Lebervergrößerung und Bauchschmerzen. Schweres Krankheitsgefühl. Die inkompletten Autoantikörper werden durch den direkten und indirekten Coombs-Test nachgewiesen und mit immunologischen Methoden als Wäremautoantikörper identifiziert.

10 **Kälteautoantikörper-Anämie.** Kälteagglutinine führen in unterkühlten Körperteilen zur Zusammenballung von Erythrozyten, Stase, Zyanose, evtl. Nekrose. Lösung bei Erwärmung. Hämolyse mit indirekter Hyperbilirubinämie und Anämie. Chronischer Verlauf. Die Kälteagglutination ist im eisgekühlten Reagenzglas und beim Blutausstrich zu beobachten sowie in der maximalen Blutsenkungsgeschwindigkeit, die im Brutschrank nicht auftritt. Kälteagglutinationstiter stark erhöht.

⑪ Icterus intermittens juvenilis, Meulengracht, Gilbert. Dominanter Erbgang. Indirekte Hyperbilirubinämie, keine weiteren Hämolysezeichen. Der scheinbar prähepatische Bilirubinbefund hängt mit einer angeborenen Leberzellfehlleistung zusammen, nicht mit der Leberzellschädigung des hepatitischen Ikterus.

⑫ Posthepatitische Hyperbilirubinämie. Seltene Defektheilung einer Hepatitis, die im Laufe von Jahren überwunden wird. Alle anderen Befunde und die Leberbiopsie fallen normal aus. Der Befund gleicht dem der vorhergenannten Krankheit. Ebenfalls schubweiser Verlauf, dann verstärkter Ikterus, Völlegefühl und Verdauungsbeschwerden, Fett- und Alkoholintoleranz. Depressive Befürchtung chronischen Lebersiechtums, irrigerweise.

⑬ Toxische Leberschäden. „Hepatose". In der Symptomatik nicht von der Hepatitis zu unterscheiden; auch bioptisch in beiden Fällen fettige Degeneration, Nekrosen, Leukozyteninfiltration, auch in gleicher Weise intrahepatische Cholestase möglich. Trotzdem muss die Anamnese toxischen Ursachen gewissenhaft nachgehen, da ohne Ausschaltung der Noxe eine nachhaltigere Schädigung folgt.

⑭ Virushepatitis. Nach uncharakteristischen gastrointestinalen und Allgemeinbeschwerden unter Erhöhung des Druckgefühls im rechten Oberbauch Auftreten eines (Sub-)Ikterus. Bei *anikterischem* Verlauf auch Bilirubin erhöht, aber nur bis auf das Doppelte des oberen Grenzwertes, Stuhl hell, Urin dunkelbraun. Leber vergrößert und in erhöhter Konsistenz palpabel, druckschmerzhaft, oft auch die Milz. Neben der Erhöhung des direkten und indirekten Bilirubins[23] ist die Erhöhung der zahlreichen Leberenzyme charakteristisch (Tab.[51]), wobei ALAT besonders stark ansteigt, GLDH und γ-GT mehr spezifisch sind. In einem Teil der Fälle zeigen APH und andere Enzyme eine intrahepatische Cholestase an, dann weist auch Juckreiz auf einen Rückstau der Gallensäuren hin. Weitere Begleitbefunde siehe in obiger Tabelle. **Virus-A-Hepatitis** mit einer Inkubationszeit von 2–7 Wochen führt zu einem Anstieg der Hepatitis-A-Antikörper (Anti-HAV). **Virus-B-Hepatitis** mit einer Inkubationszeit von 1–6 Monaten wird parenteral übertragen. Nachweisbar ist ein dem Hepatitis-B-Virus eigenes Oberflächen-(surface-)Antigen (HB_S-Ag; Australia-Antigen). Hepatitis B geht zu 8 % in eine chronische Hepatitis über, zu 40 % **die C-Hepatitis,** deren Anti-HCV erst nach Monaten positiv wird. **Hepatitis D** tritt nur in Kombination mit B auf, **Hepatitis E** bisher nur sporadisch nach Europa importiert.

⑮ Begleithepatitis bei anderen Infektionskrankheiten. Bei *Leptospirosis icterohaemorrhagica* Weil: Schweres Krankheitsbild, Fieberkontinua um 40 °C, durch Leberschaden hämorrhagische Diathese, häufig Erythrozyturie und Retention von Harnpflichtigem[63–65]. Bei **Gelbfieber**: Aus Afrika, Mittel- und Südamerika; im zweiten Fieberanstieg nach mehrtägigem hohem Fieber mit Kopf- und Rückenschmerzen und mehrstündiger Fieberpause tritt Ikterus mit hämorrhagischer Diathese, Erythrozyturie und zunehmendes Koma auf. *In Ausnahmefällen* bei *Mononucleosis infectiosa:* hohes Fieber, Angina, Lymphknotenschwellungen an Hals und Nacken, Leukozytose mit Monozytose. *Zytomegalie:* Die meisten Menschen machen diese Erkrankung durch, und zwar subklinisch, nur in Ausnahmefällen Tonsillitis, Pneumonie und Hepatitis; im Urin schubweise und im Leberpunktat zytomegale Eulenaugenzellen. *Brucellosen:* undulierendes Fieber, Leber und Milz regelmäßig vergrößert, Ikterus selten; Leukopenie, relative Lymphozytose; Spezifische Agglutination. *Typhus abdominalis:* treppenförmig zur hohen Kontinua ansteigendes Fieber, schwere Benommenheit, relative Bradykardie, Leukopenie, Eosinopenie, bei Erreichen der Kontinua Roseolen, erbsbreiartiger Durchfall, Erregernachweis aus Stuhl und Urin, vorher aus dem Blut; Gruber-Widal. Seltener bei *anderen* einheimischen oder tropischen Infektionskrankheiten, Listeriose, Malaria, Bilharziose.

⑯ Chronische Hepatitis. Leberbiopsie zeigt 1 Jahr nach akuter Hepatitis noch Entzündungszeichen. Sonst allseitig symptomlos oder uncharakteristische Oberbauchbeschwerden und vorübergehende leichte Bilirubin- und ALAT-Erhöhungen. Als *chronisch-persistierende* Hepatitis mit Ausheilungstendenz nach Jahren. Als *chronisch-aggressive* Hepatitis mit in Schüben ausgeprägteren bioptischen, klinischen und Laborbefunden und Entwicklung auf eine Zirrhose zu. So lange diese nicht eingetreten ist, bleibt eine auch weitgehende Besserung noch möglich.

17 Leberzirrhose. Diagnose durch Anamnese, Klinik, Labor, nichtinvasive Bildgebung evtl. Biopsie/Laparoskopie. Von uncharakteristischer Oberbauchdyspepsie, Lebervergrößerung, Leistungseinbuße und geringen Laborbefunden führt die chronische Entwicklung zu Gewichtsabnahme, gelbgrauer Hautfarbe, Libidoverlust, Abdominalglatze, hervortretenden Bauchvenen, Spider naevi, Palmar- und Plantarerythem, Meteorismus, Aszites. Enzyme[51], Gallenfarbstoffe[23–24] wieder stärker pathologisch, Dysproteinämie[47]. Im Endstadium Ikterus, hämorrhagische Diathese[12–16], Ösophagusvarizenblutung, Koma.

18 Biliäre Zirrhose. Durch anhaltende Cholestase.

19 Stauungszirrhose. Durch Lebervenenthrombose (Budd-Chiari), Cavathrombose oder anhaltende Herzinsuffizienz, häufig nicht bedacht bei Pericarditis constrictiva.

20 Hämochromatose, Siderophilie. Bräunliche Hautverfärbung, Leberzirrhose. (Bei Pankreasbeteiligung mit Diabetes: *Bronzediabetes.*) Serumeisen erhöht[39–41]. Genetische Diagnostik. Leberbiopsie entbehrlich. Ausfall des Desferioxamin-Tests[42] entspricht dem Grad der Eisenüberladung. Ererbt oder Überdosierung parenteraler Eisentherapie.

21 M. Wilson. Hepato-lentikuläre Degeneration. Erblich. Gelbgrüner Kornealrandring (Kayser-Fleischer), Leberzirrhose, extrapyramidale Bewegungsstörungen. Ausdruck degenerativer Veränderungen besonders in Leber, Linsenkern und Kornea durch Kupferablagerungen. Serumkupfer[43] und sein Transporteiweiß Caeruloplasmin[48] vermindert, Leberbiopsie zeigt Kupfereinlagerung und Zirrhose.

㉒ Ausschleusungsstörung. Damit beginnt in der Leberzelle der Cholestase-Typ des Ikterus, der auch bei Erkrankung der intrahepatischen Gallengänge auftreten kann und daher nur näherungsweise als posthepatischer Ikterus zu bezeichnen ist, nur aus Mnemotechnik. Die Ausschleusungsstörung kann mit Zellschädigung verbunden sein *(Hepatitis)* oder nicht *(Dubin-Johnson-Syndrom* mit schwarzbrauner Leber oder *Rotor-Syndrom* ohne diese Verfärbung). Direktes Bilirubin ist zeitweise in Blut und Urin vermehrt[23].

㉓ Toxische Cholestase. Pruritus (Gallensäurenrückstau), Bilirubin in Blut und Harn vermehrt[23], APH und andere Enzyme erhöht (Tab. [51]). Keine Erweiterung der extrahepatischen Gallengänge (Sonographie).

㉔ Cholangitis, Cholangiolitis. Aufsteigende Entzündung bei anamnestischer Cholezystopathie. Hohe und steigende Fieberzacken mit Schüttelfrost. Leber vergrößert und druckschmerzhaft. Leber- und subphrenische Abszesse als Komplikation. Leukozytose, in der Blutkultur oft unspezifische Erreger nachweisbar. Pruritus. Bilirubin[23], APH und andere Enzyme[51] vermehrt.

㉕ Gravidität. Der Schwangerschaftsikterus im engeren Sinn beruht auf intrahepatischer Cholestase mit den zugehörigen Symptomen und kehrt bei jeder neuen Schwangerschaft wieder. Viel häufiger ist der Icterus in graviditate durch Cholezystopathie oder Hepatitis.

㉖ Cholelithiasis. Ikterus bei Verschluss des Ductus choledochus, meist nach Gallenkolik. Schmerzausstrahlung in rechte Schulter, Blässe, Tachykardie, Fieber. Bei komplettem Verschluss Urobilinogen nicht nachweisbar, bei inkomplettem wieder[24]. Die Laborbefunde im Weiteren entsprechen dem Cholestase-Typ. Nachweis des Steins und der erweiterten Gallenwege mit Sonographie/Endosonographie/endoskopische retrograde Cholangiographie (ERC).

㉗ Verschwellung der Papilia Vateri. Gastroduodenoskopie.

㉘ Askariden, Leberegel und andere Parasiten stellen sich bei der Röntgen-Cholangiographie dar durch ihrer Körperform entsprechende Aussparungen im Kontrastmittel. Mögliche Verbesserung dieser Darstellung durch endoskopische retrograde Cholangio-Pankreatikographie (ERCP) oder perkutane transhepatische Cholangiographie (PTC).

㉙ Karzinom der Gallenwege, des Pankreas, der Leber oder Lebermetastasen führt zu einem anfangs unbeständigen, dann dauerhaften und zunehmenden Ikterus mit Pruritus, Hyperbilirubinämie und -urie[23], schwindendem Urobilinogen[24], Erhöhung der APH und weiterer Enzyme[51] sowie den anderen oben genannten Cholestasesymptomen. Mit den Gallenwegen ist auch die Gallenblase oft gestaut und dadurch palpabel (Courvoisier'sches Zeichen), während beim Steinverschluss durch die vorausgehende Cholezystopathie und Schrumpfungsvorgänge dies seltener der Fall ist.

Raum für handschriftliche Eintragungen

Hepatomegalie

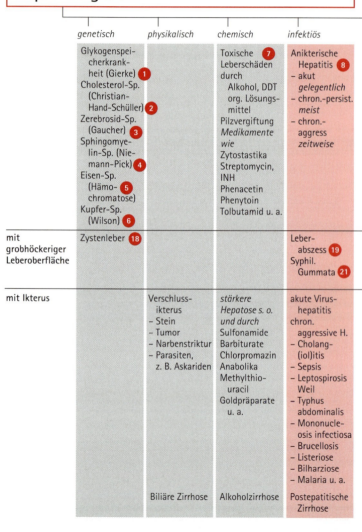

	genetisch	physikalisch	chemisch	infektiös

	Glykogenspeicherkrankheit (Gierke) [1]
	Cholesterol-Sp. (Christian-Hand-Schüller) [2]
	Zerebrosid-Sp. (Gaucher) [3]
	Sphingomyelin-Sp. (Niemann-Pick) [4]
	Eisen-Sp. (Hämochromatose) [5]
	Kupfer-Sp. (Wilson) [6]
			Toxische [7] Leberschäden durch
			  Alkohol, DDT
			  org. Lösungsmittel
			Pilzvergiftung
			Medikamente wie
			Zytostastika
			Streptomycin, INH
			Phenacetin
			Phenytoin
			Tolbutamid u. a.
				Anikterische Hepatitis [8]
				– akut *gelegentlich*
				– chron.-persist. *meist*
				– chron.-aggress *zeitweise*

mit grobhöckeriger Leberoberfläche	Zystenleber [18]			Leberabszess [19] Syphil. Gummata [21]
mit Ikterus		Verschlussikterus – Stein – Tumor – Narbenstriktur – Parasiten, z. B. Askariden	*stärkere Hepatose s. o. und durch* Sulfonamide Barbiturate Chlorpromazin Anabolika Methylthiouracil Goldpräparate u. a.	akute Virushepatitis chron. aggressive H. – Cholang-(iol)itis – Sepsis – Leptospirosis Weil – Typhus abdominalis – Mononucleosis infectiosa – Brucellosis – Listeriose – Bilharziose – Malaria u. a.
			Biliäre Zirrhose	Alkoholzirrhose	Postepatitische Zirrhose

Hepatomegalie 277

parasit./immun.	neoplastisch	zirkulatorisch	metabolisch
Lupus erythematod. visc. ⑨ Panarteriitis nodosa ⑩	Myeloproliferative Erkrankungen ⑪ Polycythaemia rubra vera ⑫ Osteomyelofibrose bzw. –sklerose ⑬ M. Hodgkin ⑭		Fett-Leber ⑮ Sekundäre Siderosen ⑯ Amyloidose ⑰
Leber-Echinokokkus ⑳	Lebermetastasen ㉒ Hepatozelluläres Karzinom ㉓		
		Stauungsleber bei – Lebervenenthrombose – Herzinsuffizienz ⋮ Stauungszirrhose	Metabolische Zirrhose

Groborientierung. Lebertiefstand (Emphysem u. a.) durch Perkussion der oberen Lebergrenze ausschließen. Normale Breite 8–12 cm. Palpatorischen Irrtum durch Anhebenlassen der Beine vermeiden: Unter der gespannten Bauchdecke ist die Leber nicht mehr palpabel, dagegen tritt die Grenze zwischen dem M. rectus und seinen inscriptiones tendineae stärker hervor. Bei Hepatomegalie zunächst Dreiteilung vornehmen durch Abgrenzung der grob-knotigen und der mit Ikterus verbundenen Formen.

Ohne Knoten und Ikterus

❶ M. Gierke. Glykogen-Speicherkrankheit. Meist schon bei Kindern. Hypoglykämische Schockzustände, Acetongeruch, aus mangelnder Verfügbarkeit an Kohlenhydraten, Aceton im Urin meist positiv. Leberbiopsie mit Glykogennachweis.

❷ M. Christian-Schüller-Hand. Cholesterol-Speicherkrankheit. Histiozytose. Leber (eher selten betroffen) und Milz vergrößert. Exophthalmus, bräunliche Hautefloreszenzen in Achselhöhle, Ellenbeuge, Kniekehle und am Hals. Röntgen-Schädel: Landkartenschädel durch Defekte. Leberbiopsie mit Cholesterolnachweis.

❸ M. Gaucher. Zerebrosid-Speicherkrankheit. Histiozytose. Leber- und Milzschwellung, bronzene Hautfarbe, Skleren bläulich. Erblich. Leberbiopsie mit Zerebrosidnachweis.

❹ M. Niemann-Pick. Sphingomyelin-Speicherkrankheit. Histiozytose. Erblich. Bei Säuglingen, Leber-, Milz- und Lymphknotenvergrößerungen. Leberbiopsie mit Sphingomyelinnachweis.

❺ Hämochromatose. Leber-, meist ohne Milzvergrößerung. Bräunliche Hautfärbung, besonders an belichteten Stellen. (Bei Mitbeteiligung des Pankreas und Insulinmangel: Bronzediabetes.) Gynäkomastie, Hypogonadismus, Abdominalglatze. Entwicklung einer Leberzirrhose. Serumeisen und Ferritin erhöht[39, 41]. Desferrioxamin-Test[42] entspricht dem Grad der Eisenüberladung. Leberbiopsie zur Frühdiagnose. C282Y Mutationsnachweis.

❻ M. Wilson Kupfer-Speicherung, hepatolentikuläre Degeneration. Leber- und Milzvergrößerung. Olivgelber Ring an der Grenze der Kornea (Kayser-Fleischer). Extrapyramidale Bewegungsstörungen. Gesamtserumkupfer[43] und sein Transporteiweiß Caeruloplasmin[48] vermindert. Freies Kupfer im Serum erhöht. Leberbiopsie mit Kupfer- und Zirrhosenachweis.

❼ Toxische Leberschäden. Hepatose. Klinisch und bioptisch zunächst von Hepatitis nicht zu unterscheiden, muss aber zur erfolgreichen Therapie durch Ausschaltung der toxischen Ursache anamnestisch geklärt werden.

❽ Anikterische Hepatitis. Bei *akuter* Erkrankung führen Dyspepsie, Krankheitsgefühl und zunehmende Oberbauchbeschwerden den Patienten zum Arzt. Die Leber ist vergrößert, druckschmerzhaft. Direktes und indirektes Bilirubin[23], ALAT und andere Leberenzyme (Tab.[51]) sind erhöht. Die chronisch-persistierende Hepatitis ist nur durch Leberbiopsie zu diagnostizieren und geht nur selten mit vorübergehendem, leichtem Anstieg der Gallenfarbstoffe und Enzymwerte einher. Die chronisch-aggressive Hepatitis zeigt regelmäßig solche Schübe auch stärkerer Intensität, weist aber zwischenzeitlich keinen Ikterus auf; ebenfalls Leberbiopsie. Hepatitisserologie.

❾ Lupus erythematodes visceralis, L. e. disseminatus, system(at)ischer L. e. Septische Temperaturen mit Pausen von außerordentlich unterschiedlicher Länge. Muskel-, Gelenkbeschwerden, schmetterlingsförmiges Gesichtserythem, Nierenbeteiligung, Endokarditis (Libman-Sacks), weitere Störungen. Entscheidend ist der immunologische Nachweis antinukleärer Faktoren. Im Blutbild überwiegend Leuko-, Thrombozyto- und Erythrozytopenie, regelmäßig Hypergammaglobulinämie[47], erhöhte Blutsenkungsgeschwindigkeit, häufig Rheumafaktoren[104] nachweisbar und falsch positive Luesreaktionen. Im Urin Eiweiß, Zylinder, Leukozyt-, und Erythrozyturie[83–85].

⑩ Panarteriitis nodosa. Zum Teil sepsisartiger Fieberverlauf, meist jedoch schleichender Beginn. Muskel- sowie Gelenkbeschwerden, braune bis walnussgroße Knötchen an Brust und Bauch, Nierenbeteiligung, Tachykardie, Polyserositis, kolikartige Bauchbeschwerden, Lebervergrößerung, neurologische Störungen. Unspezifische Laborbefunde mit Senkungsbeschleunigung, mit Leukozytose, Anämie, Urinbefunden. Manchmal Rheumafaktor positiv. Diagnose durch Muskelbiopsie.

⑪ Myeloproliferative Erkrankungen. Leukämien. Besonders bei der chronischen myeloischen Leukämie ist die Leber in die Blutbildung einbezogen und vergrößert. Ebenso und häufiger ist bei Leukämie die Milz vergrößert. Im Blutbild bei leukämischen und aleukämischen Formen zahlreiche unreife Zellen.

⑫ Polycythaemia rubra vera. Dunkelrote Gesichtsfarbe und Schleimhäute, Kopfdruck, Schwindel, Ohrensausen. Meist Milz, häufig auch Leber vergrößert, Oft Hypertonie. Neigung zu Thrombosen und schmerzhaften Mikroembolien. Vor allem Erythrozytenzahl[1–3] erhöht, aber auch Leuko- und Thrombozytose[9, 12]. Blutsenkung stark verzögert.

⑬ Osteomyelofibrose, -sklerose. Riesenmilz und mäßige Lebervergrößerung als Blutbildungsstätten. Anfangs Leuko- und Erythrozytose mit unreifen Zellen, später Leukopenie und Anämie. Knochenmarkbiopsie: fibröses oder sklerotisches Gewebe, kaum Markzellen. Röntgen: Markraumverdichtung in Röhrenknochen und Wirbeln.

⑭ M. Hodgkin. Lymphogranulomatose. Vergrößerung eines oder mehrerer benachbarter indolenter Lymphknoten, dann zwei benachbarter Regionen (Stadium 1), in nicht benachbarten oder mehreren Regionen auf einer Zwerchfellseite (Stad. II), auf beiden Seiten des Zwerchfells und noch auf Lymphknoten, Milz und anderes lymphatisches Gewebe beschränkt (Stad. III), übergreifend auf Leber, Darmkanal, Lunge, Niere, Knochen, Haut usw. (Stad. IV). Mit dem Fortschreiten häufiger Fieber, oft undulierendes (Pel-Epstein), Nachtschweiß,

Pruritus, Gewichtsabnahme. Röntgen: oberhalb des Herzens schornsteinartige Verbreiterung des Mediastinums durch Lymphknotenpakete. Probeexstirpation eines Lymphknotens zur histologischen Sicherung. Computertomographie Thorax und Abdomen.

(15) Fett-Leber. Oft beträchtliche Größenzunahme. Einzige Hepatomegalie mit verminderter Konsistenz; Untergrenze besser *perkutorisch* festzustellen. Rückbildungsfähig. Keine Milzschwellung. Sonographie. Ursache meist Alkohol oder Adipositas, jedoch auch bei Unterernährung, speziell Eiweißmangel und Intoxikationen.

(16) Sekundäre Siderosen, Eisen-Speicherung. Nach jahrelangen Transfusionen z. B. wegen hämolytischer Anämie; Eisenablagerung bei Alkoholikern.

(17) Amyloidose. Z. B. nach langwierigen Eiterungen oder anderen chronisch-destruierenden Krankheiten (als AA-Amyloidose). Außer Leber und Milz auch Niere, Darm und anderes betroffen. Nachweis durch Leberbiopsie.

Mit grobhöckeriger Oberfläche

(18) Zystenleber. Sonst symptomlos. Sonographie.

(19) Leberabszess. Leber geschwollen, druckschmerzhaft, manchmal Buckel palpabel. Verminderte Atembewegung des rechten Zwerchfells. Hohes Fieber, hohe Leukozytose. Sonographie/Probepunktion in Operationsbereitschaft.

(20) Leber-Echinokokkus. Eine größere oder mehrere kleinere prallelastische Vorwölbungen. Völlegefühl. Anamnestisch Kontakt mit Hunden. Eosinophilie. Sonographie/Computertomographie/Röntgen-Abdomenleeraufnahme: manchmal kalkdichte Ringschatten oder Luftsichel mit pflastersteinartiger Begrenzung des Flüssigkeitsspiegels. Positiver Hautallergietest mit Echinokokkenantigen. Komplementbindungsreaktion.

㉑ Syphilitische Gummata. Kaum mehr vorkommende Leberknoten mit positiven Luesreaktionen. Als Narbenschrumpfstadium verbleibt ein ebenfalls grobhöckeriges Hepar lobatum.

㉒ Lebermetastasen. Aus dem Tastbefund der derben, indolenten Knotenleber bereits mit hoher Wahrscheinlichkeit diagnostizierbar, besonders bei Gewichtsabnahme, Anämie, mäßiger Senkungserhöhung oder gar bei bekanntem Magen- oder Gallenblasentumor. Sonst Sonographie/Leberbiopsie und Primärtumorsuche.

㉓ Hepatozelluläres Karzinom. Primäres Leberkarzinom. Meist unregelmäßige, derbe Oberfläche. Häufig bei Zirrhose. Gewichtsabnahme, Anämie, Senkungsbeschleunigung. CEA-Erhöhung. Sonographie/Computertomographie/Magnetresonanztomographie. Später Verschlussikterus mit voller Cholestase-Symptomatik (Tafel S. 266/267).

Mit Ikterus

Die hier vorkommenden Krankheitsbilder wurden auf der Tafel S. 266/267 (Ikterus) gerade besprochen. Die **Leberzirrhose** ist auf S. 266/267 am unteren Rand in ihren verschiedenen Formen nebeneinander gestellt. Sie bietet sich immer zunächst als Hepatomegalie dar, während die später verkleinerte Leber meist von Aszites überdeckt ist; der Ikterus tritt erst im letzten Stadium auf.

Splenomegalie

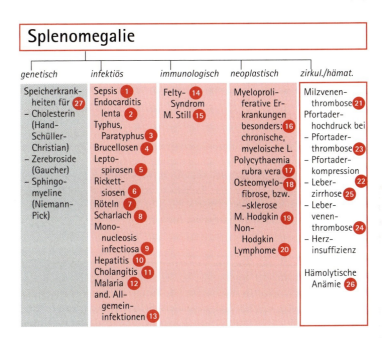

Groborientierung. Milzschwellungen basieren entweder auf biologischen/immunologischen Auseinandersetzungen oder auf Anstauung durch Blut, Erythrozytenabbau, Speicherkrankheiten.

① Sepsis. Unregelmäßig zackende Fieberkurve mit Schüttelfrösten. Oder hohe Kontinua. Weiche Milz. Toxische Schäden der sich im Blut vermehrenden Erreger an Niere, Leber und anderen Organen. Tachykardie. Dyspnoe. Petechiale Hautblutungen. Embolische Eiterungen und Abszesse, u. a. im Gehirn. Leukozytose, Erythrozyturie[83–85], Hyperbilirubinämie, differenzierbare Enzymerhöhungen (Tab. [51]). Zur Erregeridentifizierung und Resistenzbestimmung vor Antibiotikatherapie Blutkulturen während eines Fieberanstieges anlegen.

② Endocarditis lenta. Sepsis lenta. Endocarditis mit Vitien entsprechenden Herzgeräuschen. Mäßige Milzschwellung. Herdnephritis mit Erythrozyturie[83–85]. Subfebrile Temperaturen. Starke Senkungsbeschleunigung, mäßige Leukozytose, Anämie. Echokardiographie. Vor Beginn der Antibiotika-Therapie serielle Blutkulturen zum Erregernachweis (3 Paare aerob und anaerob) und der Antibiotikaresistenz anlegen. Der fehlende Erregernachweis verschlechtert die Prognose.

③ Typhus, Paratyphus. Eine Woche treppenförmiger Fieberanstieg mit zunehmender Benommenheit, relativer Bradykardie, Leuko- und Eosinopenie. Häufig Milzschwellung. Ab 2. Woche hohe Fieberkontinua, erbsbreiartige Durchfälle, einige Tage Roseolen auf der Bauchhaut, positive Serologie. Erreger in 1. Woche im Blut, ab 2. auch in Stuhl und Urin nachweisbar. Epidemiologische Aufklärung.

④ Brucellosen. Undulierendes Fieber. Milzschwellung. Schmerzen vor allem in Gliedern und Rücken. Chronischer Verlauf. Erregernachweis aus Blut, Milzpunktat und anderen befallenen Organen. Nach Erregerherkunft Br. abortus der Rinder (**M. Bang**), schwerer **Maltafieber** von Schafen und Ziegen und besonders **Schweinebrucellose**. Serologische Agglutinationsreaktion ab 3. Woche mit ansteigenden Titern.

⑤ Leptospirosen. Steiler Fieberanstieg mit Schüttelfrost. Tachykardie. Blutdruckabfall. Muskelschmerzen besonders der Waden. Milz palpabel. Am etwa 5. Tag klinische Differenzierung in die schweren Formen L. ictero-haemorrhagica (**M. Weil**), L. grippotyphosa (**Schlammfieber, Feldfieber**), und die leichteren L. pomona (**Schweinezüchterkrankheit**) und L. canicola (Hundeseuche, **Canicolafieber**). Erregernachweis aus dem Blut bis zum 4. Krankheitstag. Ab 2. Woche serologisch.

⑥ Rickettsiosen. Steiler Fieberanstieg mit Kontinua. Schweres Krankheitsgefühl. Milzschwellung. Ab 4. Krankheitstag bei **Typhus exanthematicus**, *Fleckfieber* schwere Benommenheit und Ausbreitungsbeginn eines petechialen Exanthems, das nur Gesicht und Hals freilässt. Steigender Puls, sinkender Blutdruck, Oligurie. Meningoenzephalitische Reizerscheinungen. Übertragung durch Kleiderläuse.

Weil-Felix-Reaktion. Ebenfalls durch Kleiderlaus übertragen wird das Wolhyni'sche oder **Fünf-Tage-Fieber**, bei dem sich mehrtägiges Fieber mit anschließender Pause in fünftägigen Perioden mehrfach wiederholt. Charakteristisch sind heftige Schienbeinschmerzen neben Allgemeinbeschwerden. Keine serologische Nachweisreaktion. Beim **Q-Fieber** bilden sich unter Fortbestehen der Kontinua vom 4. Krankheitstag an pneumonische Infiltrationen, die nur durch Röntgenaufnahmen fassbar sind. Erregernachweis aus Sputum, Blut, Urin, durch Tierversuch. Beim **Zeckenbissfieber** tritt am 4. Tag ein Exanthem auf. Die Bissstelle ulzeriert oft, und der regionale Lymphknoten ist geschwollen. Komplementbindungsreaktion.

❼ Röteln. Mäßiger Temperaturanstieg für wenige Tage. Exanthem in Schüben, blass-rot, rundlich, wenig erhaben. Leichte katarrhalische Erscheinungen. Jedoch schmerzhafte Lymphknotenschwellung im Nackenbereich. Manchmal Milzschwellung.

❽ Scharlach. Schüttelfrost, hohes Fieber, Angina mit leicht abwischbaren Belägen. Exanthem aus stecknadelkopfgroßen, hellroten, unter Glasspateldruck verschwindenden Flecken beim zirkumoraler Blässe. Scharlachtoxin i. c. provoziert Exanthem (Dick-Test), Rekonvaleszentenserum i. c. ergibt Auslöschphänomen. Ab 2. Woche Hautschuppung, vorher Himbeerzunge. Eosinophilie, Leukozytose mit Lymphopenie[9]. Tonsillenabstrich zum Nachweis hämolysierender Streptokokken. AST wird positiv[103].

❾ Mononucleosis infectiosa. Fieberhafte Angina, generalisierte Lymphknotenschwellung besonders am Nacken und Hals. Oft Milzschwellung. Leukozytose mit Mono- und Lymphozytose. Serologie (Paul-Bunnell-Test).

❿ Hepatitis. Nach gastrointestinalen Allgemeinbeschwerden unter Erhöhung des Druckgefühls im rechten Oberbauch Ikterus. Stuhl hell, Urin dunkelbraun. Leber, oft auch Milz vergrößert. Bilirubin direkt und indirekt erhöht[23], ebenso ALAT und andere Leberenzyme (Tab. [51]).

⑪ Cholangitis. Fieber bis zu septischem Verlauf, Ikterus, Pruritus, Leber vergrößert, druckschmerzhaft. Leukozytose, direktes Bilirubin[23], APH und andere für Cholestase sprechende Enzyme erhöht[51].

⑫ Malaria. Steile Fieberzacken mit Schüttelfrost alle 2 Tage, 3 Tage oder unregelmäßiger (M. tertiana, quartana oder tropica). Zunehmende Milzvergrößerung. Erregernachweis im Blut, im dicken Tropfen nach Färbung: Siegelringformen, Gänseblümchen, Merozoiten, Gameten.

⑬ Ausnahmsweise findet sich eine vergrößerte Milz auch bei **Grippe, Viruspneumonie, Mumps und Tuberkulose.**

⑭ Felty-Syndrom. Rheumatoidarthritis mit Splenomegalie und Lymphknotenschwellungen. Chronisch progressive Polyarthritis, meist beginnend an Fingergelenken, symmetrisch. Auftreten von Fieber. Auffallende Leukopenie. Meist Rheumafaktoren nachweisbar[104].

⑮ M. Still. Bei Kindern (selten bei Erwachsenen), Rheumatoidarthritis mit vorherrschend extraartikulären Manifestationen, Splenomegalie und Lymphknotenschwellungen. Karditis, makulopapulöses Exanthem. Gelenkerscheinungen überwiegend zuerst an großen Gelenken. Fieber, hohe Leukozytose. Rheumafaktoren negativ[104].

⑯ Myeloproliferative Erkrankungen. Leukämien. Im Blutausstrich Vorherrschen einer Leukozytenart, aleukämisch oder meist mit leukämischer Zellzahlerhöhung[9]. Bei der **chronisch-myeloischen Leukämie** Linksverschiebung der Häufigkeit von den Segment- zu den Stabkernigen, den *Metamyelozyten* mit eingebuchtetem, größerem Kern, bis zu den *Myelozyten* mit scholligem, unrundem Kern und neutrophilem Plasmasaum, *Promyelozyten* mit basophilem Azurplasmasaum und *Myeloblasten* ohne Granulation. Anämie, Müdigkeit. Bis ins kleine Becken wachsender, derber Milztumor. Knochenmarkbiopsie. Meist Philadelphiachromosom nachweisbar. Alkalische Granulozytenphosphatase erniedrigt, die bei leukämoiden Reaktionen erhöht ist. Bei der **chronisch-lymphatischen Leukämie** außer der extremen Lymphozytose große Gumprecht'sche Kernschatten aus lädierten Lymphozyten. Generalisierte Lymphknotenschwellung, derb, indolent. Milzvergrößerung mäßig. Erst im Spätstadium Gewichtsabfall, sowie Anämie und Schwäche. Probeexstirpation eines Lymphknotens zur histologischen Bestätigung. Bei der **akuten Leukämie** zwischen Blasten und wenigen Reifen ein Hiatus leucaemicus. Plötzlicher Beginn, hohes Fieber, akuter Verlauf. Nekrotisierende Anginen, Knochenschmerzen, hämorrhagische Diathese, Koma. Milz mäßig vergrößert. Knochenmarkbiopsie. Zur therapeutisch wichtigen Unterscheidung: Peroxidasereaktion positiv an unreifen Zellen der myeloischen, PAS-Reaktion der lymphatischen Reihe.

17 **Polycythaemia rubra vera.** Gesicht und Schleimhäute dunkelrot. Kopfdruck, Schwindel, Ohrensausen. Meist Milz groß und fest, häufig auch Leber vergrößert. Oft Hypertonie. Neigung zu Thrombosen. Vor allem Erythrozytenzahl erhöht[1–3], aber auch Leuko- und Thrombozytose[9, 12]. Blutsenkung stark verzögert.

18 **Osteomyelofibrose, -sklerose.** Großer, derber Milztumor. Zunehmende Blässe und Leistungsabfall. Leuko-, Erythro- und Thrombozytopenie. Diagnose durch Knochenmarkbiopsie: fibröses oder sklerotisches Gewebe, kaum Markzellen. Röntgen: in Röhrenknochen und Wirbelkörpern Markraum verdichtet.

19 **Morbus Hodgkin.** Lymphogranulomatose. Vergrößerung eines oder mehrerer benachbarter, indolenter Lymphknoten, dann zwei benachbarter Regionen (Stadium I), in nicht benachbarten oder mehreren Regionen auf einer Zwerchfellseite (Stad. II), auf beiden Seiten des Zwerchfells, aber noch auf Lymphknoten, Milz und anderes lymphatisches Gewebe beschränkt (Stad. III), übergreifend auf Leber, Darmkanal, Lunge, Niere, Knochen, Haut usw. (Stad. IV). Mit dem Fortschreiten häufiger Fieber, oft undulierendes (Pel-Epstein), Nachtschweiß, Pruritus, Gewichtsabnahme. Röntgen: oberhalb des Herzens schornsteinartige Verbreiterung des Mediastinums durch Lymphknotenpakete. Probeexstirpation eines Lymphknotens zur histologischen Sicherung. Computertomographie – Thorax und Abdomen.

20 Non-Hodgkin-Lymphome. Maligne Lymphome. Ausbreitung einer generalisierten Lymphknotenschwellung von niedrigem oder hohem Malignitätsgrad (Überlebensrate nach 5 Jahren 60 bzw. 15%). Stadieneinteilung sinngemäß wie bei M. Hodgkin, wobei der Befall eines benachbarten extralymphatischen Organs wie eine Lymphknotengruppe zählt, schon im ersten Stadium eintreten und sogar Primärlokalisation sein kann. Allgemeinbefinden zunehmend beeinträchtigt durch Gewichtsabnahme, Anämie, z. T. febrilen Verlauf, Infektabwehrschwäche. Milz mäßig vergrößert. Diagnose und Malignitätsgrad werden nach Probeexstirpation eines Lymphknotens histologisch geklärt. Die Feststellung des Stadiums ist entscheidend für die Therapieform. Röntgen-Thorax und -Skelett. Beckenkammbiopsie. Abdomen-Sonographie. Computertomographie, Lymphangiographie des Retroperitonealraums, Staging-Operation, u. a. mit Exstirpation und histologischer Untersuchung der Milz.

21 Milzvenenthrombose. Schmerzhafte und druckschmerzhafte Milzschwellung. Erbrechen. Kollapsneigung. Bei entzündlicher Ursache Fieber mit Schüttelfrost. Geht über in die

22 Pfortaderkompression. Allmähliche Entwicklung der portalen Hypertonie mit Milzstauung und Umgehungskreisläufen über Magen- zu Ösophagusvenen, über Paraumbilikalvenen zur Hohlvene und über den Plexus haemorrhoidalis zur Hohlvene. Manchmal Aszites. Zugrunde liegen intrahepatische Abschnürungen von Pfortaderästen durch Zirrhose, seltener Tumordruck. Sonographie.

23 Pfortaderthrombose. Starke Schmerzen im rechten Oberbauch. Kreislaufschock. Blutige Durchfälle. Meist hohes Fieber. Milzschwellung. Ausbildung eines Kollateralkreislaufs mit hervortretenden Bauchvenen, Ösophagusvarizen. Ursache: portale Hypertension bei Leberzirrhose, Stase bei Polyzythämie, entzündliche oder neoplastische Erkrankungen im Bauchraum. Leukozytose, später durch splenomegale Markhemmung Leuko-, Erythro- und Thrombozytopenie. Sonographie.

㉔ Lebervenenthrombose, Budd-Chiari-Syndrom. Gleiche Folgen der portalen Hypertension. Klärung durch Angiographie über die V. cava.

㉕ Leberzirrhose. Von uncharakteristischer Oberbauchdyspepsie, Lebervergrößerung und geringen Laborbefunden Entwicklung zu Gewichtsabnahme, gelbgrauer Hautfarbe, Libidoverlust, Abdominalglatze, hervortretenden Bauchvenen, Spider naevi, Palmar- und Plantarerythem, Meteorismus, Aszites. Biopsie, Laparoskopie.

㉖ Hämolytische Anämien siehe Tafel S. 366/367.

㉗ Speicherkrankheiten für Cholesterin, Zebroside und Sphingomyelin weisen eine Spleno- neben einer Hepatomegalie auf. Zur Diagnosestellung Leberbiopsie. Einzelheiten der unterschiedlichen Krankheitsbilder siehe im vorangehenden Abschnitt zu Tafel S. 276/277 (Hepatomegalie).

Lymphknotenschwellungen

	infektiös	immunol./parasit.	neoplastisch

lokal
Ursache
regional
	Verletzung
	Furunkel
	Erysipel **1**
	Dermatosen
	Angina
	  tonsill. **2**
	Otitis media **3**
	Thrombo-
	  phlebitis **4**
	Katzen-
	  kratzkrkht. **5**
	Aktino-
	  mykose **6**
	Tuberkulose **7**
	Syphilit. **8**
	  Primäraffekt
	Lympho-
	granuloma
	inguinale **9**
		Läuse **10**	Metastase

oder			Beginn einer generalisier- ten Lymph- knoten- schwellung

generalisiert	Aids Related
	  Complex **11**
	Sepsis **12**
	Röteln **13**
	Masern **14**
	Varizellen **15**
	Mononucleos.
	  infectiosa **16**
	Toxo-
	  plasmose **17**
	Brucellose **18**
	Tularämie **19**
	M. Whipple **20**
	Syphilis **21**
	Sarkoidose **22**
		M. Still **24**
		Felty-
		  Syndrom **23**
			M. Hodgkin **25**
			Non-
			  Hodgkin
			  Lymphome **26**
			chronisch
			lymph.
			Leukämie **27**

Groborientierung. Zweiteilung in regional bedingte und generalisierte Lymphknotenschwellung.

❶ Erysipel. Steiler Fieberanstieg mit Schüttelfrost. Scharf und unregelmäßig begrenzte, rote und erhabene Hautfläche, juckend und brennend. Leukozytose. Schwellung der regionären Lymphknoten.

❷ Angina tonsillaris wird in allen Formen von Lymphknotenschwellungen unter dem Kieferwinkel begleitet (A. catarrhalis, lacunaris, ulceromembranacea, diphtherica, specifica, necroticans, Herpangina, Seitenstrangangina, Scharlachangina, inf. Mononukleose).

❸ Otitis media. Plötzlicher Eintritt heftiger lokaler Schmerzen und hoher Temperaturanstieg, Schwerhörigkeit und pulsierende Ohrgeräusche auf der betroffenen Seite. Die Beteiligung der benachbarten Lymphknoten tritt hinter diese Symptomatik zurück.

❹ Thrombophlebitis. Schmerzhafter, bleistiftdicker Strang bei oberflächigem Venenverlauf, meist am Bein, tastbar. Rötung, Ödem durch vergleichende Umfangsmessung zu belegen. Manchmal Fieber und Leukozytose. Schwellung der regionären Lymphknoten.

❺ Katzenkratzkrankheit. In der zweiten Woche Primäraffektausbildung, in der vierten regionale Lymphknotenschwellung, häufig abszedierend. Fieber, Exantheme, Kopf- und Gliederschmerzen. Eosinophilie.

❻ Aktinomykose. Ausbreitung im Mund- und Halsbereich mit harten Infiltraten und Fistelbildung. Drusen mit Eiter mikroskopisch zu sichern.

❼ Tuberkulose. Mycobakterienhaltige Kuhmilch kann zur primären Halslymphknotentuberkulose führen. Langsame Schwellung, kein Fieber. Entweder langsame Rückbildung und Verkalkung oder Einschmelzung und Fisteldurchbruch. Schmerzhaftigkeit durchweg gering.

⑧ Syphilis. Harte, indolente Schwellung des regionalen Lymphknotens bei Primäraffekt. Nach Generalisierung im 2. Monat allgemeine, jedoch nur kleine Lymphknotenschwellungen.

⑨ Lymphogranulomatosis inguinalis, Lymphomatosis i., Vierte Geschlechtskrankheit. Aus den (Sub-)Tropen, selten. Schmerzhafte Schwellung der regionären, meist inguinalen Lymphknoten. Diese verbacken untereinander und mit der Haut. Fistelbildung nach außen. Fieber fehlt oft.

⑩ Läuse. Kopf- und Kleiderläuse lösen Kratzwunden aus, die zu Eiterung und regionärer Lymphknotenschwellung führen können. Verfilzte Haare mit Nissen bzw. blutige oder verschorfte Kratzstreifen geben den Erregerhinweis.

⑪ Aids Related Complex, ARC, Lymphadenopathiesyndrom. Fieber über 38 °C, Lymphknotenschwellungen verschiedener Lokalisation, Gewichtsverlust. Lympho-, Leuko-, Erythro- oder Thrombozytopenie[3, 9, 12]. Immunglobuline erhöht[47, 48]. Im Intrakutantest mit mehreren Antigenen Anergie. Serologisch HIV-Antikörper und dann nach Jahren Aids-Vollbild.

⑫ Sepsis. Unregelmäßig zackende Fieberkurve mit Schüttelfrösten oder hohe Kontinua. Weiche Milz. Toxische Schäden der sich im Blut vermehrenden Erreger an inneren Organen, petechiale Hautblutungen, Tachykardie, Dyspnoe. Embolische Eiterungen und Abszesse. Leukozytose. Erythrozyturie. Hyperbilirubinämie[23], Enzymerhöhungen (s. Tab.[51]). Zur Erregeridentifizierung und Resistenzbestimmung vor der Antibiotika-Therapie Blutkulturen anlegen.

⑬ Röteln. Mäßiger Temperaturanstieg für wenige Tage. Exanthem in Schüben, blass-rot, rundlich, wenig erhaben. Leichte katarrhalische Erscheinungen, aber schmerzhafte Lymphknotenschwellung im Nacken. Bei Erkrankung in den ersten vier Schwangerschaftsmonaten Missbildungen. Komplementbindungsreaktion.

⓮ Masern. Konjunktivitis, Rhinitis, Husten. Exanthem, Koplik'sche Flecken. Zunächst mäßige Temperaturen; frühestens am 3. Tag steiler Fieberanstieg und Entwicklung eines im Gesicht beginnenden allgemeinen Exanthems aus rötlichen, erhabenen Effloreszenzen. Gleichzeitig Verschlimmerung der katarrhalischen Erscheinungen und mäßige Schwellung der Hals- und Nackenlymphknoten. Nach einer Woche Abklingen des Exanthems und kleienförmige Hautschuppung.

⓯ Varizellen. Mäßiger Temperaturanstieg für wenige Tage. Exanthem in Schüben, von Flecken zu Bläschen und Krusten, mit starkem Juckreiz. Häufig mäßige Halslymphknotenschwellungen.

⓰ Mononucleosis infectiosa. Fieber, Angina, generalisierte Lymphknotenschwellung besonders am Nacken und Hals. Auffallende Leukozytose mit Mono- und Lymphozytose. Serologie (Paul-Bunnell-Test).

⓱ Toxoplasmose. Von den meisten Erwachsenen unerkannt überstanden. Selten Allgemeinbeschwerden und mäßige Temperaturen. Indolente Lymphknotenschwellung am Nacken und Hals, anschließend generalisiert. Sabin-Feldman-Test in der 2. Woche über 1 : 32 und weiterer Titeranstieg. Versuch des Erregernachweises durch Lymphknotenprobeexstirpation und bei Enzephalitis im Liquor. Bei gleichzeitiger Gravidität oder Immunsuppression/AIDS besondere Behandlungsbedürftigkeit.

⓲ Brucellosen. Undulierendes Fieber. Milzschwellung, selten auch Lymphknotenschwellungen. Schmerzen vor allem in Gliedern und Rücken. Chronischer Verlauf. Erregernachweis aus dem Blut, Milzpunktat oder anderen befallenen Organen. Zu unterscheiden sind *M. Bang* durch Br. abortus der Rinder, Maltafieber von Schafen und Ziegen mit schwerem Verlauf und besonders schwer die *Schweinebrucellose*. Agglutinationsreaktionen ab 3. Woche mit ansteigenden Titern.

⓳ Tularämie, Hasenpest. Steiler Fieberanstieg mit Schüttelfrost. Grippeähnliches Bild. Die regionären Lymphknoten des Infektionsortes schwellen sehr stark und tendieren zur Einschmelzung und Fistelbildung. Je nach Eintrittspforte *cutaneo*-glanduläre, *oculo*-glanduläre oder *tonsillo*-glanduläre Form. Erregernachweis aus dem Blut oder Eiter durch Tierversuch. Agglutinationstest zeigt ab 2. Woche beweisenden Titeranstieg. Allergie-Hauttest mit Tularämieantigen positiv.

20 **M. Whipple**, Lipodystrophia intestinalis. Nach jahrelangen polyarthritischen Beschwerden wird, durch das gleiche Bakterium induziert, in Retikulumzellen ein Mukopolysaccharid produziert, das die Lymphbahnen verstopft und zur Malabsorption führt: fett glänzende, schmierige sowie durchfällige Stühle, Meteorismus, Gewichtsverlust. Fieberschübe, generalisierte Lymphknotenschwellung. Milchkaffee-Teint. Dünndarmbiopsie.

21 **Syphilis** s. o. auch hinsichtl. generalisierter Ausbreitung.

22 **Sarkoidose**, M. Boeck. Meist zufällige Entdeckung bei Röntgenuntersuchungen, selten akut mit Fieber, Gelenkschmerzen und Erythema nodosum auftretend. Röntgen-Thorax: Hiluslymphknoten stark geschwollen (Stadium I), retikuläre Zeichnung vom Hilus in die Peripherie oder miliare Fleckschatten (Stad. II), konfluierende Flecken und Lungenfibrose (Stad. III). Sicherung durch Biopsie bei Mediastinoskopie, Bronchoskopie oder Leberpunktion.

23 **Felty-Synrom.** Rheumatoidarthritis mit Splenomegalie und Lymphknotenschwellung. Chronisch progressive Polyarthritis meist beginnend an den Fingergelenken, symmetrisch. Auftreten von Fieber. Auffallende Leukopenie. Meist Rheumafaktoren nachweisbar[104].

24 **M. Still.** Bei Kindern (selten bei Erwachsenen), Rheumatoidarthritis mit vorwiegend extraartikulären Manifestationen, Splenomegalie und Lymphknotenschwellungen. Karditis, makulopapulöses Exanthem. Gelenkerscheinungen überwiegend zuerst an den großen Gelenken. Fieber, hohe Leukozytose. Rheumafaktoren negativ[104].

25 **Morbus Hodgkin.** Lymphogranulomatose. Vergrößerung eines oder mehrerer benachbarter, indolenter Lymphknoten, dann zwei benachbarter Regionen (Stad. I), in nicht benachbarten oder mehreren Regionen auf einer Zwerchfellseite (Stad. II), auf beiden Seiten des Zwerchfells, aber noch auf Lymphknoten, Milz und anderes lymphatisches Gewebe beschränkt (Stad. III), übergreifend auf Leber, Darmkanal, Lunge, Niere, Knochen, Haut (Stad. IV). Mit dem Fortschreiten häufig Fieber, oft undulierendes (Pel-Epstein), Nachtschweiß, Pruritus, Gewichtsabnahme. Röntgen: oberhalb des Herzens schornsteinartige Verbreiterung des Mediastinums durch Lymphknotenpakete. Probeexstirpation eines Lymphknotens zur histologischen Sicherung. Computertomographie – Abdomen und Thorax.

26 Non-Hodgkin-Lymphome. Ausbreitung einer generalisierten Lymphknotenschwellung von niedrigem oder hohem Malignitätsgrad (Überlebensrate nach 5 Jahren 60 bzw. 15%). Stadieneinteilung sinngemäß wie bei M. Hodgkin, wobei der Befall eines benachbarten extralymphatischen Organs wie eine Lymphknotengruppe zählt, schon im ersten Stadium eintreten und sogar die Primärlokalisation sein kann. Allgemeinbefinden zunehmend beeinträchtigt durch Gewichtsabnahme, Anämie, z. T. febrilen Verlauf, Infektabwehrschwäche. Milz mäßig vergrößert. Diagnose und Malignitätsgrad werden nach Probeexstirpation eines Lymphknotens histologisch geklärt.
Die Feststellung des Stadiums ist entscheidend für die Therapieform. Röntgen-Thorax und -Skelett. Beckenkammbiopsie. Abdomen-Sonographie. Computertomographie des Retroperitonealraums. Staging-Operation, unter anderem mit Milzexstirpation und deren histologischer Untersuchung.

27 Chronisch lymphatische Leukämie. Aleukämisches oder meist leukämisches Blutbild mit extremer Lymphozytose; große Gumprecht'sche Kernschatten aus lädierten Lymphozyten. Generalisierte Lymphknotenschwellung, indolent, derb. Mäßige Milzvergrößerung. Erst im Spätstadium Gewichtsabfall, Anämie, Schwäche. Probeexstirpation zur histologischen Bestätigung.

Halslymphknotenschwellungen

Ausnahmslos kommen alle genannten Lymphknotenschwellungen auch am Hals vor, wenngleich in unterschiedlicher Häufigkeit. Von Entzündungen und Tumoren im regionären Einzugsgebiet einmal abgesehen, werden auch generalisierte Lymphknotenschwellungen vom Patienten selbst häufig zuerst am Hals entdeckt. Jedoch können sie auch bei generalisiertem Auftreten hier besonders ausgeprägt sein (Röteln, Masern, Mononucleosis inf.) oder hier ihre bevorzugte Erstlokalisation haben (maligne Lymphome).

Differenzialdiagnostisch nicht sofort ist ein vergrößerter Lymphknoten von einer *Kiemengangszyste* zu unterscheiden. Sie ist von Atherombrei gefüllt, schmerzlos und hat eine typische Lage: am Vorderrand des M. sternocleidomastoideus, etwas unterhalb des oberen Drittels. Sie besteht von Kind auf. Die Punktion der branchogenen Zyste erbringt Epithelzellen.

Raum für handschriftliche Eintragungen

Proteinurie

Blut ━━━━━━━━━━━━━━━━━━━━━━▶ Niere ━━━

	physikalisch	entzündlich	immunologisch
Plasmozytom ❶ mit mikromolekularer, nierengängiger Paraproteinämie	Sport-Proteinurie Marsch-P. Orthostatische P. Traumatische P. Kälte-P.	Pyelonephritis ❷ Nierentuberkulose ❸ Febrile Infekte	Glomerulonephritis ❹ Lup. erythematod. visc. ❺ Panarteritis nodosa ❻

Groborientierung. Urinbefund auf Eiweiß und Sedimentbestandteile[83, 84] quantitativ ergänzen[85, 86]! Neben Anamnese und körperlicher Untersuchung geben sonst ausnahmsweise BSG oder Harnsäure[65] den entscheidenden Hinweis für die spezielle Diagnostik.

❶ **Plasmozytom.** Bildung harngängiger mikromolekularer Paraproteine bei Leichtkettenbildung, oft während Urinerwärmung vorübergehende Ausfällung und erneute Lösung (Bence-Jones). Hyperproteinämie[46]. Stark beschleunigte Blutsenkung. Die Elektrophorese zeigt eine abnorme Zacke auf schmaler Basis, die zu überragender Höhe wächst (sog. M-Gradient). Immunelektrophorese zur Identifizierung. Immunglobuline quantitativ im Serum, Leichtketten quantitativ im Serum und Urin. Im Röntgenbild vor allem des Schädels häufig rundliche Aufhellungsherde; Spontanfrakturen z. B. an den Rippen. Auch bei diffuser Ausbreitung zeigt die Knochenmarkpunktion meist wuchernde Plasmazellen. Anämie.

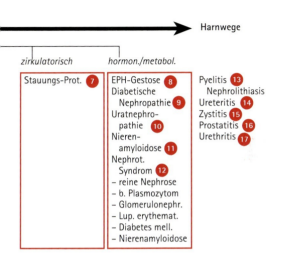

② Pyelonephritis. Akut bis chronisch: Heftiger bis fehlender Schmerz in (einer) Nierengegend bzw. Druckschmerz, hohes bis fehlendes Fieber. Leukozytenzylinder im Urin beweisend, aber nicht häufig[84], meist Leukozyturie und Bakteriurie, oft Erythrozyturie[84, 85, 86]. Bei chronischem Verlauf meist Eiweiß positiv. Blutsenkung beschleunigt, bei akuter Form Leukozytose. Krankheit verläuft in Schüben. Sonographie, außerhalb einer akuten Entzündung i. v. Urographie bzw. Computertomographie; sie zeigen begünstigende Missbildungen, überwiegend auch sekundäre Veränderungen an Nierenbecken, -kelchen und -papillen. Auf Einschränkung der Nierenfunktion verweist zuerst eine Kreatinin-Erhöhung[63]; typisch ist die verminderte Konzentrationsfähigkeit der Nieren[87]. Seitendifferenz im Isotopennephrogramm. Oft besteht eine Hypertonie.

③ Nierentuberkulose. Leukozyturie ohne Bakterienbefund[84, 85, 86]. Falls dabei „Zystitis", Zystoskopie: Schleimhauttuberkel. Das i. v. Urogramm zeigt Schäden im Kelchbereich. Katheterharn zur Anreicherung und Spezialfärbung (Ziehl-Neelsen), Spezialkultur. Nachweis der Mycobakterien-DNA mittels PCR (s. S. 37).

❹ Glomerulonephritis. Zum Teil Nierenschmerzen, beidseitig. Meist Albuminurie[83], Hämaturie[84, 85], Blutdruckerhöhung, bei der akuten Form auch Ödeme und Oligurie, bei der *chronischen* manchmal Ödeme, dann auch mit nephrotischem Syndrom, d. h. großer Proteinurie (>3 g tgl.). Der akuten Form geht regelmäßig ein Streptokokkeninfekt voraus, um 1–3 Wochen[103]. Die chronische Form entwickelt sich nur selten aus der akuten, beginnt meist schleichend und ist langsam oder rasch progredient. – Eventuell Hypoproteinämie[46], Retention harnpflichtiger Substanzen[63–65]. Eventuell zur Klärung Nierenbiopsie.

❺ Lupus erythematodes visceralis, L. e. disseminatus, system(at)ischer L. e., Erythematodes, geht meist mit Gelenkbeschwerden und Fieber, häufig mit Hauterscheinungen und Lymphknotenschwellung, oft mit Proteinurie einher und mit der einen oder anderen Erkrankung an Pleura, Perikard, Herz, Lungen, Leber u. a. Hohe Blutsenkung. Immer immunologisch antinukleäre Antikörper nachweisbar[105].

❻ Panarteriitis nodosa, Periarteriitis nodosa. Meist Fieber und Leukozytose, häufig Hypertonie, Albuminurie, Hämaturie, Myositis, Kachexie, oft Beteiligung von Hirn, Nerven, Gelenken, Lungen, Leber u. a. Hohe Blutsenkung, Sicherung der Diagnose durch Muskelbiopsie.

❼ Stauungsproteinurie höchstens gering.

❽ EPH (Ödeme/Proteinurie/Hypertonie)-Gestose. Schwangerschaftsnephropathie. Ödeme, Proteinurie und Hypertonie. Augenhintergrund: Papillenödem; evtl. Eklampsie.

❾ Diabetische Nephropathie. (Histologie: Kimmelstiel-Wilson). Blutdruckerhöhung, Proteinurie, Ödeme, Retention harnpflichtiger Substanzen[63–65]. Diabetische Retinopathie.

⑩ Uratnephropathie. Gichtniere. Protein-, Leuko- und Erythrozyturie[83–85]. Oft mit Hypertonie. Nephrolithiasis. Hyperurikämie (nüchtern, wiederholt)[65]. Harnsteinanalyse (Uratsteine). Zum Teil Gichtanfälle erst später, meist Großzehe, mit Schmerz, Rötung, Schwellung, Fieber, Leukozytose, Tophi.

⑪ Nierenamyloidose. Meist Proteinurie, überwiegend Ödeme, Hypoproteinämie, erhöhte BSG. U. a. nach chron. Eiterungen, Rheumatoidarthritis als AA Amyloidose, Biopsie, zuerst am Rektum.

⑫ Nephrotisches Syndrom. Ödeme bei großer Proteinurie (>3g tgl.) und Hypoproteinämie (<55 g/l) sowie sekundäre Hyperlipidämie[55–57] und Hypercholesterinämie[56] mit doppelbrechenden Lipoiden im Harn (Malteserkreuze). Keine Hypertonie. Manchmal ohne weiteren Befund als reine Nephrose oder Lipoidnephrose bezeichnet; häufig bei Glomerulonephritis, dann z. T. mit Hypertonie, selten bei Lupus erythematodes visceralis, Plasmozytom, Schwangerschaft, Diabetes, Amyloidose.

⑬ Pyelitis s. o. Pyelonephritis.

⑭ Ureteritis. Isoliertes Auftreten nach Strahlentherapie im Bauchraum. Protein-, Leukozyt- und Bakteriurie wenig ausgeprägt[83–86]. Verschwellung des Lumens mit mäßigem Urinrückstau; disponiert zum Angehen einer Pyelonephritis. Chemoprophylaxe unter Verzicht auf diagnostische Maßnahmen in jedem Einzelfall.

⑮ Zystitis. Häufige, schmerzhafte Miktionen, Leukozyturie[84, 85]. Bakteriurie[84, 86]; bei Fehlen von (normal färbbaren) Bakterien Verdacht auf Nierentuberkulose (s. o.).

⑯ Prostatitis s. S. 305.

⑰ Urethritis. Brennen beim Wasserlassen. Orificium gerötet, beim Mann Eiter ausstreichbar. Leukozyturie[84, 85], Bakteriurie[84, 86]. Erregernachweis durch Ausstrich oder Kultur.

Hämaturie

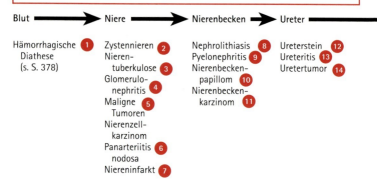

Groborientierung. Nach Ausschluss von Menses 3-Gläser-Probe: Ist bei einer Blasenentleerung das erste Glas am bluthaltigsten, stammt das Blut aus der Urethra; ist es das letzte Glas, d. h. mit abnehmendem Blasendruck nimmt die Blutung zu, stammt diese aus Blase oder Prostata; sind alle Gläser gleich bluthaltig, spricht dies für Nierenblutung.

1 Hämorrhagische Diathese. Blutungszeit oder Gerinnung verlängert[13-16]. Näheres siehe Tafel S. 377-379.

2 Zystennieren. Manchmal als höckerige, derbe Resistenzen bilateral palpabel. Selbst symptomlos, disponieren aber zu Infektionen[83-86]. Dominanter Erbgang; oft kombiniert mit Leberzysten, auch symptomlos, selten palpabel. Sonographie/Computertomographie/Magnetresonanztomographie.

3 Nierentuberkulose. Leukozyturie ohne Bakterienbefund[84-86]. Röntgen: i. v. Urogramm zeigt Defekte im Kelchbereich, Zystoskopie oft

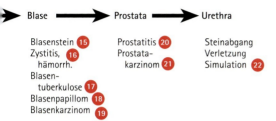

Schleimhauttuberkel. Katheterharn zur Anreicherung und Spezialfärbung (Ziehl-Neelsen); Spezialkultur. Nachweis von Mycobakterien-DNA mittels PCR (s. S. 37).

④ Glomerulonephritis. Zum Teil Nierenschmerzen, beidseitig. Hämaturie[84, 85], Albuminurie[83], Blutdruckerhöhung, bei der akuten Form auch Ödeme, dann auch mit nephrotischem Syndrom, d. h. großer Proteinurie (>3 g tgl.). Der akuten Form geht regelmäßig ein Streptokokkeninfekt voraus, um 1–3 Wochen[103]. Die chronische Form entwickelt sich nur selten aus der akuten. Evtl. Hypoproteinämie[46], Retention harnpflichtiger Substanzen[63–65]. Eventuell Klärung durch Nierenbiopsie.

⑤ Maligner Nierentumor. Meist **Nierenzellkarzinom** (hypernephroides Karzinom). Mikrohämaturie frühestes und lange Zeit einziges Symptom, daher stets wichtig nehmen bis zur Klärung[84, 85]. Blutsenkung häufig sehr beschleunigt. Alle anderen Symptome kommen zu spät. Lungenmetastasen, Druck in der Nierengegend, Gewichtsabnahme, Fieber. Sonographie. Computertomographie. Ggf. Angiographie.

6 **Panarteriitis nodosa.** Meist Fieber und Leukozytose, häufig Hypertonie, Albuminurie, Hämaturie, Myositis, Kachexie, oft Beteiligung von Hirn, Nerven, Gelenken, Lungen, Leber u. a. Hohe Blutsenkungsgeschwindigkeit. Sicherung durch Muskelbiopsie.

7 **Niereninfarkt.** Plötzlich einseitig Lokalschmerzen. Oligurie, Proteinurie, oft Hämaturie[83–85]. Nachfolgend Fieber und Leukozytose.

8 **Nephrolithiasis.** Kolikartiger Schmerz von der Nierenregion ausstrahlend in die Blasen- und Genitalregion. Blässe, Übelkeit, Erbrechen. Reflektorische Anurie. Mikro- oder Makrohämaturie. Sonographie. Röntgen: Abdomen-Leeraufnahme lässt kalkhaltige Steine erkennen (85 %); i. v.-Urographie zeigt durch Stau und Aussparung die übrigen bzw. sichert den Steinnachweis gegenüber anderen Verkalkungen wie z. B. Phlebolithen, Lymphknotenverkalkungen/Isotopennephrographie. Steinanalyse zur kausalen Behandlung.

9 **Pyelonephritis.** Neben Leukozyturie und Bakteriurie Hämaturie an Häufigkeit und diagnostischer Bedeutung zurücktretend[83–86]. Proteinurie, Blutsenkungsbeschleunigung, im Schub Lokalschmerzen und Leukozytose. Sonographie/CT.

10 **Nierenbeckenpapillom.** Mikro- und Makrohämaturie. Keine Senkungsbeschleunigung. Sicherung durch Operation wegen Möglichkeit eines malignen Tumors.

11 **Nierenbeckenkarzinom.** Wie bei malignem Nierentumor s. o., lediglich mäßige Senkungsbeschleunigung.

12 **Ureterstein.** Siehe oben Nephrolithiasis. Dem Wandern pflegen die Schmerzangaben bei Kolik zu entsprechen.

13 **Ureteritis.** Isoliertes Auftreten nach Strahlentherapie im Bauchraum. Protein-, Leukozyt-, Erythrozyt- und Bakteriurie schwach ausgeprägt[83–86]. Verschwellung des Lumens mit mäßigem Urinrückstau.

Disponiert zum Angehen einer Pyelonephritis. Unter Verzicht auf diagnostische Maßnahmen im Einzelfall Chemoprophylaxe.

14 Uretertumor. Wie bei malignem Nierentumor s. oben, lediglich geringere Senkungsbeschleunigung. Manchmal Koliken. Sonographie. Röntgen: i. v. Urographie oder retrograde Kontrastmitteldarstellung. Computertomographie.

15 Blasenstein. Manchmal plötzliche Unterbrechung des Harnstrahls, Blasenschmerzen, Mikrohämaturie[83–85], Neigung zu Zystitis. Sonographie. Zystoskopie mit Steinzertrümmerung.

16 Cystitis haemorrhagica. Miktionsdrang und -beschwerden. Neben Proteinurie, Leukozyt- und Bakteriurie auch Erythrozyturie[83–86]. Bei Bilharziose Wurmeier und Eosinophile im Sediment; zystoskopisch Pseudotuberkel.

17 Blasentuberkulose. Beschwerden wie bei Zystitis. Proteinurie, Leukozyturie und Erythrozyturie. (Normal anfärbbare) Bakterien können fehlen. Nach Anreicherung Spezialfärbung (Ziehl-Neelsen), Spezialkultur Nachweis von Mycobakterien-DNA mittels PCR (s. S. 37). Zystoskopie: blutende Ulzera. Gleichzeitig Nierentuberkulose oder Nebenhodentuberkulose nachweisbar.

18 Blasenpapillom. Zeitweilig (Mikro-)Hämaturie. Bei Zotteneinklemmung Störung des Harnstrahls. Zystoskopie klärt.

19 Blasenkarzinom. Hämaturie. Zystitis als Sekundärinfektion. Zystoskopie mit Biopsie.

20 Prostatitis. Druck in der Dammgegend beim Sitzen. Miktionsdrang und -beschwerden. Protein-, Leukozyt- und Erythrozyturie. Bei rektaler Austastung etwas vergrößerte, druckschmerzhafte, gut abzugrenzende Prostata. Prostatasekret meist eitrig. Mikroskopische und mikrobiologische Erregeridentifizierung. Meist Gonorrhoe.

㉑ Prostatakarzinom. Miktionsbeschwerden und Hämaturie ebenso wie Schmerzen mit Ausstrahlung in Becken und Beine oft erst nach Knochen- oder Lungenmetastasierung. Bei rektaler Austastung kaum vergrößerte, derbe, indolente, schlecht abgrenzbare Prostata. Prostataspezifisches Antigen, SPHT (tartrat-hemmbare saure Phosphatase). Mitunter starke Senkungsbeschleunigung. Prostatabiopsie.

㉒ Simulation mit artefiziellen Blutungen der Urethra oder Blutbeimischungen zum Urin. Nur nach unbeobachteten Momenten mit entsprechendem Instrumentar.

Raum für handschriftliche Eintragungen

Miktionsstörungen

	Niere	Ureter	Blase
Polyurie	Hydrämie durch ❶ Polydipsie – Diabetes insipidus – Diabetes mellitus – Ostit. fibrosa g. – Hyperaldosteronismus – psychogene Polydipsie – Alkoholismus Diuretika Niereninsuffizienz mit Hyposthenurie ❷		
Nykturie	Polyurie s. o. Herzinsuffizienz		
Oligurie (<300 ml/d), Anurie (100 ml/d)	Anhydrämie – Blutverlust – Diarrhoe u. a. Akutes Nierenversagen ❸	Verschluss bei – Stein – Blutgerinnsel – Bestrahlung – Karzinom	
Dysurie, Ischurie, I. paradoxa			Blasentumor Blasenatonie Rückenmarkprozess ❹
Pollakisurie			Zystitis; -tbc. Reizblase
Oligakisurie			Rückenmarkprozess Ischurie-Folge
Harnstrahlstopp			Blasenstein
Brennen b. Wasserlassen			

Miktionsstörungen 309

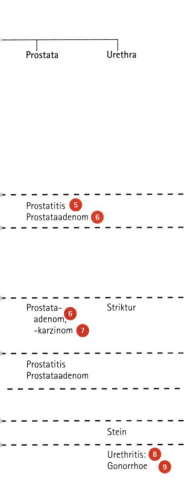

| Prostata | Urethra |

Prostatitis
Prostataadenom

Prostata- Striktur
adenom,
-karzinom

Prostatitis
Prostataadenom

Stein

Urethritis:
Gonorrhoe

Groborientierung nach dem Beschwerdebild (wobei Dysurie schwergängiges Wasserlassen bedeutet, Ischurie Unmöglichkeit des Wasserlösens, Ischuria paradoxa nur Harnträufeln trotz praller Blase, Pollakisurie vermehrter Harndrang bei kleinen Portionen, Oligakisurie Ausbleiben von Harndrang bei gefüllter Blase).

❶ Polydipsie und ihre vielen Ursachen sind mit Tafel S. 312, Durst zusammenhängend besprochen.

❷ Niereninsuffizienz. Harnpflichtiges bleibt retiniert[63–65]. Elektrolyt- und pH-Störungen[28–30, 33–37]. Kreatinin-Clearance[88]. Beobachtung der Konzentrations- und Verdünnungsfähigkeit des Urins ohne extreme Versuche[87].

❸ Akutes Nierenversagen ist Thema der Tafel S. 318.

❹ Rückenmarkprozess. Diagnostische Hinweise zu Myelitis, intra- und extramedullären Tumoren, Hämatomen, Ischämie und Wirbelerkrankungen s. Tafeln S. 62/63 und S. 100–105.

❺ Prostatitis. Druck in der Dammgegend beim Sitzen. Protein-, Leukozyt- und Erythrozyturie. Bei rektaler Austastung etwas vergrößerte, druckschmerzhafte, gut abgegrenzte Prostata. Prostatasekret meist eitrig. Mikroskopische und mikrobiologische Erregeridentifizierung. Meist Gonorrhoe.

❻ Prostataadenom. Im Alter. Zunächst Dysurie mit kompensierender Trabekelblase, Pollakisurie und Nykturie. Allmählich steigende Restharnmengen, Rückstau bis zum Nierenbecken. Ischuria paradoxa wird von Urämie oder Urosepsis gefolgt. Als Zwischenfall kann komplette Ischurie schon bei beginnender Retention provoziert werden durch Alkohol, längeres Harnverhalten oder Kälte.

❼ Prostatakarzinom. Dysurie, Hämaturie, Schmerzen, ausstrahlend in Becken und Beine, treten oft erst nach Knochen- und Lungenmetastasierung auf. Digital tastbar eine kaum vergrößerte, aber derbe, indolente Prostata, schlecht abgrenzbar, mit festhaftender Rektalschleimhaut. Prostataspezifisches Antigen, SPH$_{-T}$ (tartrathemmbare saure Phosphatase). Mitunter starke Senkungsbeschleunigung. Prostatabiopsie.

8 **Urethritis.** Oreficium gerötet, beim Mann Eiter ausstreichbar. Zum **Erregernachweis** Probeentnahme mit steriler Öse für Ausstrich und erforderlichenfalls Kultur. Bei unspezifischen Erregern in großer Zahl: Pseudogonorrhoe.

9 **Gonorrhoe.** 2 Tage nach Infektion Jucken in der Harnröhre, Brennen beim Wasserlassen, erst schleimige, dann eitrige Absonderung. Im Ausstrich nach Färbung: zahlreiche Diplokokken auch intrazellulär. Ausbreitung in Prostata, Samenblasen, Nebenhoden bzw. Zervikalkanal und Eileiter.

Durst

	Aufnahme gedrosselt	Bedarf gestiegen	Abgabe gesteigert	psychogen
	Mangel an Trinkbarem Hydrophobie bei Lyssa ❶	Diabetes mellitus ❷ (Hyperglykämie) Ostitis fibrosa generalisata (Hyperkalzämie) ❸	Aszitesentleerung Blutverlust Schwitzen Erbrechen Durchfall	
Urin niedriger Dichte		Urämie ❹	Diabetes insipidus ❺ – Adiuretin-Mangel – renales Nichtansprechen Pseudodiabetes insipidus ❻ = Hyperaldosteronismus	Polydipsie ❼ – primäre – anankastische – neurotische Alkoholismus

Groborientierung. Trennen zwischen Durst bei konzentriertem Urin (Dichte 1030) und Urin niedriger Dichte (um 1010 und darunter).

❶ **Lyssa,** Tollwut. Wochen nach dem Tierbiss qualvolle Schlingkrämpfe, Durst und Hydrophobie. Tobanfälle, hohes Fieber. Am 3. Tag Übergang der spastischen Muskelkrämpfe in Lähmung, auch der Atemmuskulatur.

❷ **Diabetes mellitus.** Durst oft erstes Symptom, Gewichtsabnahme trotz ausreichenden Essens (insbesondere beim Diabetes mellitus Typ 1). Urinzucker positiv, Blutzucker erhöht, Glucosetoleranztest[61–62].

3 **Ostitis fibrosa generalisata** (Recklinghausen). Hyperparathyreoidismus mit Hyperkalziurie[36]. Knochendemineralisation, Kyphoskoliose, in den Röhrenknochen evtl. Zysten, Spontanfrakturen. Nephrokalzinose, Nephrolithiasis. Röntgen: Skelett und Nieren. Intaktes Parathormon erhöht. Mit Ca- auch P-Werte in Blut und Urin gestört[36, 37].

4 **Urämie.** Urinöser Geruch. Haut anämisch mit Harnsäurekristallen. Miosis. Retention von Harnpflichtigem[63–65], Elektrolytverschiebungen[33–38], metabolische Azidose[28–30]. Proteinurie, Zylindrurie, Erythrozyturie[83–85], Isosthenurie um 1010.

5 **Diabetes insipidus.** Polyurie, Polydipsie. Bei *ADH-Mangel* der Hypophyse. Besserung und höhere Dichte des Urins nach ADH-Gabe. Bei *Nichtansprechen* der Niere auf ADH ist auch die therapeutische Applikation nutzlos. Beide Formen kommen angeboren oder erworben vor.

6 **Conn-Syndrom,** primärer Aldosteronismus, Pseudodiabetes insipidus geht meist mit Polyurie und Polydipsie einher. Durch Nebennierenrindenhyperplasie oder -adenom ist das Mineralocorticoid Aldosteron erhöht[91], Hypernatriämie[33], Hypokaliämie und Hyperkaliurie[35], Alkalose[28, 30]. Hypertonie. Alosteronbestimmung, morphologischer Nachweis des Adenoms.

7 **Psychogene Polydipsie.** Als primäre Triebstörung meist mit Polyphagie verbunden. Erworbene Polydipsie bei anankastischer Disposition als Zwangshandlung, deren psychologischer Inhalt (z. B. Reinigungsdrang) geklärt und gelöst werden kann, ohne Behebung der Neigung zu anderen Zwangshandlungen. Auch die korrigierbare neurotische, z. B. bedingt-reflektorisch fixierte Polydipsie ist durch biografische Anamnese zu klären.

Ödeme

	Blutgefäße →	Kapillarwand →	Gewebe →	Lymphgefäße
asymmetrisch	Stauungsdruck bei – Venenthrombose – Varikosis – Tumor im kl. Becken ❶	Urtikaria Quincke-Ödem	Erysipel ❷ Phlegmone ❸ Myotrope ❹ Virusinfektion Thrombophlebitis Osteomyelitis Sprunggelenksreizung	Verschluss ❺ durch – Fehlbildung – Entzündung – Parasiten (Filariose)
symmetrisch	– Leberzirrhose ❻ – Herzinsuffizienz Mangel an Serumeiweiß ❼ (onkot. Druck) bei – Hungerödem – Kachaxie – Glomerulonephritis ❽ – Nephrot. Syndrom ❾ – Exsudat. Enteropathie ❿ – Leberinsuffizienz ⓫ Infusionsfehler ⓬		Diuretika-Absetzen ⓭ Corticoidmedikation Hyperaldosteronismus ⓮ Hypokaliämie ⓯ Zykl. Ödeme (Menses) Schwangerschaftsödeme Myxödem ⓰	Heredit. chron. Ödeme ⓱ Adipositas ⓲

Groborientierung. Trennung zwischen symmetrischen, asymmetrischen und urtikariellen Ödemen. Bei symmetrischen eingruppieren nach Stauung, Serumeiweißmangel[46] oder Hormonstörung. Bei asymmetrischen nach lokaler Ursache, bei juckenden urtikariellen Schwellungen nach allergischer Ursache suchen.

Asymmetrische Ödeme

❶ Tumor im kleinen Becken. Palpation durch die Bauchdecke, Auskultation von Gefäßgeräuschen, rektale Austastung, gynäkologische Untersuchung. Sonographie/Endosonographie/Computertomographie.

❷ Erysipel. Steiler Fieberanstieg mit Schüttelfrost. Scharf und unregelmäßig begrenzte, rote und erhabene Hautfläche, juckend und brennend. Leukozytose.

❸ Phlegmone. Kollaterales Ödem bei eitriger Entzündung von Unterhaut- und Muskelgewebe mit Schmerz, Schwellung, Rötung.

❹ Myotrope Virusinfektion. In Kombination mit anderen Organmanifestationen (meist pneumotrop) auch eine myotrope Komponente. Muskulatur schmerzhaft, kollaterales Ödem.

❺ Lymphgefäßverschluss. Bei fehlender Entzündung Lymphangiographie.

Symmetrische Ödeme

❻ Leberzirrhose. Ödem der unteren Körperhälfte mit Aszites. Allmähliche Entwicklung von Lebervergrößerung mit geringen Laborbefunden zu Gewichtsabnahme, Hypoproteinämie[46], gelbgrauer Hautfarbe, Abdominalglatze, stärkerer Bauchvenenzeichnung, Spider naevi, Palmar- und Plantarerythem, Ösophagusvarizen, Aszites, Ödemen. Dysproteinämie[47], Erhöhung von ALAT und anderen Leberenzymen, sowie von APH und anderen auf Cholestase hinweisenden Enzymen (s. Tab.[51]) und von direktem Bilirubin[23] in besonders im Endstadium zunehmendem Maße.

❼ Mangel an Serumeiweiß[46].

8 Glomerulonephritis. Akut mit beidseitigem Nierenschmerz, Hypertonie, Hämaturie[84, 85], Proteinurie[83], Ödemen und Oligurie. Bei chronischer Form mit Ödemen besteht ein

9 Nephrotisches Syndrom. Große Proteinurie (>3 g tgl.) und Hypoproteinämie[83, 46], sekundäre Hyperlipidämie[55-57] und Hypercholesterinämie[56] mit doppelbrechenden Lipoiden im Harn (Malteserkreuze). Keine Hypertonie. Manchmal ohne weiteren Befund, als reine Nephrose oder Lipoidnephrose bezeichnet, häufig bei Glomerulonephritis, dann z. T. mit Hypertonie, selten bei Lupus erythematodes visceralis, Plasmozytom, Schwangerschaft, Diabetes, Amyloidose.

10 Exsudative Enteropathie. Folgeerscheinung verschiedenartiger Darmerkrankungen. Mit Diarrhoen Albuminverlust, Hypoproteinämie[46]. Nachweis des Verlustes durch Darm mit radioaktiv markiertem Humanalbumin.

11 Leberinsuffizienz. Toxisch, entzündlich oder bei Gestose, Zirrhose. Hypo- und Dysproteinämie[46, 47], Bilirubin erhöht[23] ebenso ALAT und andere Leberenzyme (Tab.[51]) und Ammoniak[66], hämorrhagische Diathese[12-16] mit Teerstühlen, Fieber, Delirien, Krämpfen, Koma.

12 Infusionsfehler. Nach reichlicher Infusion elektrolytfreier (Glucose) oder hypotoner Flüssigkeiten Hirn-, Lungen- und allgemeine Ödeme. Verwirrtheit, zunächst feinblasige Rasselgeräusche, bei Fortschreiten Trachearasseln.

13 Diuretika-Absetzen. Nach chronischem, nicht mehr indiziertem Gebrauch. Ödeme täuschen erneuten Bedarf vor, verschwinden nach 3 medikamentfreien Wochen.

14 Hyperaldosteronismus. Sekundärer, kann durch schwere Ödeme anderer Ursachen ausgelöst werden und komplizierend zum Krankheitsbild hinzutreten. Zusätzliche Adynamie. Mineralocorticoid Aldosteron erhöht[91], Hypernatriämie[33], Hypokaliämie und Hyperkaliurie[35].

15 **Hypokaliämie.** Meist Laxanzienabusus. Durchfall, Schwäche bis Lähmungen. Kaliumbestimmung[35].

16 **Myxödem.** Ödemartig geschwollene Haut, ohne dass sich Dellen eindrücken lassen, durch Mukopolysaccharideinlagerungen. Trockene, schilfernde Haut, Haarausfall. Obstipation, Hyporeflexie, geistige und emotionelle Unbeweglichkeit. TSH stark erhöht. Schilddrüsenhormone vermindert[97–100].

17 **Hereditäres chronisches Ödem.** Ungeklärt, wohl erbliche Gefäßanomalien. Harmlos.

18 **Adipositas.** Behinderung des Lymphabstroms.

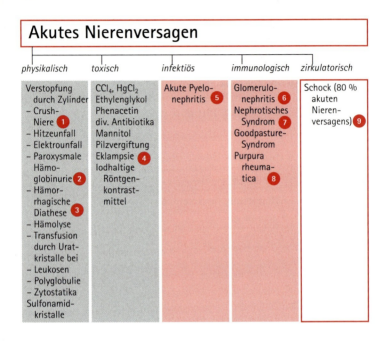

Groborientierung. <100 ml Urin/d bei der anurischen Verlaufsform, in etwa 15% normo- bzw. polyurisches akutes Nierenversagen. Meist Schockzustand Ursache. Auch alle anderen Ursachen drängen sich auf, lediglich an Auskristallisierungen muss gedacht und Intoxikationen müssen erfragt werden.

❶ **Crush-Niere.** Nach schweren Muskelquetschungen oder Verbrennungen verstopfen Myo- und Hämoglobin die Nierentubuli.

❷ **Paroxysmale Hämoglobinurie.** a) *Paroxysmale Kältehämoglobinurie* ist antikörperbedingt und gewöhnlich schon bekannt. Nach Unterkühlung steiler Fieberanstieg mit Schüttelfrost; Rücken-, Glieder- und Bauchschmerzen. Exzessive Hämolyse: Urin erscheint blutig, beim Zentrifugieren kein Erythrozytensatz und keine Entfärbung des

Überstandes. b) *Paroxysmale nächtliche Hämoglobinurie.* Morgens fällt dunkler Urin auf. Ergebnis des Zentrifugierens wie oben. Milzvergrößerung, hämolytische Anämie[1-4, 23].

❸ **Hämorrhagische Diathese** s. Tafel S. 377-379.

❹ **Eklampsie.** Durch Hypertonie, Albuminurie und Ödeme angekündigte Schwangerschaftstoxikose; evtl. schon epileptiforme Krampfanfälle.

❺ **Akute Pyelonephritis.** Heftiger Schmerz in einer Nierenregion. Druckschmerz. Hohes Fieber und Leukozytose. Leukozyt- und Bakteriurie, oft auch Leukozytenzylinder und Erythrozyturie[84-86].

❻ **Glomerulonephritis.** Akut 1-3 Wochen nach Streptokokkeninfekt[103] einsetzend mit beidseitig dumpfem Nierenschmerz, Hypertonie, Ödemen. Proteinurie, Mikrohämaturie, Oligurie[83-85]. Rapid progressive Glomerulonephritis mit rasch einsetzendem Funktionsverlust der Nieren. Die chronisch-progressive Form entwickelt sich nicht aus der akuten, sondern beginnt schleichend ohne Schmerzen. Sie entwickelt oft keine Ödeme oder die folgende Form.

❼ **Nephrotisches Syndrom.** Ödeme bei großer Proteinurie (>3 g tgl.) und Hypoproteinämie (<55 g/l). Sekundäre Hyperlipidämie[55-57] mit doppelbrechenden Lipoiden im Harn (Malteserkreuze). Keine Hypertonie, soweit nicht aus Glomerulonephritis hervorgegangen, auch dann nicht immer.

❽ **Purpura rheumatica Schoenlein-Henoch.** Beginn etwa 3 Wochen nach Streptokokkeninfekt[103]. Stecknadelkopfgroße Hautblutungen, häufig nur an den Unterschenkeln. Es handelt sich um eine vaskuläre hämorrhagische Diathese, von der auch die Nieren betroffen sind. Hämaturie[83-86]. Häufig verbunden mit rheumatischem Fieber und Gelenkbeschwerden.

❾ **Schock,** septischer, anaphylaktischer, kardiogener hypovolämischer, hypoglykämischer: s. S. 188/189.

Vegetative Funktionsstörungen

wie z. T. Kopfschmerzen – Schwindel – Ohnmacht – Blässe – Errötensneigung – Hyperhidrosis (Schweißhände, -füße, Gesichts- oder Körperschweiß) – labile Tränensekretion – Globusgefühl – Dyspnoe – Seufzeratmung – Tachykardie – verstärkte Herzaktion – Extrasystolen – pektanginöse Beschwerden – Blutdrucksteigerung – Hypotonie – Singultus –

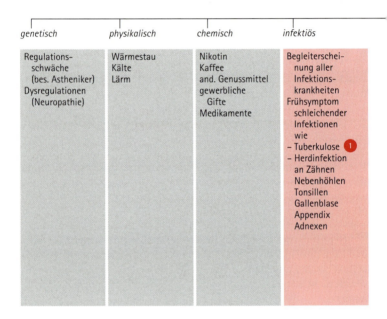

genetisch	*physikalisch*	*chemisch*	*infektiös*
Regulationsschwäche (bes. Astheniker) Dysregulationen (Neuropathie)	Wärmestau Kälte Lärm	Nikotin Kaffee and. Genussmittel gewerbliche Gifte Medikamente	Begleiterscheinung aller Infektionskrankheiten Frühsymptom schleichender Infektionen wie – Tuberkulose – Herdinfektion an Zähnen Nebenhöhlen Tonsillen Gallenblase Appendix Adnexen

Groborientierung. Die Abklärung der abnormen Reizzuleitung an Organe ohne pathologischen Befund verlangt ein systematisches Durchgehen aller Ursachengruppen von der genetischen bis zur psychischen. Ursachenkombinationen sind häufig und für den Therapieplan wichtig. Verkannt werden nicht selten Frühgravidität, subfebrile Infekte, Myokarditis, Pankreatitis, nachweisbare entzündliche Herde, Schizophrenie und Alkoholabusus.

Aerophagie – Dyspepsie – Gastralgie – Reizmagen – Erbrechen – Obstipation – Diarrhoe – Darmspasmen – Colon irritabile – Dyskinesien der Gallenwege, der Harnwege mit Kolik – Reizblase – Pelvidystonie – Dysmenorrhoe – Ejaculatio praecox – Impotenz – Leichenfinger – M. Raynaud – Akrozyanose – Hitzewallungen – *bedüfen der Abklärung der abnormen Reizzuleitung an Organe ohne pathologischen Befund:*

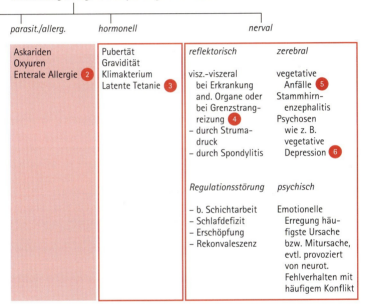

❶ **Tuberkulose.** Matt, Nachtschweiß, subfebrile Temperaturen morgens oder nach körperlicher Belastung. Hustenreiz kann unbeachtet sein. Röntgen-Thorax.

❷ **Enterale Allergie.** Bei ungeklärten Durchfällen ohne ersichtlichen Zusammenhang mit bestimmten Nahrungsmitteln Prüfung durch Suchkostschema.

③ Latente Tetanie. Erniedrigter Calciumspiegel nicht obligat[36]. Bei Druck auf den Sulcus medialis des Oberarms „Geburtshelferstellung" der Hand (Trousseau). Bei Beklopfen des Fazialisstammes unter dem Jochbein Mundwinkelzucken nach dieser Seite (Chvostek). Durch Hyperventilation ist beides leicht zu verstärken und in weniger als 5 Minuten ein tetanischer Krampfanfall auszulösen. Die latente Tetanie geht mit unterschiedlichen vegetativen Störungen einher, u. a. mit vasomotorischer Angina pectoris und vasokonstriktorischen Leichenfingern.

④ Grenzstrangreizung durch Strumadruck trifft das Ganglion stellatum und löst u. a. eine Horner'sche Trias aus: Ptosis, Enophthalmus und Miosis der betroffenen Seite.

⑤ Vegetative Anfälle. Plötzlich für Minuten bis Stunden multiple vegetative Störungen und Muskelschwäche. Vor- und nachher Kopfschmerzen und Mattigkeit. Die als Ursache angenommenen vasomotorischen Durchblutungsstörungen im Hirnstamm sind diagnostisch nicht erfassbar.

⑥ Vegetative Depression bezeichnet eine echte Depression, bei der die immer vorhandenen vegetativen Begleitsymptome in den Vordergrund treten.

Raum für handschriftliche Eintragungen

Fieber (Ursachen)

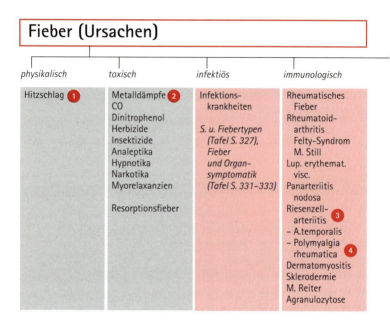

physikalisch	toxisch	infektiös	immunologisch
Hitzschlag ❶	Metalldämpfe ❷ CO Dinitrophenol Herbizide Insektizide Analeptika Hypnotika Narkotika Myorelaxanzien Resorptionsfieber	Infektions- krankheiten S. u. Fiebertypen (Tafel S. 327), Fieber und Organ- symptomatik (Tafel S. 331–333)	Rheumatisches Fieber Rheumatoid- arthritis Felty-Syndrom M. Still Lup. erythemat. visc. Panarteriitis nodosa Riesenzell- ❸ arteriitis – A. temporalis – Polymyalgia rheumatica ❹ Dermatomyositis Sklerodermie M. Reiter Agranulozytose

Groborientierung. Als Fieberursache müssen außer genetischen und zirkulatorischen alle Ursachengruppen in Betracht gezogen werden. – Die Stichworte zu den einzelnen Krankheiten finden sich, soweit nicht hier angeführt, in der nachfolgenden alphabetischen Anordnung zu Tafel S. 331–333 „Fieber und Organsymptomatik".

❶ **Hitzschlag.** Durch Wärmestau Anstieg der Körpertemperatur bis zum Koma oder Tod. Zuvor Symptombild hohen Fiebers. Die hochrote Haut wird bei Eintritt des Kreislaufkollapses bleich. Auch andere Zeichen der Hirnschädigung, wie z. B. Cheyne-Stokes'scher Atemtyp.

❷ **Metalldämpfe,** Gießfieber, Zinkfieber. Vorübergehend kurzer Temperaturanstieg.

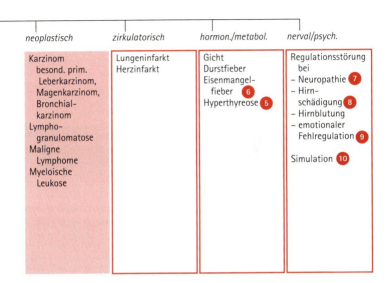

neoplastisch	zirkulatorisch	hormon./metabol.	nerval/psych.
Karzinom besond. prim. Leberkarzinom, Magenkarzinom, Bronchialkarzinom Lymphogranulomatose Maligne Lymphome Myeloische Leukose	Lungeninfarkt Herzinfarkt	Gicht Durstfieber Eisenmangelfieber ❻ Hyperthyreose ❺	Regulationsstörung bei – Neuropathie ❼ – Hirnschädigung ❽ – Hirnblutung – emotionaler Fehlregulation ❾ Simulation ❿

❸ **Riesenzellarteriitis,** Arteriitis temporalis oder Befall anderer Arterien. Gefäß als derber Strang tastbar, häufig pulsios, druckschmerzhaft. Lokaler Schmerz; dahinter zurücktretend leichtes Fieber, Myalgien, Arthralgien, Gewichtsabnahme. Leukozytose, Eisenmangelanämie[1, 2, 39], erheblich beschleunigte Blutsenkung, α_2-Globuline erhöht[47]. Komplikationen: Erblindung, Apoplexie, Infarkt. Arterienbiopsie.

❹ **Polymyalgia rheumatica.** Gleiche Grundkrankheit mit anderem Lokalisationsschwerpunkt. Heftige Schmerzen, Morgensteifigkeit, besonders in der Rücken- und Schultermuskulatur. Gleiche Allgemeinbeschwerden, gleiche Laborbefunde. Auch ohne sichtbaren Befall ist die Temporalarterienbiopsie dabei oft positiv.

5 **Hyperthyreose.** Struma; Tachykardie. Bei M. Basedow: Exophthalmus, Zurückbleiben des Oberlides beim Abwärtsblicken (Gräfe), Konvergenzschwäche (Möbius); feinschlägiger Fingertremor, Leichterregbarkeit, Diarrhoe, Gewichtsabnahme. Schilddrüsenhormone erhöht[97–99]. Gering erhöhte Körpertemperatur, Fieber bei thyreotoxischer Krise.

6 **Eisenmangelfieber** kann eine ausgeprägte hypochrome Anämie begleiten und unter der Eisentherapie schwinden[39–41].

7 **Neuropathie.** Hoher Fieberanstieg ohne Senkungsbeschleunigung, Leukozytose oder Zellvermehrung im Liquor sowie andere zentrale Regulationsstörungen aus unspezifischen, manchmal emotionellen Anlässen; chronisch rezidivierend, anlagemäßig.

8 **Hirnschädigung.** z. B. bei hypoxischem Hirnschaden mit anderen neurologischen Störungen außer den Temperaturregulationsstörungen.

9 **Emotionale Fehlregulation** der Körpertemperatur kann bei heftigen Erregungen zu hohem Fieber ohne Leukozytose oder Senkungsbeschleunigung führen. Eine Disposition durch eine anzunehmende Neuropathie bleibt hypothetisch.

10 **Simulation.** Kontrollierte Temperaturmessung zugleich beiderseits axillar; ersatzweise oral und rektal.

Fiebertypen

Schematische Kurve der Tageshöchstwerte. E = Exanthem. Während durch Antibiotika der spätere Verlauf beinflusst wird, bleibt der Unterschied zwischen allmählichem und steilem Fieberanstieg und der Anfangsverlauf diagnostisch unverändert wichtig.

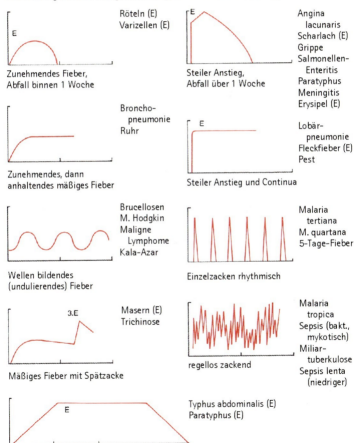

Zunehmendes Fieber, Abfall binnen 1 Woche — Röteln (E), Varizellen (E)

Steiler Anstieg, Abfall über 1 Woche — Angina lacunaris, Scharlach (E), Grippe, Salmonellen-Enteritis, Paratyphus, Meningitis, Erysipel (E)

Zunehmendes, dann anhaltendes mäßiges Fieber — Bronchopneumonie, Ruhr

Steiler Anstieg und Continua — Lobärpneumonie, Fleckfieber (E), Pest

Wellen bildendes (undulierendes) Fieber — Brucellosen, M. Hodgkin, Maligne Lymphome, Kala-Azar

Einzelzacken rhythmisch — Malaria tertiana, M. quartana, 5-Tage-Fieber

Mäßiges Fieber mit Spätzacke — Masern (E), Trichinose

regellos zackend — Malaria tropica, Sepsis (bakt., mykotisch), Miliartuberkulose, Sepsis lenta (niedriger)

Stadium incrementi, Continua, decrementi — Typhus abdominalis (E), Paratyphus (E)

Groborientierung. Typische Fieberkurven entspringen *Allgemeininfektionen*. Sie folgen einem Alles-oder-nichts-Gesetz, unabhängig von der infizierenden Keimzahl. Sie benötigen dazu eine Inkubationszeit und hämatogene Generalisation, auch wenn ihre Schäden sich dann nur an bestimmten Organen manifestieren. *Lokalinfektionen* zeigen dagegen ihre Abhängigkeit von der Menge der Erreger auch im Fieberverlauf, und ohne Regeldauer bleiben Temperaturen bestehen, solange der örtliche Prozess anhält.

Eine gewisse Regelhaftigkeit des durchschnittlichen Verlaufes zeigen aber auch einige Lokalinfektionen, die differenzialdiagnostischen Typen zugeordnet werden können (Bronchopneumonie, Ruhr, Angina, Erysipel, Osteomyelitis).

Die häufigsten Lokalinfektionen mit örtlichen Entzündungszeichen, dementsprechendem Fieberverlauf und Leukozytose sind:
- Furunkel
- Abszess (Hirn-, Lungen-, Leber-, Nieren-, peritonsillärer, subphrenischer, perityphilitischer, paranephritischer Abszess)
- Sinusitis
- Otitis media
- Bronchiektasen
- Pleura-, Gallenblasenempyem
- Cholezystitis
- Appendizitis
- Adnexitis
- Pyelitis acuta
- Thrombophlebitis
- Phlegmone

Schüttelfrost unter steilem Fieberanstieg wird geklagt bei (Kurzbeschreibung im alphabetisch geordneten Begleittext zur nächsten Tafel):

Angina lacunaris
Cholangitis
Fünf-Tage-Fieber
Pest
Leptospirosen, Weil
Lobärpneumonie
Malaria
Meningitis
Miliartuberkulose
Mumps
Osteomyelitis
   Paratyphus z. T.

Erysipel
Fleckfieber
Grippe
Q-Fieber
Salmonellen-Enteritis
Scharlach
Sepsis
Sodoku
Tularämie
Zeckenbissfieber

Ein 2. **Gipfel** nach Fieberabfall tritt auf bei:
Dengue-Fieber
Fleckfieber
Gelbfieber
Lyme-Krankheit

Masern
Trichinose
Zeckenenzephalitis

Rhythmische Fieberrezidive haben
nach 2 Tagen   Malaria tertiana
3 Tagen   Malaria quartana, Pleurodynia epidemica
5 Tagen   Wolhyni'sches Fieber
8 Tagen   Rekurrensfieber, Sodoku
21 Tagen   Felty-Syndrom
Je länger der Zeitabstand, desto größer ist die zeitliche Streuung.

Eine hohe Continua febris kommt vor bei
Erysipel
Fleckfieber
Lobärpneumonie
Pest
Q-Fieber

Sepsis
Tularämie
Typhus abd.
Zeckenbissfieber
schweren Lokalinfektionen

Lange anhaltendes Fieber besteht bei

Aids	Non-Hodgkin Lymphome
Brucellosen	Panarteriitis nodosa
Endocarditis lenta	Polymyalgia rheum.
Lupus erythematodes visc.	Tuberkulose
M.Hodgkin	Yersinia-enterocolitica-Infekt

Allgemeine Regeln zur Diagnostik fieberhafter Erkrankungen:
- Anamnestisch nach Kontakt mit ähnlich Erkrankten fragen, nach Reisen in warme Länder bzw. solchen Kontaktpersonen.
- Bei Unklarheit anfangs Zurückhaltung in der Diagnose und abwarten, „was der Patient ausbrütet".
- Bei Unklarheit **vor** Antibiotikagabe Blut, Urin, Stuhl oder Sputum abnehmen zur Einsendung.
- Bei Unklarheit noch am 4. Krankheitstag, Einweisung zur stationären Klärung.

Fieber und Organsymptomatik

Haut	Tonsillen	Pulmonaltrakt	Herz	Darm
Röteln (~ 1. Tag)	Angina	Inf. d. ob. Luftwege	Perikarditis	Virusenteritis
Scharlach (~ 1.)	– catarrhalis	Grippe		Yersinia- u. and. bakt. Enteritiden
Varizellen (~ 1.)	– follicularis	Broncho-pneumonie	Endocarditis (ulcerosa)	
Masern (~ 3.)	– lacunaris	Lob(ul)ärpneumonie	– acuta	Salmonellen-Enteritis
Typhus abd. (~ 8.)	– ulcero-membranacea	Lungenabszess	– subacuta	Typhus abdominalis
Anthrax	– diphtherica	Tuberkulose	– „lenta"	Paratyphus
Erysipel	– specifica (syph.)	Anthrax	Endocarditis (verrucosa) bei Kollagenosen	Ruhr
Herpes simplex	– necroticans			Trichinose
Herpes zoster	– Herpangina	*Pest (Lungen-)*		Lambliasis
Katzenkratz-krankheit	– Seitenstrang-angina	Atypische Pneumonie (kaum auskultierbar, aber Rö-Befund!):	Myokarditis	Whipple-Krankheit
Lyme-Krankheit	Agranulozytose		– viral, aber auch bei	
Maul- und Klauenseuche	Leukosen, akute		– Rheumat. Fieber	*Anthrax*
Pemphigus vulgaris	Mononucleosis infectiosa		– Grippe	*Ankylostoma duodenale*
Syphilis	Listeriose	Viruspneumonie	– Typhus abdomin.	*Cholera*
Aids	Scharlach	Ornithose	– Diphtherie	
Sepsis acuta	Zytomegalie	Zytomegalie	– *Chagas-Krankheit*	
Dengue-Fieber		Q-Fieber		
Fleckfieber (~ 3.)		Legionellose		
Frambösie		Pilzpneumonie		
Orientbeule		Pneumocystitis carinii		
Rotz		SARS		
Zeckenbiss-fieber (~4.)		Sarkoidose Boeck		
Arzneimittel-exanthem		Lungenembolie		
Serumkrankheit				
Lupus erythematodes				
Periarteriitis nodosa				
Dermatomyositis				
Sklerodermie				
Virale hämorrha-gische Fieber				

Fortsetzung nächste Seite

Fieber und Organsymptomatik (Fortsetzung)

Leber

Cholangitis
Hepatitis
Leberabszess
Weil, Morbus
Typhus abdominalis
Mononucleosis infectiosa
Brucellosen (Bang)
Listeriosen
Zytomegalie
Gelbfieber
Kala-Azar
Bilharziose

Lupus erythem. visc.
Panarteriitis nodosa
Leukämien
M. Hodgkin
Virale hämorrhagische Fieber

Milz

Sepsis acuta
Endokarditis (akut, subakut, lenta)
Röteln
Mononucleosis inf.
Brucellosen (Bang)
Leptospirosen
Rickettsiosen
Viruspneumonie
Tbc (hämatogen)
Virushepatitis
Cholangitis
Typhus abdominalis
Paratyphus
Malaria
Rekurrensfieber
Kala-Azar
Bilharziose
Still, Morbus
Felty-Syndrom
M. Hodgkin
Non-Hodgkin-Lymphome
Leukämien

Lymphknoten

Regionär bei
– lokaler Infektion wie
– – Katzenkratzkrankheit
– – Tuberkulose
– malign. Tumor
Sepsis acuta
Röteln
Masern
Mononucleosis infectiosa
Bang, Morbus
Tularämie
Toxoplasmose
Adenoviren bei
– Tonsillitis catarrh.
– grippal. Infekt
– Viruspneumonie
Aids Related Complex
Whipple, Morbus
Pest (Beulen-)
Kala-Azar
Chagas-Krankheit
Schlafkrankheit
Bilharziose
Still, Felty
Lymphogranulomatose
Maligne Lyphome

Niere

Pyelonephritis acuta
Pyonephrose
Nierenabszess
Paranephrit. Abszess
Glomerulonephritis acuta
Niereninfarkt
Virale hämorrhagische Fieber

Groborientierung ergibt sich aus der unterschiedlichen Organsymptomatik bzw. dem Muster des Organbefalls. Da viele Krankheiten sich multipel manifestieren, erscheinen sie hier im Begleittext in *alphabetischer* Ordnung.

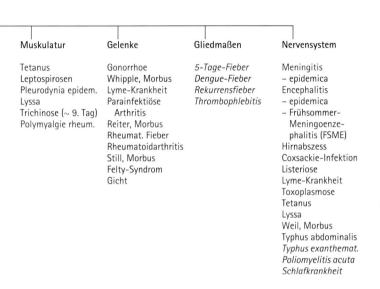

Muskulatur	Gelenke	Gliedmaßen	Nervensystem
Tetanus	Gonorrhoe	*5-Tage-Fieber*	Meningitis
Leptospirosen	Whipple, Morbus	*Dengue-Fieber*	– epidemica
Pleurodynia epidem.	Lyme-Krankheit	*Rekurrensfieber*	Encephalitis
Lyssa	Parainfektiöse	*Thrombophlebitis*	– epidemica
Trichinose (~ 9. Tag)	Arthritis		– Frühsommer-
Polymalgie rheum.	Reiter, Morbus		Meningoenze-
	Rheumat. Fieber		phalitis (FSME)
	Rheumatoidarthritis		Hirnabszess
	Still, Morbus		Coxsackie-Infektion
	Felty-Syndrom		Listeriose
	Gicht		Lyme-Krankheit
			Toxoplasmose
			Tetanus
			Lyssa
			Weil, Morbus
			Typhus abdominalis
			Typhus exanthemat.
			Poliomyelitis acuta
			Schlafkrankheit

Agranulozytose mit Schüttelfrost und septischen Temperaturen, nekrotisierende Angina, multiple Furunkel, weiche Milzvergrößerung. Im Blut Granulozyten unter $2 \times 10^9/l$.

AIDS (Acquired-Immune-Deficiency-Syndrome). Blut-zu-Blut-Infektion. Hervorgehobene Risikogruppen Homosexuelle, Prostituierte, Drogensüchtige. HIV-Antikörpernachweis wird gewöhnlich im 1. Halbjahr positiv. Nach Jahren generalisierte und persistierende Lymphknotenschwellung (Lymphadenopathiesyndrom). Dann Fieber, Durchfälle, Gewichtsverlust, Mundsoor und andere opportunistische Infektionen **(AIDS Related Complex)**. Leuko-, Erythro- oder Thrombozytopenie[3, 9, 12]. Schwund von Helferzellen, besonders T_4-Lymphozyten (Letztere unter 400 pro µl). Intrakutantest mit verschiedenen Antigenen ergibt Anergie. Das Krankheitsbild **AIDS** ist gekennzeichnet durch ernste opportunistische Infektionen und Tumoren: Pneumonien, Ösophagitis, Enteritis, Enzephalitis, Retinitis und disseminierte Infektionen. Überwiegend besteht eine **Pneumocystis-jiroveci(carinii)-Pneumonie** mit fast fehlendem Perkussions- und Auskultations-, aber ausgedehntem Röntgenbefund; Sputumuntersuchung wertlos, Nachweis durch Bronchoskopie und Biopsie. Oft Kaposi-Sarkom: Zunehmende Bildung harter blau-rot-bräunlicher Knoten an Haut und inneren Organen. Histologisch Sarkom mit Gefäßneubildungen und Einblutungen. Häufig maligne Lymphome, ZNS-Toxoplasmose.

Aktinomykose. Ausbreitung im Mund- und Halsbereich mit harten Infiltraten und Fistelbildung, weiter im Bronchialsystem mit Husten, Dyspnoe, Rasselgeräuschen und Giemen, bei Lungenbefall Bild einer schweren Bronchopneumonie mit multiplen Abszessbildungen und Pleuraempyem. Hohes Fieber, Leukozytose. Beweisend Drusen im Eiter der Fisteln, des Auswurfs oder Pleurapunktats.

Angina tonsillaris:

A. catarrhalis mit Tonsillenschwellung, -rötung und mäßigem Fieber; meist virusbedingt, oft Schrittmacher für bakterielle Tonsillitis.

A. follicularis mit zusätzlich gelblich durchscheinenden Lymphfollikeln unter der intakten Schleimhaut, nicht wegwischbar. Übergehend in

A. lacunaris mit steilem, hohem Fieberanstieg und aus den Krypten der geschwollenen und geröteten Tonsillen austretenden Eiterpfröpfen, wegwischbar.

A. ulcero-membranacea Plaut-Vincenti mit Ulkus meist an *einer* Tonsille, oft hinten. Geringere entzündliche Erscheinungen, manchmal kein Fieber. Abstrich aus dem belegten Geschwürgrund, auf Objektträger Giemsa-Färbung: massenhaft Spirochäten und fusiforme (spindelförmige) Stäbchen.

A. diphtherica mit weißlichen Membranen auf den Tonsillen und an der Uvula, festhaftend, nur unter Blutung zu lösen. Süßlicher Geruch. Abstrich zum nachträglichen Erregernachweis.

A. specifica mit Schleimhautpapeln an Mandeln und Gaumenbögen, scharf abgegrenzt, hauchartig getrübt; zunehmend weißlich oder Geschwürbildung; Teilerscheinung des ersten Syphilisexanthems etwa einen Monat nach Auftreten des Primäraffektes. Rückfälle kommen vor. Infektiös. Luesreaktionen positiv.

A. necroticans mit Fieber, Anämie, Blutungsneigung; im Blutbild Agranulozytose, Panzytopenie oder unreifzellige Leukose. **Herpangina**. Rötung und Bläschenbildung an Tonsillen und hinterem Gaumen, ulzerierend. Abheilung in 10 Tagen.

Monozytenangina s. Mononucleosis infectiosa.

Seitenstrangangina. Anginöse Beschwerden mit Fieber und Lymphknotenschwellung, aber ohne Schwellung der (meist gekappten) Tonsillen. Im Kehlkopfspiegel Rötung und Schwellung der Seitenstränge (vom Epipharynx bis Sinus piriformis); auch chronisch mit gelegentlichen subfebrilen Temperaturen.

Ankylostoma-Befall (Hakenwurm, Grubenwurm). Aus warmen Ländern und Bergwerken Mitteleuropas. Vorwiegend bei Bergwerksarbeitern. Juckende Dermatitis an der Eintrittspforte, Bronchitis, dann Durchfall,

Anämie, Eosinophilie. Wurmeiernachweis im Stuhl. Fortschreitende Enterokolitis, Anämie, Gewichtsabnahme.

Anthrax, Milzbrand. Infektion bei Tierkontakt oder Fellbearbeitung. *Hautmilzbrand* mit nicht schmerzhafter, derber Nekrose und umgebendem Infiltrat (Milzbrandkarbunkel), Schwellung der regionären Lymphknoten, Fieber. – *Lungenmilzbrand,* nach entzündlichen Prozessen in Nase, Rachen, Kehlkopf und Bronchitis steiler Fieberanstieg mit Schüttelfrost; Bild einer Bronchopneumonie mit blutig schaumigem Auswurf; Kreislaufversagen. – *Darmmilzbrand* mit Gastroenteritis und manchmal blutigem Erbrechen und Stuhl, Peritonitis. Bei allen schwereren Milzbrandformen weiche Milzschwellung. Erregernachweis aus Karbunkel, Sputum, Stuhl, in schweren Fällen auch Blut; mikroskopisch Verdacht, Kultur und Tierversuch beweisend.

Arthritis, parainfektiöse. Immunologische Mitbeteiligung eines oder mehrerer meist großer Gelenke bei einer Infektionskrankheit. Schmerz, Schwellung, Rötung, Bewegungseinschränkung. Gelenkhöhle bleibt steril.

Arzneimittelexanthem. Die meisten Medikamente können individuell zu einer Allergie führen. Bei Wiederanwendung urtikarieller, juckender Ausschlag, aber auch makulöse, papulöse, vesikulöse oder polymorphe Erscheinungsformen. Schwindet nach Absetzen.

Atypische Pneumonie. Allmählicher Anstieg des nicht hohen Fiebers. Sputum spärlich, nicht eitrig. Kein wesentlicher Perkussions- oder Auskultationsbefund. Im Röntgenbild überraschend ausgedehnte Trübungen mit verwaschenen Grenzen. Erreger: Viren, Bakterien, Pilze, Parasiten (s. Tafel). Identifizierung mikroskopisch im Sputum, Blut, serologisch oder mikrobiologisch nach endoskopischer Bronchiallavage, Bürstung oder Biopsie.

Bang'sche Krankheit s. Brucellosen.

Bilharziose, Schistosomiasis. Aus Afrika, dem tropischen China und Amerika. Stark juckende, rote Flecken am Eintrittsort der Larven.

Nach 1–2 Monaten Fieber, Lymphknotenschwellungen, Leber druckschmerzhaft, hohe Leukozytose und Eosinophilie. Nach einer z. T. jahrzehntelangen Latenz Organmanifestationen, häufig als hämorrhagische Zystitis mit Eosinophilen im Sediment und zystoskopisch sog. Pseudotuberkeln. Nachweis von Wurmeiern im Sediment, bei Darmbilharziose im Stuhl; sonst Komplementbindungsreaktion.

Bronchopneumonie. Übergreifen einer schweren Bronchitis an verschiedenen Stellen auf das peribronchiale Lungengewebe. Rasche Fieberentwicklung ohne brüsken Anstieg. Bronchitische Rasselgeräusche und Rhonchi; die pneumonischen Infiltrate sind dem perkutorischen oder auskultatorischen Nachweis entzogen. Röntgen: multiple, unscharf begrenzte Herdschatten. Leukozytose.

Brucellosen. Undulierendes Fieber. Milzschwellung. Schmerzen im Rücken und in allen Gliedern. Chronischer Verlauf. Erregernachweis aus Blut, Milzpunktat und anderen befallenen Organen. Nach Erregerherkunft Br. abortus der Rinder *(M. Bang)*, schwerwiegender das *Maltafieber* von Schafen und Ziegen und die *Schweinebrucellose*.

Chagaskrankheit. Aus Südamerika. Hohes Fieber mit Schwellung besonders der axillaren und inguinalen Lymphknoten, manchmal auch der Milz und Leber; Gesichtsödem; oft Myokarditis mit EKG-Veränderungen. Schweres Krankheitsbild. Intradermalreaktion mit spezifischem Antigen oder serologische Reaktionen beweisend.

Cholangitis. Ikterus, Leber vergrößert, stark druckschmerzhaft. Fieber, Schüttelfröste, Milzschwellung. Leukozytose. Direktes Bilirubin[23] und APH[51] vermehrt.

Cholera. Aus Nordafrika bis Südostasien. Beginn wie Gastroenteritis, wobei der sich ständig wiederholende Durchfall bald reiswasserähnliche Beschaffenheit annimmt. Durch Flüssigkeits- und Salzverlust[33–35] Exsikkose. Waden- und Kopfschmerz, zunehmende Benommenheit. Oligurie, Retention von Harnpflichtigem[63–65]. Hypotonie, schneller, flacher Puls. Das anfänglich mäßige Fieber sinkt auf subnormale Werte.

Zum Erregernachweis Stuhl (Schleimflocke) sofort mit Kurier zur Kultur. – Das Bild mit wässrigen Stühlen und Exsikkose kann auch von einheimischen Gastroenteritis-Erregern imitiert werden (Cholera nostras).

Coxsackie-Virusinfektionen. Unterschiedliche Krankheitsbilder einer Erregergruppe. Plötzliche schlaffe Lähmungen, die sich von der Poliomyelitis durch das Hinzutreten auch sensibler Störungen unterscheiden, sind ein solches Bild. (Andere: Meningoenzephalitis, Myositis, Myokarditis, Pleurodynia epidem., Sommergrippe, Herpangina, juckende Bläschen an Mundschleimhaut, Fingern, Zehen.)

Dengue-Fieber. Aus den Tropen, dort in Epidemien. Fieberanstieg, oft mit Schüttelfrost, vom 3. oder 4. Tag subfebril, dann zweiter Gipfel und kritische Entfieberung am 6. Tag. Kopf- und Gliederschmerzen mit geziert (dengue) erscheinendem Gang. Beim ersten und zweiten Fieberschub Erythem bzw. Exanthem. Konjunktivitis. Erbrechen, Leukopenie. Keine Milzvergrößerung. Rasche Erholung. Diagnose aus der Epidemieanamnese, Virus- oder serologischer Nachweis schwierig und unzuverlässig.

Dermatomyositis. Beginn fieberhaft oder schleichend, Schwäche verschiedener Muskelgruppen, ödematöse Schwellung, auch der Augenlider, Hauterytheme; später porzellanartige, atrophische Hautbezirke. Hohe Wahrscheinlichkeit eines gleichzeitig bestehenden bösartigen Tumors. Senkungsgeschwindigkeit und Muskelenzyme erhöht (s. Tab. [51]).

Diphtherie. Mäßiges Fieber, Angina mit weißlichen Membranen auf Tonsillen und Uvula, festhaftend, nur unter Blutung zu lösen; seltener stattdessen im Kehlkopf (Krupp). Süßlicher Geruch. Toxische Myokardschädigung mit Reizleitungs- und Reizbildungsstörungen im EKG. Oft Gaumensegellähmung mit Flüssigkeitsaustritt aus der Nase beim Trinken, Augenmuskellähmung, Extremitätenlähmungen. Tonsillenabstrich zum nachträglichen Erregernachweis.

Endocarditis. Endocarditis mit Vitien entsprechenden Herzgeräuschen. Mäßige Milzschwellung. Herdnephritis mit Erythrozyturie[83–85]. Bei der subakuten bis chronischen – lenta – Verlaufsform subfebrile Temperaturen. Starke Senkungsbeschleunigung, mäßige Leukozytose, Anämie. Bei der akuten, septischen Verlausform (meist Staphylokokken) hohes Fieber, ausgeprägte paraklinische Entzündungszeichen, Bewusstseinstrübung, rasche Klappendestruktion. Echokardiographie. Vor Beginn der Antibiotika-Therapie serielle Blutkulturen zum Erregernachweis (3 Paare aerob und anaerob) und der Antibiotikaresistenz anlegen. Der fehlende Erregernachweis verschlechtert die Prognose.

Enteritis. Übelkeit, Erbrechen, Leibschmerzen, explosionsartiger Durchfall, Kollaps, leichte Temperaturerhöhung, mäßige Leukozytose. Meist Gruppenerkrankung. Dringliche Klärung geboten. Epidemiologische Anamnese. Rektalabstrich zur mikrobiologischen Untersuchung (in ungeklärten Fällen absolut unerlässlich bei Beschäftigten in Lebensmittelgewinnung, -verarbeitung, -verkauf, -zubereitung und -servierung, in Kindereinrichtungen, im Erziehungswesen, bei mit solchen Personen zusammenwohnenden Durchfallkranken und bei jeder Ersterkrankung in Wohnheimen (Lehrlings-, Schulungs-, Altenheim u. Ä.). Belehrung der Patienten über Verhalten und Absonderung. Telefonische Meldung an das Gesundheitsamt zur übergreifenden Klärung. Sicherstellung der verdächtigen Lebensmittel, in Großküchen der 24-Stunden-Aufbewahrungsproben. – Das gleiche Bild der Durchfallerkrankung kann hervorgerufen werden durch Salmonellen, Yersinia und andere Keime und Viren.

Enzephalitis. Benommenheit, als Meningoenzephalitis heftige Kopfschmerzen, Nackensteife. Temperaturen je nach Erreger hoch mit Schüttelfrost oder geringer bis normal. Hirnnervenschädigungen führendes Symptom. Liquoruntersuchung[109–113].

Erysipel, Wundrose. Steiler Fieberanstieg mit Schüttelfrost. Flammend roter Hautbezirk, scharf und unregelmäßig begrenzt, leicht erhaben, Lymphangitis, regionäre Lymphknotenschwellung. Leukozytose.

Felty-Syndrom. Rheumatoidarthritis mit Splenomegalie und Lymphknotenschwellung. Chronisch progressive Polyarthritis, meist an Fingergelenken beginnend, symmetrisch. Fieber. Leukopenie. Meist Rheumafaktoren nachweisbar[104].

Fleckfieber s. Typhus exanthematicus.

Frambösie. Aus feuchten Tropengebieten. Primäraffekt meist am Unterschenkel: juckende, nässende Papel. Wochen später Sekundärpapeln am ganzen Körper einschließlich Handteller und Fußsohlen; Ostitits, Periostitis. Über mehr als ein Jahr immer neue Schübe. Jahre später tief greifende Gewebszerstörungen an Haut, Knochen, Gelenken, Nelsontest positiv.

Frühsommer-Meningoenzephalitis (FSME). Zeckenenzephalitis (Holzbock). Mittel-, Nord- und Osteuropa. 4 Tage Konjunktivitis, Rhinitis, Pharyngitis und Fieber. Nach 10 symptomfreien Tagen mit erneutem Fieberanstieg Enzephalitis, Myelitis, Meningitis oder Kombinationen, meist Meningoenzephalitis. Bei Myelitis schlaffe Lähmungen ähnlich der Poliomyelitis, beginnend an Schultern und Armen. Im Liquor mononukleäre Pleozytose[110]. Serologischer Antikörpernachweis durch ansteigende Titer.

Fünf-Tage-Fieber, Wolhyni'sches Fieber. Steiler Fieberanstieg, oft mit Schüttelfrost, Abfall am 2. Tag, zirka alle 5 (4–8) Tage Wiederholung in immer schwächer werdender Ausprägung. Oder von vornherein undulierendes mäßiges Fieber. Während der Fieberschübe Glieder-, vor allem Schienbeinschmerz.

Gelbfieber. Aus Afrika, Mittel- und Südamerika. Nach mehrtägigem hohem Fieber mit Kopf- und Rückenschmerzen mehrstündige Fieberpause, dann erneuter Fieberanstieg mit Ikterus und hämorrhagischer Diathese, Erythrozyturie und zunehmendem Koma. Virusnachweis im Tierversuch; serologischer Antikörpernachweis gelingt erst in der Rekonvaleszenz; bei Toten typische Nekrosen in der Leber.

Gicht. Anfallsweise Gelenkschmerzen mit Fieber. Meist zuerst im Großzehengrundgelenk (Podagra). Tophi meist am Ohrknorpel. Harnsäure erhöht[65].

Glomerulonephritis. 1–3 Wochen vorausgehend ein Streptokokkeninfekt. Vielfach beidseitige Nierenschmerzen. Meist Albuminurie, Hämaturie[83–85], Blutdrucksteigerung, Ödeme, Oligurie. Retention harnpflichtiger Substanzen[63–65]. Ausnahmsweise zur Klärung Nierenbiopsie.

Gonorrhoe. 2 Tage nach Infektion Jucken in der Harnröhre, Brennen beim Wasserlassen, erst schleimige, dann eitrige Absonderung aus der geröteten und geschwollenen Harnröhrenöffnung. Im Eiterausstrich mittels Öse nach Färbung: Zahlreiche Diplokokken auch intrazellulär. (Bei unspezifischen Erregern in großer Zahl: *Pseudogonorrhoe.)* Ausbreitung in Prostata, Samenblasen, Nebenhoden bzw. Zervikalkanal, Eileiter. Seltene Komplikation ist die akute Monarthritis.

Grippaler Infekt s. Infektion der oberen Luftwege.

Grippe. Virusgrippe, Influenza. Steiler Fieberanstieg mit Schüttelfrost, Kopfschmerz, schweres Krankheitsgefühl, Husten, Laryngitis, Tracheitis. Augen-, Kreuz- und Gliederschmerzen. Gefährliche Komplikation: Virusgrippepneumonie. Bei Seuchenzügen mancher Typen vorwiegend Enzephalitis, Myokarditis oder Enteritis. Diagnose aus der Seuchensituation. Nachweis des Virus nur in Einzelfällen zur Klärung der Seuchenlage.

Hepatitis. Virushepatitis. Nach uncharakteristischen gastrointestinalen und Allgemeinbeschwerden unter Erhöhung des Druckgefühls im rechten Oberbauch Auftreten eines (Sub-)Ikterus. Bei *anikterischem* Verlauf auch Bilirubin erhöht, aber nur bis auf das Doppelte des oberen Grenzwertes, Stuhl hell, Urin dunkelbraun. Leber vergrößert und in erhöhter Konsistenz palpabel, druckschmerzhaft, oft auch die Milz. Neben der Erhöhung des direkten und indirekten Bilirubins[23] ist die Erhöhung der zahlreichen Leberenzyme charakteristisch (Tab.[51]), wobei ALAT besonders stark ansteigt, GLDH und γ-GT mehr spezifisch sind. In einem Teil der Fälle zeigen APH und andere Enzyme eine intrahepatische Cholestase an, dann weist auch Juckreiz auf einen Rückstau der Gallensäuren hin. Weitere Begleitbefunde siehe in obiger Tabelle. **Virus-A-Hepatitis** mit einer Inkubationszeit von 2–7 Wochen führt zu einem Anstieg der Hepatitis-A-Antikörper (Anti-HAV). **Virus-B-Hepatitis** mit einer Inkubationszeit von 1–6 Monaten wird parenteral übertragen. Nachweisbar ist ein dem Hepatitis-B-Virus eigenes Oberflächen-(surface-)Antigen (HB_S-Ag; Australia-Antigen). Hepatitis B geht zu 8% in eine chronische Hepatitis über, zu 40% **die C- Hepatitis,** deren Anti-HCV erst nach Monaten positiv wird. **Hepatitis D** tritt nur in Kombination mit B auf, **Hepatitis E** bisher nur sporadisch nach Europa importiert.

Herpes simplex. Nach unerkannter Infektion in der Pubertät treten später Rezidive auf bei steilem Fieberanstieg, Sonnenbrand, Zahnextraktion, Ekelgefühl u. a. Meist als kleine Bläschengruppe am Lippensaum, die auf gerötetem Grund unter Jucken auftritt, in 4 Tagen verkrustet und in 8 Tagen abgestoßen ist.

Herpes zoster, Gürtelrose. Im Ausbreitungsgebiet eines sensiblen Nerven halbseitig Jucken und Schmerzen, Ausbildung eines Bläschenausschlags auf gerötetem Grund. Eintrocknung und Abstoßung binnen 3 Wochen. Oft hartnäckiges Fortbestehen der Neuralgie. Mit dieser kann das Krankheitsbild auch Tage vor den Haupterscheinungen beginnen. Fieber gering.

Hirnabszess. Fieber, Hirndruckerscheinungen (Kopfschmerz, Schwindel, Erbrechen, Bradykardie, Stauungspapille), umschriebener Ausfall zerebraler Funktion je nach Lokalisation; Leukozytose; Liquordruck, -eiweiß und -zellzahl erhöht[109–111].

Infekt der oberen Luftwege, grippaler Infekt. Sammelbegriff für Rhinitis, Pharyngitis, Laryngitis, Tracheitis in Kombination untereinander. Manchmal mit leichtem Fieber.

Kala-Azar. Aus den Mittelmeerländern, dem tropischen Afrika und Amerika. Undulierendes Fieber, grau-braune Hautpigmentierung, Leber-, Milz- und Lymphknotenvergrößerungen. Leuko-, Erythro- und Thrombozytopenie. Zunehmende Kachexie. Nachweis der Leishmania-Protozoen im Blut- oder Knochenmarksausstrich (Giemsa-Färbung). Sonst kulturell oder im Tierversuch.

Katzenkratzkrankheit. In der zweiten Woche Primäraffektausbildung, in der vierten regionale Lymphknotenschwellung, häufig abszedierend. Fieber, Exantheme, Kopf- und Gliederschmerzen. Eosinophilie.

Lambliasis. Die verbreiteten Lamblia-Flagellaten sind fakultative Erreger von rezidivierender Enteritis, Pankreatitis, Cholezystitis oder Cholangitis mit entsprechendem Fieber. Nachweis mikroskopisch im Duodenalsaft oder der Zysten im Stuhl.

Leberabszess. Leber geschwollen, druckschmerzhaft, manchmal Buckel palpabel. Verminderte Atembewegung des rechten Zwerchfells. Hohes Fieber, hohe Leukozytose. Sonographie/Punktion in Operationsbereitschaft.

Legionellose. Akute, schwere, bakterielle Pneumonie. Sporadisch und epidemisch. Übertragung durch Aerosol (Dampfanlagen, Kühltürme, Bäder). Befallen werden Geschwächte. Krankenhausepidemien. Erregeridentifizierung serologisch.

Leptospirosen. Steiler Fieberanstieg mit Schüttelfrost. Tachykardie. Blutdruckabfall. Muskelschmerzen, besonders der Waden. Milz palpabel. Am etwa 5. Tag klinische Differenzierung in die schweren Formen L. ictero-haemorrhagica *(M. Weil)*, L. grippotyphosa *(Feldfieber,* Schlammfieber) und die leichteren L. pomona *(Schweinezüchterkrankheit)* und L. canicola (Hundeseuche, *Canicolafieber)*. Erregernachweis aus dem Blut bis zum 4. Krankheitstag. Ab 2. Woche Agglutinationsreaktion.

Leukämien. Leukosen. Bei unreifzelligen Leukosen plötzlicher Beginn mit hohem Fieber, akuter Verlauf. Nekrotisierende Anginen, Milz mäßig vergrößert, Knochenschmerzen, hämorrhagische Diathese. Im Blutausstrich zwischen vielen Blasten und wenigen reifen Leukozyten im Zwischenbereich ein Hiatus leucaemicus. Zur für die Therapie wichtigen Unterscheidung: an unreifen Zellen der myeloischen Reihe Peroxidasereaktion positiv, an solchen der lymphatischen Reihe die PAS-Reaktion. Im Gegensatz dazu zeigt die chronisch-lymphatische Leukämie kaum Fieber. Extreme Lymphozytose und große Lymphozyten. Generalisierte Lymphknotenschwellung, derb, indolent; nur mäßige Milzvergrößerung. Erst im Spätstadium Anämie, Schwäche, Gewichtsabfall. Probeexstirpation eines Lymphknotens zur histologischen Bestätigung. Auch die chronisch-myeloische Leukämie bietet keine oder oft nur subfebrile Temperaturen. Bis ins kleine Becken wachsender, derber Milztumor, Anämie, Müdigkeit. Leukämisches oder aleukämisches Blutbild mit weitgehendem Vorherrschen der myeloischen Reihe und starker Linksverschiebung von den Segment- zu den *Stabkernigen,* den *Metamyelozyten* (mit größerem, eingebuchtetem Kern), bis zu den *Myelozyten* (mit scholligem, unrundem Kern und neutrophilem Plasmasaum), *Promyelozyten* (mit basophilem Azurplasmasaum) und *Myeloblasten* (ohne Granulation). Knochenmarkbiopsie. Meist Philadelphiachromosom nachweisbar. Die alkalische Granulozytenphosphatase ist erniedrigt, im Gegensatz zu den leukämoiden Reaktionen, wo sie erhöht ist.

Listeriosen. Septische Form mit hohem Fieber, Schüttelfrösten, multiplen Abszessen in Lunge, Leber, Hirn usw. – *Anginös-septische* Form mit Tonsillitis und ebenfalls hohem Fieber, Leber- und Milzschwellung. Monozytose, Paul-Bunnell-Test negativ. – *Neurotrope* Form mit Meningoenzephalitis und Hirnabszessen. – Bei Schwangeren hören nach Fieberzacken mit Schüttelfrösten die Kindsbewegungen auf. Tot-, Moribund- und Neugeborene zeigen ein septisches Bild.

Lobärpneumonie. Steiler Fieberanstieg mit Schüttelfrost, Nasenflügelatmen. Über einem Lungenlappen Knisterrasseln (Creatio indux), das in Stunden von massiver Dämpfung mit Bronchialatmen abgelöst wird. Rostfarbenes Sputum. Hohe Leukozytose. Hohe Fieberkontinua.

Lues s. Syphilis.

Lungenabszess. Weiteres Ansteigen von Fieber- und Leukozytose. Schweres Krankheitsbild. Findet der Abszess Anschluss an das Bronchiallumen, eitriger Auswurf. Im Röntgenbild dann Rundschatten mit Luft und Spiegelbildung.

Lungenembolie. Bei Thrombose, nach Operation. Plötzlich lokalisierter Schmerz, Dyspnoe, Beklemmungsgefühl, Tachykardie. Bei kleineren Infarkten reflektorisch Atemnot, bei Verschluss größerer Gefäße hochgradige mit venöser Einflussstauung (s. Halsvenen), Schock. Sputum kann blutig sein, lokales Pleurareiben, einige Tage Temperaturerhöhung. Röntgen wenig ergiebig. Infarktähnliches EKG möglich. Echokardiographie/Angio-CT/D-Dimer[68].

Lungenmykose s. Pilzpneumonie.

Lupus erythematodes visceralis, L. e. disseminatus, system(at)ischer L. e. Geht mit Fieber und Gelenkbeschwerden, häufig mit Schmetterlingserythem des Gesichts und Lymphknotenschwellungen, oft mit Proteinurie einher und mit der einen oder anderen Erkrankung an Pleura, Perikard, Herz, Lungen, Leber u. a. Hohe Blutsenkung. LE-Zellen im Blut und in Punktaten. Immer immunologisch antinukleäre Faktoren nachweisbar[105].

Lyme-Krankheit, Borreliose. B. burgdorferi. Am Ort des Zeckenbisses Erythema chron. migrans, Fieberschübe. Nach einem Vierteljahr uncharakteristische Meningitis chronica mit Enzephalitis, Polyneuritis, Hirnnervenbeteiligung und Lähmungen, oder aber Oligoarthritis, selten Karditis (AV-Block III°). Langwierige Rekonvaleszenz. Serologischer Antikörpernachweis.

Lymphoidzellenangina s. Mononucleosis infectiosa.

Lymphocytosis acuta infectiosa. Leukozytose bis 100×10^9/l, fast alles kleine Lymphozyten, einige Wochen. In den ersten Tagen Fieber.

Manchmal bei Erwachsenen, häufiger bei Kleinkindern. Inkubationszeit 2–3 Wochen.

Lyssa, Tollwut. Wochen nach dem Tierbiss qualvolle Schlingkrämpfe, Durst und Hydrophobie, Tobanfälle. Hohes Fieber. Am 3. Tag Übergang der spastischen Muskelkrämpfe in Lähmung, auch der Atemmuskulatur.

Malaria. Steile Fieberzacken mit Schüttelfrost alle 2 Tage, 3 Tage oder unregelmäßiger (M. tertiana, quartana oder tropica). Zunehmende Milzvergrößerung. Erregernachweis im Blut, im dicken Tropfen nach Färbung: Siegelringformen, Gänseblümchen, Merozoiten, Gameten.

Malleus s. Rotz.

Maltafieber s. Brucellosen.

Masern. Konjunktivitis, Rhinitis, Husten. Koplik'sche Flecken. Zunächst mäßige Temperaturen; frühestens am 3. Tag steiler Fieberanstieg und Entwicklung eines im Gesicht beginnenden allgemeinen Exanthems aus rötlichen, erhabenen Effloreszenzen. Gleichzeitig Verschlimmerung der katarrhalischen Erscheinungen und mäßige Schwellung der Hals- und Nackenlymphknoten. Nach einer Woche Abklingen des Exanthems und kleienförmige Hautschuppung.

Maul- und Klauenseuche, Stomatitis ulcerosa. Infektion durch Nutztiere oder Milch. Inkubation bis zu einer Woche. Mäßiges Fieber, Gliederschmerzen. An der Hauteintrittsstelle Primäreffloreszenz, Schwellung der regionären Lymphknoten, Sekundärbläschen, perioral an Lippen, Mundschleimhaut und Tonsillen.

Meningitis. Schwerste Kopfschmerzen, Benommenheit, Nackensteife bis Opisthotonus. Schmerzgehemmt beim Versuch, gleichzeitig Hüftbeugung und Kniestreckung zu erreichen (Kernig). Beginn mit Schüttelfrost und hohem Fieber bei bakterieller Ursache, sonst leichtere Formen.

Milzbrand s. Anthrax.

Mononucleosis infectiosa, Monozytenangina, Lymphoidzellenangina, Pfeiffer'sches Drüsenfieber. Schweres Krankheitsbild mit hohem Fieber, Angina, generalisierten Lymphknotenschwellungen, besonders submandibular und nuchal. Milzvergrößerung. Hohe Leukozytose mit Mono- und Lymphozytose. Paul-Bunnell-Test ab etwa 2. Woche über 1 : 36, Titeranstieg, Virus-DNA-Nachweis.

Morbus Hodgkin. Lymphogranulomatose. Fortschreitende Ausbreitung einer zuletzt generalisierten, indolenten Lymphknotenvergrößerung und Splenomegalie, übergreifend auf Leber, Darmkanal, Lunge, Niere, Knochen, Haut. Mit dem Fortschreiten häufiger Fieber, oft undulierendes (Pel-Epstein). Nachtschweiß, Pruritus, Gewichtsabnahme. Sicherung durch Probeexstirpation eines Lymphknotens.

Mumps, Parotitis epidemica. Hoher Fieberanstieg, Schüttelfrost, Parotisschwellung mit abgehobenem Ohrläppchen zuerst einseitig, Schmerzen beim Kauen und Sprechen. Komplikation Orchitis, Pankreatitis.

Myeloische Leukämie s. Leukämie.

Myokarditis. Häufigste Formen sind viral bedingt (Enteroviren > Coxsackieviren). Meist als Peri-Myokarditis mit thorakalen (häufig atemabhängigen) Schmerzen und perikarditischem Reibegeräusch. Große Bandbreite der Symptomatik von leichten EKG-Veränderungen über supraventrikuläre und ventrikuläre Extrasystolie, Herzinsuffizienz bis zum kardiogenen Schock. Fieber ist möglich aber keinesfalls obligat, Anstieg von Troponin I und T, CK und CK MB Masse bei Auftreten von Myozytolysen. Röntgenaufnahme des Thorax, Echokardiographie, Koronarangiographie zur Abgrenzung gegenüber der koronaren Herzkrankheit, ggf. Endomyokardbiopsie mit molekularbiologischem Virusnachweis in der Biopsie (Virusserologie im Kontext der Myokarditis wenig sinnvoll).

Nierenabszess. Einseitig starker Schmerz, Druckschmerz, hohes Fieber, hohe Leukozytose. Nur bei Abflussmöglichkeit Pyurie und Besserung. Sonographie.

Niereninfarkt. Plötzlich einseitig Lokalschmerz. Oligurie, Proteinurie, oft auch Hämaturie. Nachfolgend Fieber und Leukozytose.

Non-Hodgkin-Lymphome. Maligne Lymphome. Ausbreitung einer zuletzt generalisierten Lymphknotenschwellung, mäßige Milzvergrößerung. Befall der benachbarten extralymphatischen Organe. Teilweise febriler Verlauf, Anämie, Gewichtsabnahme. Infektabwehrschwäche. Diagnose und Malignitätsgrad wird an einem exstirpierten Lymphknoten histologisch geklärt. Zur Klärung des für die Therapie richtungweisenden Stadiums erfolgt Röntgen-Thorax und -Skelett. Beckenkammbiopsie. Abdomen-Sonographie/ Computertomographie. Staging-Operation, histologische Untersuchung der Milz.

Orientbeule. Aus den Mittelmeerländern und Tropen Afrikas und Amerikas. An der Fliegenstichstelle juckende Papel, später Knoten in der Haut mit oberflächlichem Geschwür. In Jahresfrist Heilung mit entstellender Narbe.

Ornithose, Psittakose. Hohes Fieber mit grippalen, pulmonalen oder enzephalitischen Erscheinungen; in der zweiten Woche tritt eine der sog. atypischen Viruspneumonien auf: fast keine Perkussions- und Auskultationsbefunde, dagegen im Röntgenbild ausgedehnte bronchopneumonische Verschattungen und Trübungen. Sehr langsame Rückbildung.

Panarteriitis nodosa, Periarteriitis n. Zum Teil sepsisartiger Krankheitsverlauf, meist jedoch schleichender Beginn. Muskel-, Gelenkbeschwerden, braune bis walnussgroße Knötchen an Brust und Bauch, Nierenbeteiligung, Tachykardie, Polyserositis, kolikartige Bauchschmerzen, oft Lebervergrößerung, neurologische Störungen. Unspezifische Laborbefunde mit Senkungsbeschleunigung, Leukozytose, Anämie sowie Urinbefunden. Manchmal Rheumafaktor[104] positiv. Diagnose durch Muskelbiopsie.

Pankarditis. Entzündung des gesamten Herzens, ausgehend von einer schweren Endokarditis. Heute dank verbesserter Diagnostik und frühzeitiger Therapie nur noch selten gesehen.

Pankreatitis. Perakute, akute und chronische Formen. Nur bei den ersten schwere, gürtelförmige Schmerzen, besonders links; löffelweises Erbrechen mit Blut, Subileus, Fieber, oft Peritonitis, Aszites, Schock. Lipase erhöht und Amylase in Blut und Urin[51], meist auch Hyperglykämie[61] und Albuminurie. Sonographie zeigt die starke Schwellung des Organs, evtl. Nekrosen.

Paranephritischer Abszess. Wie Nierenabszess. Sonographie/Computertomographie.

Paratyphus A, B, C. Bei uns meist B, seltener A. Verläuft unter dem Symptombild eines milden Typhus abdominalis oder als Gastroenteritis.

Pemphigus vulgaris. Bildung kleiner und größerer Blasen auf normaler Haut, zunächst manchmal Mundschleimhaut. Nebeneinander von abheilenden Krusten und Neuentwicklungen in Schüben. Fieber und Allgemeinbeschwerden: chronisch. Ursache unbekannt.

Perikarditis s. Myokarditis.

Pest. Herde noch in Asien und Zentralafrika; zählt zu den verabscheuungswürdigsten biologischen Waffen. *Lungenpest* beginnt mit Tachy- und Dyspnoe sowie heftigem Husten, hochinfektiös durch Tröpfchen. Blutiges Sputum, hämorrhagische Pneumonie und Sepsis. Tod am 2.–5. Tag. *Beulenpest* nach Stich vom Floh einer bei uns nicht mehr heimischen Rattenart. Steiler Fieberanstieg mit Schüttelfrost, Benommenheit, Erbrechen. Extreme Anschwellung der regionären Lymphknoten, die rotblau durch die Haut schimmern und leicht abszedieren. Häufig tödliche hämorrhagische Sepsis. Erregernachweis aus Sputum, Buboneneiter, Blut mikroskopisch und kulturell.

Pilzpneumonie. Mykose der Lungen. Geht meist unter Antibiotika-Therapie unmerklich aus einer Pneumonie hervor bzw. primär bei immunsupprimierten Patienten. Entwickelt sich zur atypischen Pneumonie (s. dort). Wenig oder kein Fieber bei Soor. Mikrobiologische Untersuchung nach endoskopischer Materialentnahme oder serologische Klärung. – Die nur dem falschen Namen nach hierher gehörige, in Wirklichkeit bakterielle Lungenaktinomykose nimmt einen schweren Verlauf mit multiplen Lungenabszessen und Pleuraempyem.

Pleurodynia epidemica, Myalgia epid., Bornholmer Krankheit. Fieber, stechende Schmerzen in der seitlichen Brustwand wie auch andere Myalgien, besonders in den Oberschenkeln. Mehrere Schübe von ungefähr 3 Tagen Dauer mit 3-tägigen Intervallen.

Pneumocystis-carinii-Infektion s. AIDS.

Poliomyelitis acuta, epidemische Kinderlähmung. Aus Ländern ohne (vollständigen) Impfschutz. Morgendliches Erwachen mit schlaffer Lähmung von 1–4 Extremitäten. Reflexe fehlen. Sensibilität und Kontinenz ungestört. In Wochen Rückgang der Lähmung bis auf einzelne atrophierende Muskelgruppen. Kontrakturen durch Wirkung der Antagonisten.

Polymyalgia rheumatica. Morgensteifigkeit, besonders in der Schulter- und Rückenmuskulatur. Heftige Muskelschmerzen, auch Arthralgien, leichtes Fieber, Gewichtsabnahme. Hypochrome Infektanämie[1, 2, 4], Leukozytose, stark beschleunigte Blutsenkung, α_2-Globuline erhöht[47]. Komplikationen: Erblindung, Infarkt, Apoplexie. Auch ohne äußeren Befund pflegt eine Arteriitis temporalis mit zu bestehen. Arterienbiopsie: Riesenzellarteriitis.

Psittakose s. Ornithose.

Pyelitis acuta, Pyelonephritis. Schmerz und Druckschmerz in der Nierenregion, meist einseitig; Fieber und Leukozytose. Leukozytenzylinder im Urin beweisend, aber nicht häufig, meist Leukozyturie und Bakteriurie, oft Erythrozyturie[84-86].

Pyonephrose. Infizierte Hydronephrose oder nach eitriger Pyelonephritis. Einseitig starker Schmerz, Druckschmerz, hohes Fieber, hohe Leukozytose. Nur bei Abflussmöglichkeit Pyurie und Besserung. Sonographie.

Q-Fieber. Aus Osteuropa, Balkan, Südeuropa, Nordafrika, Westeuropa. Steiler Fieberanstieg und Continua. Schweres Krankheitsgefühl und Milzschwellung. Vom 4. Krankheitstag pneumonische Infiltrationen, die meist zu wandfern für eine perkutorische und auskultatorische Erfassung sind und ihr Ausmaß erst in der Röntgenaufnahme zeigen. Husten, Auswurf. Erregernachweis aus Sputum, Blut und Urin, serologisch.

Reiter, Morbus. Arthritis mit Konjunktivits und Urethritis. Fieberanstieg mit arthritischen Schüben, befallen sind große Gelenke, asymmetrisch.

Rekurrensfieber, Rückfallfieber. B. recurrentis. Aus Südeuropa, Nordafrika, Indien, Amerika. Steiler Fieberanstieg mit Schüttelfrost; Kopf-, Rücken-, Gliederschmerzen, Konjunktivitis, Erbrechen, Subikterus, Milzschwellung, Nasenbluten. Leukozytose; Eosinophile fehlen. Am etwa 5. Tag kritischer Fieberabfall unter Schweißausbruch. Im Wochenabstand sich wiederholende Anfälle, die zunehmend milder ausfallen. Spirochätennachweis im Blut bei Fieberanstieg.

Rheumatisches Fieber. Spätestens 3 Wochen nach Streptokokkeninfekt erneuter Fieberanstieg unterschiedlicher Höhe; starke bis flüchtige Arthritis der großen Gelenke mit Schwellung, Rötung, Schmerz und Bewegungsschmerz. Tachykardie, sonst inkonstante Herzsymptome. (Ausbildung eines typischen Vitiums durch verruköse Klappenveränderungen erst Monate später.) Starke Senkungsbeschleunigung. Antistreptolysintiter erhöht[103].

Rheumatoidarthritis, chronisch progressive Polyarthritis. Beginn meist schleichend an proximalen Fingergelenken mit Morgensteifigkeit, Bewegungsschmerz, Schwellung, beiderseits annähernd symmetrisch, ebenso auch Zehengelenke, Kontrakturstellungen und ulnare Deviation der Finger, zunehmender Befall auch der anderen Gelenke. Ausnahmsweise subaktuer Beginn mit leichten Temperaturen und Erstbefall mittelgroßer oder großer Gelenke. Zahlreiche extraartikuläre Manifestationen mit zurücktretender Symptomatik. Typisch sind in späteren Stadien bis eigroße Knoten in der Haut, häufig am Ellenbogen, die auch wieder verschwinden können (Rheumaknoten). Meist werden Rheumafaktoren nachweisbar[104] und eine Dysproteinämie[47], häufig Sideropenie[39], manchmal eine Senkungsbeschleunigung. Charakteristische Röntgenbefunde an den Gelenken.

Rickettsiosen. Zusammenfassung unterschiedlicher Krankheitsbilder einer Erregergruppe, die hier im Einzelnen besprochen sind: Fünf-Tage-Fieber, Q-Fieber, Typhus exanthematicus, Zeckenbissfieber.

Röteln. Mäßiger Temperaturanstieg für wenige Tage, Exanthem in Schüben, blass rot, rundlich, wenig erhaben. Leichte katarrhalische Erscheinungen, aber schmerzhafte Lymphknotenschwellungen im Nacken. Manchmal Milzschwellung.

Rotz, Malleus. Aus Afrika und Ostasien. An der Kontaktstelle mit infektiösem Einhufer Pustelbildung, Lymphangitis, Fieberanstieg, in der 3. Woche großflächiges makulo-papulöses Exanthem und Ulzerationen von Weichteilknoten; Nasenschleimhautulzera führen zu blutig eitrigem Schnupfen. Tödliche Pyämie. Erregernachweis aus Pustelinhalt oder Nasensekret.

Rückfallfieber s. Rekurrensfieber.

Ruhr, Dysenterie. Tenesmen mit blutigen Durchfällen, die in ständiger Wiederholung bald nur noch schleimig blutig sind, von fadem Geruch. Mäßiges Fieber, Kollapsneigung. Rektalabstrich zum kulturellen Erregernachweis. Epidemiologische Maßnahmen s. Enteritis.

Salmonellen-Enteritis s. Enteritis.

SARS (Schweres akutes respiratorisches Syndrom) Verdacht: Fieber, Husten, Atembeschwerden und Zusammentreffen mit einem SARS-Fall bzw. Aufenthalt im SARS-Endemiegebiet. Röntgen. Erregernachweis (Coronavirus, SARS-CoV).

Scharlach. Schüttelfrost, hohes Fieber, Angina mit leicht abwischbaren Eiterpfröpfchen. Exanthem aus stecknadelkopfgroßen, hellroten, unter Glasspatel verschwindenden Flecken, bei zirkumoraler Blässe. Scharlachtoxin i. c. provoziert Exanthem (Dick-Test), Rekonvaleszentenserum i. c. ergibt Auslöschphänomen. Ab 2. Woche Hautschuppung, vorher Himbeerzunge. Leukozytose mit Lymphopenie und Eosinophilie[9]. Tonsillenabstrich zum Nachweis hämolysierender Streptokokken.

Schlafkrankheit. Aus dem Verbreitungsgebiet der Tsetsefliege in Zentralafrika. 1–3 Wochen nach der Stichinfektion unregelmäßige Fieberschübe. Lymphknotenschwellungen an Nacken und Hals. Erst nach Wochen oder wenigen Jahren Kopfschmerz, Reizbarkeit, Zittern, Krämpfe und schließlich Schlafsucht, Unterbrechung durch Erregungszustände möglich, Kachexie. Nachweis der begeißelten Trypanosomen mit Giemsa-Färbung im Blut (dicker Tropfen), sonst Lymphknotenpunktat und zuletzt im Liquor.

Sepsis, akute. Unregelmäßig zackende Fieberkurve mit Schüttelfrösten oder hohe Kontinua. Weiche Milz. Toxische Schäden der sich im Blut vermehrenden Erreger an Leber, Niere und anderen Organen. Tachykardie, Dyspnoe, petechiale Hautblutungen. Embolische Eiterungen und Abszesse u. a. im Gehirn. Leukozytose, Erythrozyturie[83–85], Hyperbilirubinämie[23], differenzierbare Enzymerhöhungen (s. Tab.[51]). Zur Erregeridentifizierung und Resistenzbestimmung vor Antibiotikatherapie Blutkulturen während eines Fieberanstiegs anlegen.

Serumkrankheit. In der zweiten Woche nach Seruminjektion Urtikaria, Purpura, Fieber, Lymphknotenschwellungen, Gelenkerscheinungen,

Proteinurie. Bei Wiederholung treten die Erscheinungen schon nach Stunden auf.

Sklerodermie. An den Fingern extreme Vasokonstriktion bei Kälte (M. Raynaud), später Schwellung (Wurstfinger), dann derbe, schrumpfende Infiltrationen (Sklerodaktylie) mit einzelnen Kalkeinlagerungen. Variable weitere Ausbreitung über den Körper mit sklerotischer Schrumpfung der glänzenden, gespannten, fahlen Haut mit Teleangiektasien. Starres Maskengesicht, Mundschrumpfung. Ulzerationen. Später auch viszeraler Befall (**progressive Sklerose**) mit Myokardfibrose, Lungenfibrose, Sklerosen am Magen-Darm-Kanal und Nierenfibrose mit maligner Hypertonie. Antinukleäre Faktoren[105] häufig, Rheumafaktoren[104] oft positiv. Röntgen-Hände: Hautverkalkungen (Thibièrge-Weissenbach-Syndrom).

Still, Morbus. Bei Kindern, selten auch beim Erwachsenen, Rheumatoidarthritis mit vorwiegend extraartikulären Manifestationen, Splenomegalie und Lymphknotenschwellungen. Karditis. Gelenkerscheinungen überwiegend zuerst an den großen Gelenken. Makulopapulöses Exanthem, Fieber, hohe Leukozytose. Rheumafaktoren negativ[104].

Sodoku, Rattenbisskrankheit. Aus Südeuropa oder allen anderen Kontinenten. 14 Tage nach Biss verschiedenartiger Tiere an dieser Stelle ein nekrotisierendes Geschwür, Lymphangitis, Lymphadenitis, steiler Fieberanstieg mit Schüttelfrost, schweres Krankheitsgefühl, Benommenheit, Kopf- und Gliederschmerzen, Darmerscheinungen. Entfieberung nach 4 Tagen, aber wöchentlich ein neuer Fieberschub, Exanthem. Im Fieber Leukozytose, zunehmende Anämie. Keine Milzvergrößerung. Nachweis der Spirille aus Bissumgebung, Drüsenpunktat oder im Fieberanstieg aus dem Blut.

Stomatitis ulcerosa s. Maul- und Klauenseuche.

Syphilis, Lues. 3 Wochen nach Infektion bildet sich ein indolentes Geschwür mit wallartigem, hartem Rand aus, an Geschlechtsteilen,

Mund oder Finger. Später harte, indolente Schwellung der regionären Lymphknoten. Im 2. Monat nach Ausbildung des Primäraffektes als Ausdruck des Generalisierungsstadiums leichtes Fieber, allgemeine Lymphknotenschwellungen, Erstexanthem mit Angina specifica, evtl. Beteiligung anderer Organe. Unbehandelt jahrelang Rezidive. Später langsam sich ausbildende Organmanifestationen, Gummen, Aortenaneurysma. Zur Metasyphilis gehört die Tabes dorsalis und progressive Paralyse. Lues connata: obere mittlere Schneidezähne deformiert, Perforation von hartem Gaumen und Nasenscheidewand, Keratitis, Innenohrschwerhörigkeit u. a. – Luesreaktionen im Generalisationsstadium immer positiv; bei Neurolues typische Liquorveränderungen. Früherkennung entscheidend für seuchenhygienische Maßnahmen und venerologische Frühbehandlung.

Tetanus, Wundstarrkrampf. Nach etwa 4 Tagen Inkubationszeit, aber auch länger (bis zu Jahren) und dann milder: Vom Halsbereich sich ausbreitende Muskelschmerzen, die übergehen in einen tonischen Krampf, beginnend mit Trismus und Risus sardonicus, dann Ausbreitung über den ganzen Körper, zuletzt auf Schluck- und Atemmuskulatur. Auf geringe Reize Umschlag in klonische Krämpfe von nur Minutendauer, aber häufig wiederholt. Bewusstsein dabei klar. Fieber meist gering. Rückgang der Symptomatik beginnt nach einer Woche. Häufige Komplikationen: Atemstillstand, Wirbelfraktur, Pneumonie, Kreislaufkollaps.

Thrombophlebitis. Oberflächliche Venen schmerzhaft tastbar, Hautrötung, Ödem. Bei tieferen Venen zeigt vergleichende Umfangsmessung das Ödem an. Mäßiger Temperaturanstieg.

Tollwut s. Lyssa.

Tonsillitis s. Angina tonsillaris.

Toxoplasmose. Von den meisten Erwachsenen unerkannt überstanden. Selten Allgemeinbeschwerden und mäßige Temperaturen. Indolente Lymphknotenschwellungen am Nacken und Hals, anschließend generalisiert. Sabin-Feldman-Test in der 2. Woche über 1 : 32 und weiterer Titeranstieg. Versuch des Erregernachweises durch Lymphknotenexstirpation und bei Enzephalitis im Liquor. **Nachweis von Toxoplasmose-DNA.** Bei gleichzeitiger Gravidität besondere Behandlungsbedürftigkeit.

Trichinose. Nach Genuss von unkontrolliertem (Wild-)Schwein- oder Bärenfleisch bei allen Tischgenossen. Gastroenteritis mit mäßigem Fieber; um den 9. Tag plötzlicher Temperaturanstieg auf 40 °C mit allgemeinen Muskelschmerzen, Ödemen und Singultus, mehrere Wochen lang. Bleibende Beschwerden. Hohe Eosinophilie. Erregernachweis im Blut und durch Muskelbiopsie.

Tuberkulose. Meist als *Lungentuberkulose*. Frühsymptome Husten, Nachtschweiß, subfebrile Temperaturen, besonders morgens, oder Pleuritis exsudativa. Letztere kann weiteren Krankheitsmanifestationen 2 Jahre vorausgehen. Erster Hinweis nicht selten bei Röntgenuntersuchungen (daher Reihenuntersuchung): weicher Verschattungsherd, Strangzeichnung zum Hilus, vergrößerte Hiluslymphknoten; beide Lokalisationen können indurieren und verkalken, jedoch kann das periphere Infiltrat bei geringerer Abwehrkraft auch einschmelzen und unter eitrigem Auswurf eine Kaverne hinterlassen. Damit beginnt die bronchogene Aussaat in die Lungen. Unbehandelt erfolgt die apiko-kaudale Ausbreitung, meist gemischt exsudativ und produktiv. Sie kann einen zirrhotischen Ausgang nehmen mit hoch gezogenen Hili, jedoch sich auch in käsigen Pneumonien mit Einschmelzen und Aushusten ganzer Lungenteile als *Lungenphthise* fortsetzen. Hierbei tritt hohes Fieber auf wie auch bei *Miliartuberkulose* nach hämatogener Aussaat. Miliare Herde können auch ohne auffällige Begleiterscheinungen in der Lunge, besonders in der Lungenspitze auftreten, vernarben und verkalken. Jedoch können auch alle verkalkten Herde reaktiviert und exsudativ zum neuen Ausbreitungsherd werden. Tuberkulintest. Nachweis von Tuberkelbazillen im Sputum, sonst im Bronchialsekret, Exsudat, Eiter, durch Spezialfärbung (Ziehl-Neelsen) mikroskopisch, kulturell und durch Nachweis von Mycobakterien-DNA. In Stadien mit geringer Krankheitsaktivität ist dieser Befund negativ. – Sekundär bei Abwehrschwäche Kehlkopftuberkulose, Darmtuberkulose. Erstmanifestationen auch als Halslymphknoten- oder Mesenteriallymphknotentuberkulose sowie als Knochentuberkulose, Nieren- und Blasentuberkulose.

Tularämie, Hasenpest. Steiler Fieberanstieg mit Schüttelfrost. Grippeähnliches Bild. Die regionären Lymphknoten des Infektionsortes schwellen sehr stark und tendieren zur Einschmelzung und Fistelbildung. Je nach Eintrittspforte *kutaneo*-glanduläre, *okulo*-glanduläre oder *tonsillo*-glanduläre Form. Erregernachweis aus dem Blut oder Eiter durch Tierversuch. Agglutinationstest zeigt ab 2. Woche beweisenden Titeranstieg. Allergie-Hauttest mit Tularämieantigen positiv.

Typhus abdominalis. In der ersten Woche kletternde Temperaturen, dann 2 Wochen anhaltende Continua über 39 °C. Mit dem hohen Fieber tritt schwere Benommenheit (typhos = Dunst) ein. Der Patient schläft oder dämmert apathisch, lässt unter sich. Zugleich haben mit der 2. Woche erbsbreiartige Durchfälle eingesetzt. Ebenso bestehen für wenige Tage einige stecknadelkopfgroße Roseolen in der Umgebung des Nabels, die sich unter dem Glasspatel entfärben. Weiche Milzvergrößerung. Relative Bradykardie. Leukopenie, keine Eosinophilen. Kultureller Erregernachweis aus dem Blut, Stuhl und Urin. Serologie.

Typhus exanthematicus, Fleckfieber. Prodromi; dann mit Schüttelfrost steiler Fieberanstieg auf 40 °C, längere Continua. Ab 3. Tag Ausbreitung eines Exanthems stecknadelkopf- bis linsengroßer Effloreszenzen über den ganzen Körper, ausgenommen Gesicht, Handteller und Fußsohlen. Fleckfieberenzephalitis mit Benommenheit, Apathie, abwechselnd mit plötzlichen Erregungsausbrüchen. Tremor, Rigor, meningitische Nackensteife, unbeeinflussbare Kopfschmerzen. Ab Ende der ersten Woche Weil-Felix-Agglutinationen über 1 : 100 bei Ungeimpften; bei Geimpften ebenfalls weiterer starker Titeranstieg.

Varizellen, Windpocken. Mäßiger Temperaturanstieg für wenige Tage. Exanthem mit starkem Juckreiz von Flecken zu Bläschen und Krusten, in Schüben. Häufig mäßige Halslymphknotenschwellungen.

Virale hämorrhagische Fieber (Lassa,-Ebola, Rift-Valley-Virus u. a.). Einzelfälle aus Afrika nach Europa importiert. Klinisch nicht zu unterscheidende Krankheitsbilder, grippeähnliche Prodromi, Fieber mit hämorrhagischer Diathese und Multiorgandysfunktion, meist Leukopenie.

Virusenteritis s. Enteritis.

Virusgrippe s. Grippe.

Virushepatitis s. Hepatitis.

Viruspneumonie, atypische Pneumonie. Fieber, ausgeprägtes Krankheitsgefühl, Reizhusten, kaum Auswurf. Die Bronchitis sicca bietet keinen Auskultationsbefund, ebenso wenig die nicht brustwandnahen, verstreuten Lungenprozesse. Kaum Dyspnoe. Keine Leukozytose. Der Röntgenbefund überrascht durch meist mehrere Verschattungsbezirke in der Lunge, zum Teil flächenhaft und milchglasartig verwaschen. Bei schwerer *Ornithose* auch brustwandnahe Auskultationsbefunde.

Weil, Morbus s. Leptospirosen.

Whipple, Morbus, Lipodystrophia intestinalis. Nach jahrelangen polyarthritischen Beschwerden wird, durch das gleiche Bakterium induziert, in Retikulumzellen ein Mukopolysaccharid produziert, das Lymphbahnen verstopft und zur Malabsorption führt: fett glänzende, schmierige sowie durchfällige Stühle, Meteorismus, Gewichtsverlust. Fieberschübe, generalisierte Lymphknotenschwellung. Milchkaffee-Teint.

Wolhyni'sches Fieber s. Fünf-Tage-Fieber.

Yersinia-Infektion. Gastroenteritis mit mesenterialer Lymphadenitis, Pseudoappendizitis oder Ileitis terminalis acuta. Dabei Fieber, Arthritiden, Erythema nodosum. Chronischer Verlauf. Sonographie. Stuhl zum Erregernachweis. Antikörpertiter früh ansteigend.

Zeckenbissfieber. Aus dem Mittelmeergebiet oder den Rocky Mountains Nordamerikas. Steiler Fieberanstieg mit Schüttelfrost, am 4. Tag ausgedehntes Exanthem. An der Stelle des Zeckenbisses 6 Tage vor dem Fieberanstieg kann ein kleines Ulkus mit regionärer Lymphknotenschwellung bestehen. Komplementbindungsreaktion.

Zytomegalie. Von den meisten Erwachsenen subklinisch überstanden. Reaktivierung bei immunsuppressiver Therapie, AIDS, Gravidität. Tonsillitis, Pneumonie, Hepatitis. Im Urin schubweise wie auch im Leberpunktat zytomegale Eulenaugenzellen.

Leukozytose und -penie

	physik./toxisch	infektiös	immunolog.
Leukozytose bis zur leukämoiden Reaktion	Verbrennung CO, Pb, Hg	Bakt. Infektion *(Ausnahmen s. u.)* *Leukämoid mgl. bei* Septikämie bakt. – mykotisch Meningitis Pneumonie Keuchhusten Scharlach Mononucleosis infectiosa	Rheumat. Fieber
keine Leukozytose		Virusinfektion *(s. Ausnahmen)* Schwerste bakt. Infektion	
Leukopenie bis zur Agranulozytose, Panzytopenie	Strahlenschäden Au, Hg Benzol Alkoholismus Zytostatika and. Medikamente	Virusgrippe Röteln, Masern Varizellen Mumps Schwere Sepsis Typhus, Paratyphus Fleckfieber Tularämie Brucellosen	Lup. erythemat. visc. Felty-Syndrom

Groborientierung bei extremer Leukozytose: Bei leukämoiden Reaktionen ist die alkalische Granulozytenphosphatase mit erhöht, dagegen bei reifzelligen Leukämien vermindert.

neoplastisch	hämatologisch	hormon./metabol.	nerval
Leukämie – myeloische – lymphatische – unreifzellige Polycythaemia rubra vera Osteomyelofibrose *Leukämoid mgl.:* Metastasierendes Karzinom M. Hodgkin	Reaktiv bei – Blutung – Hämolyse – Heilung einer Agranulozytose *Leukämoid möglich*	Nach dem Essen Bei Resorption – n. Operation – Infarkt – Hämatom Gicht Eklampsie Cushing-Syndrom Corticoidtherapie Coma diabet. – hyperthyreot. – uraemicum	Epilepsie Apoplexie andere zerebr. Krankheit Schock
Aleukämische Leukämien			
Osteomyelo- – fibrose – sklerose	Vit. B$_{12}$-Mangelanämien (s. Tafel S. 366/367)	Splenomegale Markhemmung Leberzirrhose	

Eosinophilie und –penie. Monozytose

	infektiös	*parasit./allerg.*	*neoplastisch*
Eosinophilie	Scharlach Mumps Wolhyn. Fieber Pemphigus vulgar. Heilphase bei Infektion	Allerg. Krankheiten Parasiten – Eosinophiles Lungeninfiltrat Kollagenosen: Panarteriitis nodosa Felty-Syndrom Dermatomyositis Churg-Strauss-Syndrom	Maligner Tumor Metastasen M. Hodgkin initial Nierenzellkarzinom Eosinophile Leukämie
Eosinopenie	Masern Typhus (bis Morgenröte)		M. Hodgkin, *fortgeschritten*
Monozytose	Mononucleosis infectiosa Viruspneumonie Hepatitis epid. Masern, Mumps Varizellen Wolhyn. Fieber Endocarditis lenta Tbc, Lues Malaria	Rheumatoidarthritis Lup. erythemat. Sarkoidose (Boeck) M. Crohn Colitis ulcerosa	M. Hodgkin Non-Hodgkin-Lymphome

hämatologisch	hormonell	nerval
Bei gestörter Hämatopoese	NNR-Insuffizienz M. Addison	
	Cushing-Syndrom Corticoid- oder ACTH-Therapie	Stress

Anm: Als Morgenröte der Heilung wird das Wiederauftreten der Eosinophilen bei Typhus abdominalis bezeichnet.

Raum für handschriftliche Eintragungen

Lymphozytose und -zytopenie

	infektiös	neoplastisch	hormonell	nerval
Lymphozytose	*Virus*pneumonie Röteln, Masern Varizellen Lymphoid- zellenangina Hepatitis epid. *Heilungsphase* *bei Infekten* z. B. Typhus Chron. Infekte – Tbc, Lues – Sarkoidose – Fokalinfekt M. Bang Keuchhusten Wolhyn. Fieber Q-Fieber Listeriose Toxoplasmose Malaria	Lymphat. Leukämie M. Hodgkin *initial* Non-Hodgkin- Lymphome, z. T.	NNR- Insuffizienz M. Addison Hyperthyreose	
Lympho- zytopenie	Grippe Miliar-Tbc	M. Hodgkin *fortgeschritten* Non-Hodgkin- Lymphome, z. T.	Cushing- Syndrom Corticoid- oder ACTH- Therapie Coma diabet. – uraemicum	Stress

Anämie

Blutbildung zu gering				Blutverbrauch zu hoch
Knochenmark	Eisen	B_{12}/Folsäure (= B, F)		Blutung
– *schädigung durch* Strahlen Benzol, Blei [1] Zytostatika, Chloramphenicol u. a. Medikam. Niereninsuffizienz [2] Leberinsuffizienz [3] – *hemmung durch* Splenomegalie [4] – *verdrängung durch* [5] Metastasierung Leukämien Plasmozytom Osteomyelofibrose bzw. -sklerose Idiopathische Myelopththise	Ernährungsmängel (rein laktovegetabil) Resorptionsstörung b. Säuremangel[1] [6] Transportstörung[40] [7] Einbaustörung[2] [8] Mehrbedarf bei – Infekten[3] – Tumoren[4] – Schwangerschaft[6] [14]	Ernährungsmängel (B, F) Resorptionsstörung bei – atroph. Glossogastritis[5] (B) [10] – Magenresektion (B) – infiltr. Magenkarzinom (B) – Alkoholismus (F) – ausgedehnter Darmkrankheit wie Steatorrhoe, [11] Amyloidose [12] (B, F)	Mehrbedarf bei – Fischbandwurm (B) [13] – Dysbakterie durch Antibiotika, Sulfonam. (B, F) – Passagestörung (blinde Schlinge, Striktur) – Schwangerschaft[6] (F) – malign. Tumor (F) – Folsäureantagonisten, orale Kontrazeptiva, Barbiturate u. and. Medikamente (F) Verlust bei chron. Dialyse (F)	Verletzung – Artefakte Innere [15] Blutung – chron. okkulte Bluthusten -erbrechen -stuhl Menorrhagie Abort, Geburt Tubarruptur [15] Hämorrhoiden Hämorrhagische Diathese[7] [15]
= aplastische Anämie	= hypochrome Eisenmangelanämie	= hyperchrome megalozytäre Anämie		= hypochrome Eisenmangelanämie

Anämie 367

Hämolyse

		Extra-Namen
Sphärozytose ⑯	– Lupus erythematodes visceralis ㉓	
Ovalozytose, ⑰		[1] Achylische Chloranämie
Target-Zell-, ⑱		
Sichelzellanämie ⑲	– Transfusionsunverträglichkeiten	[2] Sideroachrestische Anämie und Thalassämie ⑨
u. and. Missbildungen	– Morb. haemolyt. neonatorum ㉒	
Erythrozyten-Enzymopathien ⑳	– Wärmeautoantikörper ㉔	[3] Infektanämie
Porphyria erythropoetica congenita ㉑	Kälteagglutinine ㉕ u. and. immunolog. Schädigungen	[4] Tumoranämie
		[5] Perniziöse Anämie
Erythrozytenschädigung durch	– Paroxysmale Kältehämoglubiurie ㉖	*Bei allen anderen Ursachen in dieser Säule sagt man auch:*
– ausgedehnte Verbrennungen	– Paroxysmale nächtl. Hämoglobinurie ㉗	Symptomat. megaloblastische A.
– Blei, H₂S, Benzin, Phenol, Anilin	– Große Hämatom- und Infarktbildung	
– Pilzgifte, Schlangengift		[6] Schwangerschaftsanämie
– Medikamente, besonders Chemotherapeutika		[7] Blutungsanämie
– Urämie, Eklampsie		
– schwere Infektionskrankheiten, Malaria	= **hämolytische Anämie**	

Groborientierung. Anämie[1-3] (mit Anisozytose, Poikilozytose und Polychromasie im Blutausstrich) eingruppieren als: hypochrom, normochrom oder hyperchrom[4]. Hypochrom sind *Eisenmangelanämien*[39-41]; hyperchrom sind *megalozytäre Anämien* (mittl. Zellvolumen MCV vergrößert[4], im Blutausstrich Megalozyten, im Knochenmark Megaloblasten). Durch diese Unterbauung lassen sich im bloßen Farbwert nicht erkennbare Mischformen entlarven. Meist normochrom sind aplastische und hämolytische Anämien. Bei *aplastischen Anämien* sind auch Leukozyten[9] und Thrombozyten[12] vermindert bzw. Infekt- und Blutungsneigung erhöht; eine Knochenmarkbiopsie ist indiziert. Bei *hämolytischen Anämien* ist das nicht harnfähige, indirekte Bilirubin erhöht[23], oft die osmotische Resistenz der Erythrozyten vermindert[8]. Nur in diesen einzelnen Gruppen erfolgt die weitere Differenzierung.

❶ Bleiintoxikation. Bleikolorit, Bleisaum am Zahnfleischrand, basophil getüpfelte Erythrozyten[6] und Siderozyten[7] vermehrt, Obstipation, schwere Darmkoliken, Porphyrinurie[25], neurologische Störungen.

❷ Niereninsuffizienz. Retention von Harnpflichtigem[63-65], Oligurie, Ödeme, Azidose[28-30].

❸ Leberinsuffizienz. ALAT und andere Leberenzyme stark erhöht[51], Ammoniak zunehmend[66], Bilirubin nicht immer bis zum Ikterus[23]. Ursachen und ihre Symptome s. Tafel S. 276/277.

❹ Splenomegale Markhemmung bremst unabhängig von der Ursache der Milzvergrößerung die Bildung der Erythrozyten-, Leuko- und Thrombozyten.

❺ Knochenmarkverdrängungen durch Metastasen, Leukosen, Plasmozytom, *Osteomyelofibrose* bzw. -sklerose oder idiopathische Myelophthise ist nur durch Knochenmarkbiopsie zu klären. Nahe gelegt wird *Metastasierung* durch einen Primärtumor, *Leukämien* durch ein leukämisches oder aleukämisches unreifes Blutbild, *Plasmozytom* durch starke Senkungsbeschleunigung, Serumeiweißerhöhung[46], in der Elektrophorese[47] Herauswachsen einer schmalen, hohen Zacke bei den γ-Globulinen, Proteinurie, evtl. durch den sich bei weiterem Erhitzen wieder auflösenden Bence-Jones-Eiweißkörper; bei Ausbildung multipler Herde im Röntgenbild der Schädelkapsel runde, wie ausgestanzte Defekte.

❻ Achylische Chloranämie. Hypochrome[4] Eisenmangelanämie[39–41] durch Magensäuremangel[73] bei Dyspepsie, atrophischer Gastritis, Magenresektion, perniziöser Anämie. Bei Letzterer kann eine zuerst eintretende hypochrome Eisenmangelanämie vorausgehen und nach erfolgreicher Behandlung der hyperchromen Perniziosa mit der reichlicheren Erythrozytenneubildung wieder hypochrom nachfolgen.

❼ Transportkapazität des Serums für Eisen unzureichend. Bei Leberparenchymschäden, nephrotischem Syndrom, Tumor, langwierigen Entzündungsprozessen. – Eisenbindungskapazität[40], Transferrin[48].

❽ Sideroachrestische Anämie. Trotz Hypersiderinämie[39] und Eisengaben keine Besserung der hypochromen[4] Anämie, eher Siderose der Organe und im Blut Siderozyten mit eisenhaltigen Granula[7]. Die Eiseneinbaustörung ist erworben bei Bleiintoxikation, Urämie, Panmyelopathie, Hämoblastosen oder ist vererbt. Eine angeborene Form ist die

❾ Thalassämie mit mikrozytären, elliptozytären und kokardenähnlichen Erythrozyten, einer hämolytischen Anämie und Hepatosplenomegalie. Der heterozygoten Thalassaemia minor steht die homozygote Thalassaemia major gegenüber mit stärkerer Krankheitsausprägung, Erythroblasten im peripheren Blut und tödlichem Ausgang im Kindesalter.

❿ Perniziöse Anämie. Glossitis mit Randatrophie und Zungenbrennen, Achylia gastrica[73], hyperchrome[4] Anämie, Anisozytose mit Überwiegen von Megalozyten, MCV daher erhöht[4], im Knochenmark ineffektiv gesteigerte Erythropoese mit Megaloblasten, Riesenmetamyelozyten und -stabkernigen. Funikuläre Myelose mit Parästhesien, Reflexausfällen, Paresen. Beweis mangelhafter Vitamin-B_{12}-Resorption durch den

Schilling-Test[76] und durch das Ansprechen auf eine parenterale B_{12}-Gabe mit einer starken Ausschwemmung teilweise noch unreifer Erythrozyten: Retikulozytenkrise am 5. Tage[5].

⑪ Steatorrhoe. Salbenartige, fett glänzende, gelbgraue Stühle bei Störungen der Gallen-, Pankreassekretion oder Fettresorption. Letzteres bei Sprue, Darmresektion und anderen Darmerkrankungen.

⑫ Amyloidose des Darmes nach irgendwelchen chronischen Entzündungen oder Eiterungen. Leber, Milz, Niere und andere Organe mitbetroffen. Beweis zunächst durch Rektumbiopsie versuchen.

⑬ Fischbandwurm, Bothriocephalus latus. Eiernachweis im Stuhl, evtl. auch Vorweisung abgegangener Glieder.

⑭ Schwangerschaftsanämie. Mit zunehmender Hydrämie können gegen Ende der Gravidität Zahlen von Hb 7, Hk 33, Ery 3,5 und Fe 10 erreicht werden. Eine krankhafte Anämie liegt bei Unterschreiten einer dieser Größen am Ende der Schwangerschaft oder Unterschreiten der üblichen Grenzwerte in der Anfangszeit vor[1-3, 39]. Entsprechend dem erhöhten Eisen- sowohl als auch Folsäurebedarf kommen hypochrome wie hyperchrome Schwangerschaftsanämien vor[4]. Gelegentliche Mischformen verbieten es, sich bei vorliegender Anämie auf die Chromie allein zu verlassen. Eisenmangel zeigt sich hydrämieunabhängig an vermehrt *ungesättigter* Eisenbindungskapazität[40]. Folsäuremangel drückt sich in einer megalozytären Anämie aus (MCV erhöht[4], Megalozyten im Blutausstrich, Megaloblasten im Knochenmark).

⑮ Innere Blutung, Tubarruptur, hämorrhagische Diathese. Siehe dazu Tafel S. 52/53 und S. 377–379.

⑯ Sphärozytose. Dominanter Erbgang. Erythrozyten z. T. kugelförmig mit entsprechend kleinerem Durchmesser. Osmotische Resistenz vermindert[8]. Indirektes, nichtharnfähiges Bilirubin vermehrt[23]. (Sub-)Ikterus. Verstärkte Urobilinogenausscheidung[24]. Milz vergrößert, derb. Gallenkoliken. Knochenmarkbiopsie: gesteigerte Erythropoese. Retikulozytenzahl erhöht[5]. Serumeisen gesteigert[39]. Hämolytische *Krisen* führen zu verstärkter Anämie, ansteigenden Retikulozytenzahlen und Leukozytose.

(17) Ovalozytose, Elliptozytose. Dominanter Erbgang. Anämie und Hämolysezeichen geringer als bei der vorigen.

(18) Target-Zell-Anämie, Thalassämie. Eine angeborene Form der sideroachrestischen Anämie (s. o.) mit ringförmig eingedellten und daher schießscheiben-(target) oder kokardenähnlich aussehenden Erythrozyten. Trotz normaler osmotischer Resistenz Hämolysezeichen: indirektes Bilirubin erhöht, vergrößerte Milz.

(19) Sichelzellanämie. Aus Zentralafrika, erblich. Durch ein abnormes Hämoglobin verformt sich ein Teil der Erythrozyten sichelförmig mit gesteigerter Hämolyse und Splenomegalie. Gegenüber der milden heterozygoten Form bietet die homozygote ein schweres Krankheitsbild mit tödlichem Ausgang in der Kindheit.

(20) Erythrozyten-Enzymopathien. Erbliche Defekte ohne sichtbare Erythrozytenveränderungen. Osmotische Resistenz meist vermindert[8]. Hämolysezeichen: Anämie[1-3], indirekte Hyperbilirubinämie[23], Urobilinogenurie[24] und Milzvergrößerung.

(21) Porphyria erythropoetica. Mehrere Erbformen mit Vermehrung unterschiedlicher Porphyrine aus verfehlter Häm-Synthese in der Erythrozytenbildung. Hämolyse mit Milzschwellung. Abgelagerte Porphyrine bewirken in der Haut lichtsensible Dermatosen mit Blasen, Ulzerationen, Narben, Verstümmelungen. Der Urin wird bei Belichtung braunrot. Porphyrinnachweis[25].

(22) Morbus haemolytieus neonatorum. Bei Blutgruppenunverträglichkeit zwischen Mutter und Kind als hämolytische Anämie, als Icterus gravis oder als Hydrops universalis congenitus. Schon fetal reaktive Erythroblastose. Blutgruppenuntersuchung im Rh- und ABO-System.

23 Lupus erythematodes visceralis, L. e. disseminatus, system(at)ischer L. e. Schmerz in Gelenken und Muskulatur, Abgeschlagenheit. Subfebrile Temperaturen, in Schüben Fieberzacken. Schmetterlingsförmiges Gesichtserythem häufig. Abakterielle Endokarditis, exsudative Perikarditis und Pleuritis. Leber-, Milz- und Lymphknotenvergrößerung. Protein-, Zylinder- und Erythrozyturie[83–85] als Zeichen einer Nephritis ohne Blutdruckerhöhung. Andere Organmanifestationen. Beschleunigte Blutsenkung, Anämie, Leukopenie. Immunologisch antinukleäre Faktoren im Serum nachweisbar[105].

24 Wärmeautoantikörper gegen Erythrozyten begründen eine erworbene hämolytische Anämie. Die Antikörper unterhalten bei Körpertemperatur einen chronischen und in Schüben exazerbierenden Verlauf. Im akuten Stadium nicht nur stärkere Anämie, vermehrt indirektes Bilirubin[23] mit Ikterus, Retikulozytose[5] und Milzschwellung, sondern auch Fieber, Leukozytose mit Linksverschiebung bis zu Myeloblasten, auch Erythroblasten im Blutausstrich. Lebervergrößerung und Bauchschmerzen. Schweres Krankheitsgefühl. Die inkompletten Autoantikörper werden durch den direkten und indirekten Coombs-Test nachgewiesen und mit immunologischen Methoden als Wärmeautoantikörper identifiziert. – Ausgelöst wird die Autoantikörperbildung im Zusammenhang mit Virusinfekten, Erkrankungen des Immunsystems, mit anderen Autoimmunerkrankungen, mit Tumoren, α-Methyl-Dopa-Medikation oder ohne erkennbaren Grund.

25 Kälteagglutinine führen in unterkühlten Körperteilen zur Zusammenballung von Erythrozyten, Stase, Zyanose evtl. Nekrose. Lösung bei Erwärmung. Hämolyse mit Anämie und Hyperbilirubinämie. Die Kälteautoantikörper unterhalten einen chronischen Verlauf. Auslösend für ihre Bildung waren Infekte, Erkrankungen des Immunsystems, Autoimmunkrankheiten. Die Kälteagglutination ist im eisgekühlten Reagenzglas und beim Blutausstrich zu beobachten sowie in der maximalen Blutsenkungsgeschwindigkeit, die im Brutschrank nicht auftritt. Der Kälteagglutinationstiter ist stark erhöht.

㉖ Paroxysmale Kältehämoglobinurie. Diese ebenfalls antikörperbedingte Anämie tritt nach längerer Unterkühlung ein. Unter Schüttelfrost, Fieber, Rücken-, Bauch- und Gliederschmerzen kommt es zu einer exzessiven Hämolyse und Hämoglobinurie: Urin erscheint blutig, beim Zentrifugieren kein Erythrozytensatz und keine Entfärbung des Überstandes.

㉗ Paroxysmale nächtliche Hämoglobinurie. Morgens fällt der dunkle Urin auf. Sonst bei allmählich sich ausprägender Anämie, Hyperbilirubinämie und Milzvergrößerung zunächst kein ausgeprägtes Krankheitsgefühl. Nachweis von Hämoglobin im Urin (s. Vorhergehendes) und Spezialblutproben.

Erythrozytose

	Regulation	*Fehlregulation*
Polyglobulie	O_2-Mangel mit Polyglobulie bei ① – Höhenanpassung Lungenkrankheiten – Lungenemphysem – Staublunge – Lungenfibrose – Lungentuberkulose – Lungentumoren – Lungenatelektase – chron. Bronchitis – Alveolitis – Thoraxdeformierung – Pickwick-Syndrom Herzkrankheiten – angeborene Vitien mit Re-li-Shunt – Cor pulmonale Methämoglobinämie	mit Polyglobulie bei – hered. benigner Polyglobulie ① – Hypothalamuserkrankungen Tumoren wie – hypophysärer M. Cushing – adrenaler M. Cushing – Androgen bild. NNR-Tumoren – Ovarialtumoren – Lebertumoren Nierentumoren Nierenzysten Hydronephrose
Polyzythämie mit Leuko- und Thrombozytose	H_2O-Mangel mit Pseudopolyglobulie ② – Wassermangel – Schweißverlust – Erbrechen – Diarrhoe – Polyurie – Blutungen – – innere – Lungenödem – Peritonitis und Durstregulation	Polycythaemia rubra vera ③

① Polyglobulie. Hämoglobin, Hämatokrit und Erythrozyten vermehrt[1-3]. Sauerstoffsättigung meist vermindert[70].

② Pseudopolyglobulie. Bei der Anhydrämie erscheinen nicht nur die Erythrozyten, sondern auch die Leuko- und Thrombozyten vermehrt wie bei der Polyzythämie. Die Hämokonzentration unterscheidet sich aber im Übrigen von der:

③ Polycythaemia rubra vera. Gesicht und Schleimhäute dunkelrot. Kopfdruck, Schwindel, Ohrensausen. Milz meist, Leber häufig vergrößert, Oft Hypertonie. Neigung zu Thrombosen. Thrombo-, Leuko- und besonders Erythrozytose[1-3, 9, 12]. Blutsenkung stark verzögert. Charakteristischer Knochenmarkbefund.

Raum für handschriftliche Eintragungen

Hämorrhagische Diathese

	Angiopathie	Thrombozytopathie	
		Thrombozythasthenie	Thrombozytopenie
Differenzierungs-methoden			
Rumpel-Leede + Blutungszeit[13] ↑ Retraktion[19] ↓ Thrombozyten- zahl[12] ↓ Gerinnungs- tests[15-16] ↑ mit Normalblut: Gerinnung mit Normalbl.: keine Gerinnung Spätblutung			
Krankheiten:	Purpura hereditaria ❶ Purpura allergica ❷ – Arzneimittel – Serumkrankheit – P. rheumatica *Gesteigert als* P. anaphylactica ❸ P. vesiculosa ❸ P. necroticans ❸ Skorbut ❹ Purpura senilis ❺ *Kaum ähnlich:* Teleangiectasia multipl. hered. Osler (normale Blutungszeit) ❻	*hereditär:* M. Glanzmann ❼ Willebrand- J.-Syndrom ❽ *toxisch* Acetylsalicylsäure und Derivate *metabolisch:* Chron. Leberkrankheit ❾ Dysproteinämie ❿ Urämie ⓫	M. Werlhof ⓬ Röntgenstrahlen Zytostatika Virusinfekte Arzneiallergie Markverdrängung ⓭ – Leukämien – Metastasen – Myelofibrose – Myelophthise Markhemmung bei Splenomegalie ⓮ Verbrauchs- koagulopathie ⓯

Fortsetzung nächste Seite

Hämorrhagische Diathese (Fortsetzung)

	Koagulopathie		
Differenzierungs-methoden			

Rumpel-Leede +
Blutungszeit[13] ↑
Retraktion[19] ↓
Thrombozyten
zahl[12] ↓
Gerinnungs-
tests[15-16] ↑
mit Normalblut:
  Gerinnung
mit Normalbl.:
  keine Gerinnung
Spätblutung			

Krankheiten:	Hämophilie [16] ähnliche Bilder, die nicht klinisch, nur durch Labor zu diffe- renzieren sind (außer Fibrino- gen [18]) *Einzelheiten rechts*	Faktoren (Fibrin) I. Fibrinogen (Thrombin) II. Prothrombin III. (Thromboki- nase aus VII+IX+X) IV. Calcium V.=VI. VII. VIII. IX. X. XI. XII. XIII.	-mangel angeboren [17] Hered. Hypo- fibrinogenämie Hered. Hypo- prothrombin- ämie tödl. Parahämoph. VII-Mangel Hämophilie A Hämophilie B Hämophilie C M. Rosenthal M. Hagemann XIII-Mangel

Hämorrhagische Diathese 379

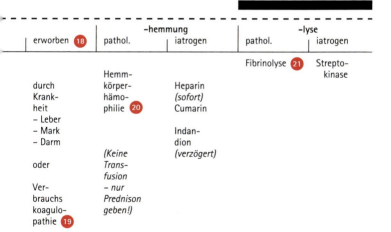

erworben [18]	-hemmung		-lyse	
	pathol.	iatrogen	pathol.	iatrogen
			Fibrinolyse [21]	Streptokinase
durch Krankheit – Leber – Mark – Darm oder Verbrauchskoagulopathie [19]	Hemmkörperhämophilie [20] *(Keine Transfusion – nur Prednison geben!)*	Heparin *(sofort)* Cumarin Indandion *(verzögert)*		

Groborientierung. Zuerst Gruppenzuteilung anhand des unterschiedlichen Ausfalls des Rumpel-Leede-Stauversuchs; wird bestätigt durch das unterschiedliche Verhalten von Blutungszeit[13] und Gerinnungszeit[15, 16]. Bei positivem Rumpel-Leede auch Thrombozytenzahl[12] und Blutkuchenretraktion[19] prüfen zur Unterscheidung von *Thrombozytopenie, Thrombozytasthenie* und *Angiopathie*.

Bei negativem Rumpel-Leede Thromboplastinzeit[15] und partielle Thromboplastinzeit[16] ansetzen. Zur Kontrolle der *oralen* **Antikoagulanzientherapie** eignet sich die Thromboplastinzeit (Quick-Wert, bzw. INR)[15], zur Kontrolle der sofort wirkenden *Heparintherapie* die partielle Thromboplastinzeit[16] und Thrombinzeit[17].

Abgesehen vom Fibrinogen[18] kann der Ausfall einzelner Faktoren nur in Speziallaboratorien mithilfe von Mangelseren, denen 1 bestimmter Faktor fehlt, ausgetestet werden. Dass jeder einzelne Faktor sowohl durch *Mangel* als auch durch *Hemmung* ausfallen kann, ist auch ohne Identifizierung des Faktors wichtig, weil bei Hemmkörperhämophilien Transfusionen nichts nützen. Zur Groborientierung dient die Prüfung im Uhrglas, da Normalblut mit etwas Patientenblut bei Faktormangel gerinnt, bei Hemmkörpern nicht. *Fibrinolyse* stellt sich am sinnfälligsten im Thrombelastogramm (TEG) dar[20]; die fibrinolytische Aktivität lässt sich auch als Fibrin-Abbau im Labor bestimmen. Hyperfibrinolyse ist neben Thrombozytopenie und Verbrauchskoagulopathie häufigste Ursache einer hämorrhagischen Diathese.

❶ Purpura hereditaria. Stecknadelkopfgroße Hautblutungen, manchmal nur an den Beinen. Rein vaskulär: Rumpel-Leede positiv, Blutungszeit verlängert, keine Thrombozyto- oder Koagulopathie. Familienanamnese.

❷ Purpura allergica. Stecknadelkopfgroße Hautblutungen, manchmal nur an den Beinen. Ebenfalls rein vaskulär. Nach Seruminjektionen und anderen Allergenen häufig mit urtikariellen Erscheinungen verbunden. Bei rheumatischer Purpura können ein Streptokokkeninfekt vorausgegangen, Gelenkerscheinungen aufgetreten und der AST positiv sein[103].

❸ Purpura anaphylactica. Die eben genannte allergische Purpura in Verbindung mit weiteren allergischen und Schockerscheinungen: Urtikaria, Glottisödem, exspiratorische Dyspnoe, Absinken des Blutdrucks und Ansteigen des Pulses, Blässe durch Flüssigkeitsverlust ins Gewebe, Bewusstseinsverlust, Oligurie, weite und träge Pupillen.

Purpura vesiculosa und **necroticans.** Steigerungen der allergischen Purpura mit Bläschenbildung der Effloreszenzen, oft blutgefüllten Bläschen, oder gar mit Hautnekrosen, die unter Narbenbildung abheilen.

❹ Skorbut. Seit Ende der Segelschifffahrt fast nur noch bei künstlich ernährten Säuglingen (hier Möller-Barlow-Krankheit). Stecknadelkopfgroße Hautblutungen, besonders an den Unterschenkeln; Zahnfleischbluten; subperiostale Blutungen. Inappetenz, starke Ermüdbarkeit. Melaena, Hämaturie. Vaskuläre Blutungsneigung, Thrombozyten und Gerinnung normal. Nach Vitamin-C-Injektion binnen 24 Stunden gebessert.

❺ Purpura senilis. Durch Gefäßfragilität pfenniggroße Blutung in die dünne Haut.

❻ Teleangiectasia multiplex hereditaria, M. Osler. Hat mit der hämorrhagischen Diathese nur die starke Blutung gemein. Blutungsquellen sind Teleangiektasien, die platzen können. Man findet sie als einzeln stehende, kaum glasstecknadelkopfgroße, rote Erhabenheiten vor allem an Gesicht, Fingerspitzen, Zungenspitze, Nasenschleimhaut (Locus Kiesselbachii) und Pulmointestinaltrakt. Sie leeren sich unter dem Glasspatel. Vererbung dominant.

❼ M. Glanzmann, Thrombasthenie. Normale Thrombozytenzahl[12] verminderter Funktionstüchtigkeit, zu messen an der verminderten Retraktion des Blutkuchens[19]. Häufiger petechiale, seltener flächenhafte Hautblutungen, besonders an den Beinen. Erblich. Seit Kindheit.

❽ Willebrand-Jürgens-Syndrom, Angiohämophilie. Kombination funktionsgeminderter Thrombozyten mit Mangel an Faktor VIII oder

IX. Blutungs- und Gerinnungszeiten verlängert. Petechien, Hautsuggillationen, schwer stillbare Blutungen bei kleinen Verletzungen. Nasenbluten, Teerstühle, Nierenbluten. Erblich. Seit Kindheit.

⑨ Chronische Leberkrankheit[23, 51], siehe Tafel S. 276/277.

⑩ Dysproteinämie, quantitative Missverhältnisse in den Serumeiweißfraktionen[47, 48].

⑪ Urämie. Urinöser Geruch. Proteinurie, Zylindrurie, Erythrozyturie[83-85]. Isosthenurie um 1010. Retention von Harnpflichtigem[63-65]. Elektrolytverschiebungen[33-38]. Metabolische Azidose[28-30].

⑫ M. Werlhof, idiopathische Thrombozytopenie[12]. Häufiger petechiale, seltener flächenhafte Blutungen in die Haut, Darm- und Nierenbluten. In Schüben, oft seit Kindheit. Im Rezidiv Thrombozyten unter 40000/mm^3. Milzvergrößerung.

⑬ Markverdrängung. Diagnose durch Knochenmarkbiopsie.

⑭ Splenomegale Markhemmung. Milzvergrößerung, gleich welcher Ursache, bremst die Bildung von Thrombo- wie Leuko- und Erythrozyten im Knochenmark.

⑮ Verbrauchskoagulopathie. Mangel an Thrombozyten und Gerinnungsfaktoren bei ausgedehnter Thrombosierung kleiner Gefäße durch Operation, Geburt, Intoxikation, Infektionen, Leberzirrhose, Glomerulonephritis. Flächenhafte Hautblutungen, Organschäden, Schock. Kombination der Laborbefunde bei Thrombozytopenie und Faktorenmangel.

⑯ Hämophilieartige Krankheitsbilder. Anhaltende Blutungen bei Verletzungen, schwer stillbar und mit Nachblutungen. Spontane Blutungen in die Haut, intramuskulär, in andere Gewebe, in Gelenke, Nasen-, Magen-, Vaginal- und Nierenbluten. Thromboplastin-, partielle Thromboplastinzeit[15, 16] zeigen zusammengenommen eine Koagulopathie an. – Mit unterschiedlichen Akzenten in der Häufigkeitsverteilung und Stärke der einzelnen Symptome bieten alle auf einem Faktorenmangel oder einer Faktorenhemmung beruhenden Krankheiten dieses gleiche Bild. Die Differenzierung muss im Labor erfolgen.

17 **Angeborener Faktorenmangel** zeigt sich in der Regel schon in der Kindheit.

18 **Erworbener Faktorenmangel.** Da die Synthese der meisten Gerinnungsfaktoren im Monozyten-Makrophagen-System der Leber unter Verwendung des fettlöslichen Vitamin K erfolgt, welches z. T. im Darm bakteriell synthetisiert wird, tritt Mangel bei Antibiotika-Therapie, Fettresorptionsstörungen (Sprue) infolge von Darmerkrankungen oder Verschlussikterus auf sowie von schweren Lebererkrankungen und Leukämien.

19 **Verbrauchskoagulopathie** s. oben unter Thrombozytopenie.

20 **Hemmkörperhämophilie** s. oben unter Groborientierung.

21 **Hyperfibrinolyse** s. oben unter Groborientierung.

Raum für handschriftliche Eintragungen

Normalwerte und Differenzialdiagnose der Abweichungen

Wünscht der Leser zu dieser oder jener Methode Normal- oder Grenzwertangaben, so wird bereits im Begleittext der Tafeln durch Kleinziffern auf die entsprechenden Werte im folgenden Abschnitt hingewiesen. Alle Angaben erfolgen im internationalen System der Maßeinheiten. Zugleich sind, optisch unverwechselbar, die Werte im konservativen Maßsystem angegeben, da beide in Praxis und Publikationen uneinheitlich verbreitet sind.

Da Referenzwerte abhängig sind von den verwendeten Maßeinheiten, von der Methodendurchführung und z. T. vom regionalen Patientengut, empfiehlt es sich, einen Vergleich mit den Normwerten des eigenen Labors vorzunehmen und gegebenenfalls dessen Zahlen an Ort und Stelle zu vermerken.

Jeder pathologische Wert ist ein Symptom und vieldeutig, bis er sich in eine Gesamtdiagnose einfügt. Nicht selten bildet ein unerwarteter Laborwert den Ausgangspunkt für Überlegungen. Differenzialdiagnostische Hinweise zu diesen Abweichungen sind also nicht weniger wichtig als zu jedem anderen Symptom.

Übersicht

Blut
1. Hämoglobin
2. Hämatokrit
3. Erythrozyten
4. MCHC, Hb_E, MCV
5. Retikulozyten
6. Basophil Getüpfelte
7. Siderozyten
8. Osmot. Resistenz
9. Leukozyten, Differenzial-BB
10.
11.

Blutgerinnung
12. Thrombozyten
13. Blutungszeit
14.
15. Thromboplastinzeit
16. Partielle Thromboplastinz.
17. Thrombinzeit
18. Fibrinogen
19. Retraktion
20. Thrombelastographie
21. Antithrombin III
22. INR

Blutserum: Farbstoffe
23. Bilirubin
24. Urobilinogen
25. Koproporphyrin
26.
27.

Säuren, Basen, Elektrolyte, Metalle
28. pH
29. pCO_2
30. Standardbicarbonat
    Basenüberschuss
31.
32.
33. Natrium
34. Chlorid
35. Kalium
36. Calcium
37. Phosphat, anorg.
38. Magnesium
39. Eisen
40. Eisenbindungskapazität
41. Ferritin
42. Desferrioxamin-Test
43. Kupfer
44.
45.

Eiweiß, Enzyme
46. Gesamteiweiß
47. Elektrophorese
48. Immunelektrophorese
49.
50. Blutsenkung
51. Enzyme
52.
53.
54.

Fette
55. Triglyceride
56. Cholesterol, HDL-, LDL-Cholesterol
57. Lipoproteine
58.
59.
60.

Kohlenhydrate
61. Glucose
62. Glucosetoleranztest

Harnpflichtiges
63. Kreatinin
64. Harnstoff
65. Harnsäure
66. Ammoniak

Herz- und Kreislauf
67. Troponine I und T
68. D-Dimer

Lunge
69. Spirometrie
70. Blut-, Alveolargasanalyse
71.
72.

Magen, Darm
73. Magensekretion
74. Gastrin
75. Xylose-Test
76. Schilling-Test
77. 5-Hydroxyindolessigsäure
78. Hämoccult-Test
79.

Pankreas
80. Sekretin-Pankreozymin-Test
81.
82.

Niere
83. Eiweiß im Harn
84. Urinsediment
85. Zählurin
86. Keimzahl
87. Konzentrationsversuch
88. Kreatinin-Clearance
89. Mikroalbuminurie
90.

Nebenniere
91. Aldosteron
92. Cortisol
93. 17-Ketosteroide
94. Vanillinmandelsäure
95.
96.

Schilddrüse
97. TT_4
98. fT_4
99. TT_3, fT_3
100. TSH
101. Tg
102. TRAK, TAK, MAK

Bindegewebe
103. Antistreptolysintiter
104. Rheumafaktoren
105. Antinukleäre Faktoren
106. Antikörper gegen doppelsträngige DNA
107.
108.

Liquor
109. Liquordruck
110. Zellzahl im Liquor
111. Eiweiß im Liquor
112. Glucose im Liquor
113. Lactat im Liquor

Blut

1. Hämoglobin

♂ 8,3–10,5 mmol/l
♀ 7,4–9,9
♂ 13,7–17,0 g/dl
♀ 12,0–16,0

↑ **Polycythaemia rubra** vera (Ery-, Leuko-, Thrombozyten vermehrt, meist Milz, oft Leber vergrößert, Pruritus nach Warmbad), sekundäre **Polyglobulie** bei sauerstoffarmer Höhenluft, Adipositas, Lungen- und Herzkrankheit mit Hypoxie, bei Methämoglobinämie, CO-Hämoglobinämie; gelegentlich bei Erkrankungen der Hypothalamus-Region, der Leber, Nieren, Nebennieren, Ovarien und im Beginn einer Osteomyelofibrose; **Pseudopolyglobulie** = Bluteindickung bei Durst, Durchfall, Erbrechen, Verbrennung, Peritonitis;
↓ **Anämie** (s. dort).

2. Hämatokrit (Hk, PVC, rel. Zellpackungsvolumen)

♂ 0,40–0,52
♀ 0,37–0,48

↑ Polyzythämie, Polyglobulie, Exsikkose (s. o.);
↓ Anämie (s. dort), Hydramie.

3. Erythrozyten

♂ 4,3–5,7
♀ 3,9–5,3 x 10^{12}/l

↑ und ↓ wie bei Hämatokrit, dem die Ery-Zahl weitgehend entspricht.

4. Daraus errechnete Größen:
MCHC
(mittl. Korpusk. Hb-Konzentration = Hb/Hk)
19,7–22,1 mmol/l
32,0–36,0 g/dl

MCH; Hb$_E$
(mittl. Hb-Gehalt eines Erythrozyten = Hb/Ery)
$$1{,}55-1{,}90 \text{ fmol}$$
$$28-34 \text{ pg}$$

Beide Werte besagen das Gleiche:
↑ hyperchrom (s. „Anämie")
↓ hypochrom (s. „Anämie")

MCV (mittl. Zellvolumen aus Hk/Ery)
$$85-96 \text{ fl}$$
↑ makrozytär (s. „Anämie)
↓ mikrozytär (s. „Anämie")

5. Retikulozyten
$$48-96 \times 10^9/l; (10-20 \text{ ‰})$$
↑ bei hämolytischen und anderen regenerationstüchtigen Anämien (s. dort) und bei Polyzythämie;
↓ bei aplastischen Anämien.

6. Basophil getüpfelte Erythrozyten
↑ über 4,5 ‰ bei Blei- und anderen Schwermetallvergiftungen sowie bei Sulfonamidtherapie.

7. Siderozyten
↑ über 3 ‰ bei sideroachrestischer Anämie, Bleianämie, selten hämolytischer, perniziöser Anämie und nach Splenektomie.

8. Osmotische Resistenz
beginnende Hämolyse	0,45–0,40
vollständige	0,35–0,30

↑ = verminderte Resistenz bei Sphärozytose und z. T. anderen hämolytischen Anämien;
↓ = erhöhte Resistenz bei Eisenmangelanämien, Thalassämie, Leberinsuffizienz.

9. Leukozyten

$3{,}8-10{,}5 \times 10^9/l$

differenziert:
Basophile	0–0,01
Eosinophile	0– 0,05
Metamyelozyten	0–0,01
Stabkernige	0–0,10
Segmentkernige	0,36–0,84
Monozyten	0–0,10
Lymphozyten	0,20–0,42
Lymphoide	0,02–0,08

↑ Leukozytose, Linksverschiebung, Eosinophilie, Monozytose, Lymphozytose: s. Tafeln S. 360/361, 362/363, 365.
↓ Leukopenie, Agranulozytose, Eosinopenie, Hiatus leucaemicus, Lymphozytopenie: s. Tafeln S. 360/361, 362/363, 365.

10.

11.

Blutgerinnung

12. Thrombozyten

$150-360 \times 10^9/l$

↑ bei Polycythaemia rubra vera;
↓ Thrombozytopenie (s. hämorrhagische Diathese, Tafel S. 377–379).

13. Blutungszeit

180–360 s

↑ bei Angiopathie, Thrombozytopenie, Thrombozytasthenie: s. hämorrhagische Diathese, Tafel S. 377–379).

14.

15. Thromboplastinzeit (Quick-Wert)
70–130%

↓ Faktorenmangel, Vit.-K-Mangel, Leberschädigung, orale Antikoagulanzien therapeutisch auf 15–35% (zur Therapiekontrolle ist heute die INR (s. u.) besser geeignet).

16. Partielle Thromboplastinzeit
20–35 s

↑ Faktorenmangel, Hämophilie, Heparin therapeutisch auf doppelten Ausgangswert.
↓ Thromboseneigung.

17. Thrombinzeit
14–20 s

↑ durch Heparin, Fibrinspaltprodukte oder Fibrinogenmangel.

18. Fibrinogen
1,8–4 g/l

↑ als Akut-Phase-Reaktion bei Infarkt, Lungen- u. a. Entzündungen. Bronchialkarzinom, Verschlussikterus, Nierenzellkarzinom, M. Hodgkin, Kollagenose;
↓ bei hereditärer Hypofibrinogenämie, Verbrauchskoagulopathie, Hyperfibrinolyse, Fibrinolysetherapie (zu diesen s. „hämorrhagische Diathese"), Plasmozytom, Leukämien, Leberzirrhose.

19. Retraktion des Blutkuchens
0,70–0,95

↑ bei Thrombozytasthenie oder Paraproteinämie.

20. Thrombelastographie

Reaktionszeit	r	12 min
Thrombusbildungszeit	k	6 min
Maximalamplitude		47–60 mm
max. Elastizität	ε	90–150

r ↑ bei Koagulopathie
k ↑ bei Thrombozytopenie

↓ bei Thrombozytose
ε ↑ bei Thrombozytose
↓ bei Thrombozytopenie, -asthenie, Fibrinogenmangel, Fibrinspaltprodukten. Starker Amplitudenschwund nach ε Hyperfibrinolyse.

21. Antithrombin III
70–120 %

↓ bei angebor. Mangel, Verbrauchskoagulopathie, Leberschaden, nephrot. Syndrom.

22. INR (International normalized ratio)

Normal:	um 1,0
niedrig intensive Antikoagulation:	2,0–3,0
intensive Antikoagulation:	>3,0–4,0

Blutserum: Farbstoffe

23. Bilirubin

gesamtes <19 µmol/l
<1,1 mg/dl
harnfähiges = direktes = konjugiertes
<5,0 µmol/l
<0,3 mg/dl

Im Harn (erst bei Serumwerten
über 50 µmol/l: +) Ø

gesamtes ↑ über 25 µmol/l: Hyperbilirubinämie, Sub-, Ikterus
direktes ↓ bei hepatischem und posthepatischem Ikterus
indirektes ↓ bei prähepatischem Ikterus
im Harn + bei hepatischem und posthepatischem Ikterus, s. Tafel S. 266/267.

24. Urobilinogen, Sterkobilinogen im Harn
fehlend: bei Erhitzen Ø
normal: bei Erhitzen +
vermehrt: ohne Erhitzen +
Ø bei Antibiotikawirkung auf Darmbakterien; trotz Bilirubinurie bei vollständigem Verschlussikterus; zeitweilig bei hepatischem Ikterus.
↑ bei hämolytischen und megaloblastischen Anämien, Leberparenchymschaden auch ohne Ikterus, unvollständigem Verschlussikterus, Intoxikationen, Infektionen, Obstipation, Ileus, Kolitis und anderen Darmkrankheiten. Bei Porphyrie als Porphobilinogen-Nachweis.

25. Koproporphyrin im Harn
15–150 nmol/d
10–100 µg/d
↑ bei Porphyrien, Bleivergiftung, Lebererkrankungen.

26.

27.

Säuren, Basen, Elektrolyte, Metalle

28. pH   7,37–7,45

29. pCO_2   *arteriell* 4,8–5,9 kPa
36–44 mmHg

30. Aus beidem mithilfe von Nomogrammen ablesbar:
Standardbicarbonat 22,0–26,0 mmol/l
Basenüberschuss, Base Excess, BE
–2,5 bis +2,5

pH ↑ Alkalose:	metabolische Alk.	respiratorische Alk.
↓ Azidose:	respiratorische Az.	metabolische Az.
pCO_2, BE und HCO_3	↑	↓

Bei respiratorischen pH-Verschiebungen ändert sich zuerst pCO_2, bei metabolischen Basenüberschuss und Bicarbonat.

31.

32.

33. Natrium
$$135–145\ mmol/l$$
↑ Hypernatriämie bei Wassermangel, Hyposthenurie, Durchfall, Erbrechen, Salz-, Meerwasserintoxikation, primärem Aldosteronismus (Conn), Hyperkortisolismus (Cushing, Coma diabeticum, zentrale Fehlregulation;
↓ Hyponatriämie bei Überwässerung, Hypersthenurie, Durchfall, Erbrechen, Hypoaldosteronismus, zentraler Fehlregulation.

im Harn 80–250 mmol/d
2–6 g/d

34. Chlorid
$$97–108\ mmol/l$$
↑ Hyperchlorämie bei metabolischer Azidose, sonst wie bei Na;
↓ Hypochlorämie bei metabolischer Alkalose, sonst wie bei Na;

im Harn 170–255 mmol/d
6–9 g/d

35. Kalium

3,6–5,0 mmol/l

↑ Hyperkaliämie (Übelkeit, Durchfall, Azidose, Herzfunktionsstörungen bis -stillstand) bei kaliumhaltigen Infusionen, Niereninsuffizienz, Nebennierenrindeninsuffizienz, erhöhter Eiweißabbau, Nekrosen, Hämolysen, erhöhter Glykogenabbau, Erhöhung des extrazellulären Kaliums auf Kosten des intrazellulären bei metabolischen Azidosen;
↓ Hypokaliämie (Adynamie, Lähmungen, Alkalose, Herzfunktionsstörungen) bei Zufuhrmangel, Resorptionsstörungen durch Darmerkrankungen, Verluste bei Nierenerkrankungen, Hyperaldosteronismus;

im Harn 45–90 mmol/d
1,8–3,6 g/d

36. Calcium

2,20–2,65 mmol/l

↑ Hyperkalzämie (Polyurie, Erbrechen, Adynamie, Herzfunktionsstörungen, -stillstand) bei Hyperparathyreoidismus, Knochenabbau, Plasmozytom, Knochenmetastasen, Karzinom, Hyperthyreose, NNR-Insuffizienz, Überdosierung von A. T. 10, Vit. D, Milch, Ausscheidungsinsuffizienz bei Nierenerkrankungen;
↓ Hypokalzämie (Hyperreflexie, Tetanie) bei Resorptionsstörung und Verlusten durch Darmerkrankungen, tubuläre Nierenerkrankungen, Nebenschilddrüseninsuffizienz, Vit.D-Mangel;

im Harn 3–9 mmol/d
0,12–0,36 g/d

37. Phosphat, anorg.

0,84–1,45 mmol/l

↑ Hyperphosphatämie bei Vitamin-D-Überdosierung, Akromegalie, Osteogenesis imperfecta, Funktionsstörungen der Nebenschilddrüse, Schilddrüse, Niereninsuffizienz;
↓ Hypophosphatämie bei Resorptionsstörungen, Rachitis, primärem Hyperparathyreoidismus, Galaktosämie, Phosphat-Diabetes oder hereditär.

im Harn 26–71 mmol/d
0,8–2,0 g/d

38. Magnesium

0,65–1,05 mmol/l

↑ bei Exsikkose, Coma diabeticum Urämie, M. Cushing;
↓ bei Resorptionsstörungen, Alkoholismus, Leberzirrhose, Pankreatitis, Hyperthyreose, Hyperaldosteronismus;

im Harn 3–5 mmol/d
70–120 mg

39. Eisen

♂ 9– 29 µmol/l
♂ 50–160 µg/dl
♀ 9–27 µmol/l
♀ 50–150 µg/dl

↑ bei Hämochromatose, Bluttransfusionen, aplastischer, achrestischer, perniziöser Anämie, Porphyria cutanea tarda, Leberzellnekrose, -zirrhose, Kontrazeptiva;
↓ bei Ernährungs-, Magensäuremangel, Magenresektion, Darmerkrankungen, chron. Ulkus-, Darmtumor-, Hämorrhoidalblutungen, Menorrhagien, nephrotischem Verlustsyndrom, Abwanderung ins retikulo-histiozytäre System bei Infektionen, Tumoren.

40. Eisenbindungskapazität

totale (TEBK)	♂	50–74 µmol/l
	♀	44–64
ungesättigte (UEBK)	♂	32–50
	♀	27–45
TEBK	♂	280–415 µg/dl
	♀	245–360
UEBK	♂	178–280
	♀	150–250

↑ der UEBK bei Eisenmangel nach Entspeicherung, Eisenmangelanämie.

41. Ferritin (Speicherform des Eisens)
♂ 10–220 µg/l
♀ 6–70

↑ Eisenüberladung, Transfusionen, Hämochromatose, Anämie ohne Eisenmangel, Entzündung, Tumor, Blastenkrise, Leberzellnekrosen; Normwert altersabhängig, Angaben hier für 18–45 Jahre
↓ Eisenspeicherung mangelhaft, Schwangerschaft.

42. Desferrioxamin-Test
Nach 0,5 g Desferal i. m. im 6-Std.-Sammelurin

Eisen normal bis	13 µmol	0,72 mg
pathologische Eisenablagerung über	27	1,5
sekundäre Hämosiderose bis	36	2,0
nur primäre Hämochromatose über	90	5,0

43. Kupfer
♂ 12–21 µmol/l
♀ 12–19
♀ 79–131 µg/dl
♀ 74–22

↑ bei Gravidität, Östrogentherapie, Cholestase, Rheumatoidarthritis, Leberzirrhose, Neoplasmen, Infektionen;
↓ bei Resorptionsstörungen, nephrotischem Verlustsyndrom, hepatolentikulärer Degeneration = M. Wilson, Kräuselhaarkrankheit mit zerebraler Degeneration.

44.

45.

Eiweiß, Enzyme

46. Gesamteiweiß

66–83 g/l
6,6–8,3 g/dl

↑ bei Plasmozytom, Makroglobulinämie Waldenström und benignen monoklonalen Hypergammaglobulinämien, Hämokonzentration durch Polyurie, Durchfall, Erbrechen;

↓ bei Mangelernährung, Hungerödem, Resorptions- und Synthesestörungen bei Intestinalerkrankungen und Leberinsuffizienz, Verbrauch bei Infektionen, konsumierenden Krankheiten, Tumoren; große Proteinurie bei nephrotischem Syndrom, exsudative Enteropathie, Hydrämie.

47. Elektrophorese der Serumproteine

Albumin	0,55–0,65
α_1-Globulin	0,02–0,05
α_2-Globulin	0,07–0,13
β-Globulin	0,08–0,15
γ-Globulin	0,11–0,22

Diese Teile addieren sich zu 1 (Gesamteiweiß). Erst durch Multiplikation mit dem Gesamteiweiß ergeben sich ihre absoluten Größen in g/l. Als bloße Relativzahlen wandeln sich bei jeder Einzeländerung alle. Beispielsweise lässt eine Albuminverminderung die Globulinwerte relativ ansteigen.

γ↑ Das Herauswachsen einer schmalen, sehr hohen Zacke mit entsprechend starker Vermehrung der γ-Globuline und des Gesamteiweißwertes ist typisch für monoklonale Gammopathien: Plasmozytom, Makroglobulinämie Waldenström. Breitbasige γ-Globulin-Erhöhungen sprechen für allgemeine Immunglobulinvermehrung (z. B. bei Leberzirrhose).

γ↓ Weitgehendes Schwinden der γ-Globuline ist typisch für ein Antikörpermangelsyndrom, bei dem sich bakterielle Infekte häufen, etwa durch M. Cushing, Steroidtherapie, Immunsuppressiva, Lymphogranulomatose, Non-Hodgkin-Lymphome.

Andere Konstellationstypen weisen auf Krankheiten, die mit einfacheren Methoden diagnostizierbar sind: akute Entzündung ($\alpha_1 + \alpha_2$) chronische Entzündung ($\alpha_2 + \gamma\uparrow$), nephrotisches Syndrom (Albumin und Gesamteiweiß stark vermindert) oder auf die Leberzirrhose, die zuverlässiger durch Laparoskopie bzw. Biopsie diagnostiziert werden muss ($\beta + \gamma \uparrow$).

Weniger typisiert sind Veränderungen bei chronischer Hepatitis, Tumoren, Eisenmangelanämien, Hyperlipidämien, Amyloidose, Gravidität oder Disproportioniereungen bei Hypoproteinämien durch Defektdysproteinämie, exsudative Enteropathie, chronische Eiterungen, konsumierende Krankheiten.

Begründet ist die mangelnde Klarheit dadurch, dass die Elektrophorese nur Gruppen trennt, die sich ihrerseits aus Proteinen unterschiedlicher Funktion und Reaktionsweise zusammensetzen. Eine weitergehende Aufteilung gelingt durch die Immunelektrophorese.

48. Immunelektrophorese
Qualitative Trennung der Einzelproteine mit grober Erkennbarkeit quantitativer Veränderungen. Zur genauem Quantifizierung sind weitergehende Methoden erforderlich. Insbesondere angewendet zur Identifizierung von M-Gradienten bei monoklonalen Gammopathien.

Präalbumine: ↑ bei nephrot. Syndrom, ↓ bei chron.-aggressiver Hepatitis und Leberzirrhose.

Albumin: ↓ b. Resorptionsstörungen, exsudativer Enteropathie, Leber- und Nierenkrankheiten, malignen Tumoren.

α_1 **-Antitrypsin:** ↑bei Gewebszerfall und Entzündungen, ↓ bei erblichem Defekt.

α_1 -Glykoprotein: ↑ b. akuten und chron. Entzündungen, Operation, malignen Tumoren, ↓ b. Leberzirrhose.

α_1 -Makroglobulin: ↑ b. nephrot. Syndrom, Leberzirrhosen, Diabetes, Myxödem, ↓ b. Rheumatoidarthritis.

Haptoglobulin: ↑ b. akuten Entzündungen, Aktivität rheumatischer Prozesse, Neoplasien, Diabetes mellitus, ↓ bei Leberparenchymerkrankungen, hämolytischen Anämien.

Caeruloplasmin: ↑ b. akuten Entzündungen, Rheumatoidarthritis, Neoplasien, Cholestase, ↓ b. hepato-lentikulärer Degeneration Wilson, Kräuselhaarkrankheit, chron. Hepatitis u. Zirrhose.

Gc-Globulin: ↑ b. Schwangerschaft, ↓ b. Leberkrankheiten.

Transferrin: ↑ b. Gravidität, Kontrazeption, ↓ b. nephrot. Syndrom, Leberparenchymschäden, Entzündung, Tumor.

Hämopexin: ↑ b. Entzündungen, Neoplasien, ↓ b. nephrot. Syndrom, exsudativer Enteropathie, Lebererkrankungen, Hämolysen, Porphyria cutanea tarda.

Steroid-bindendes β-Globulin: ↑ b. Malignom, Leberzirrhose.

Immunglobuline (IgA, -D, -E, -G, -M):
↑ IGA b. Leberzirrhose, Panarteriitis nodosa;
IgE bei Asthma, Heuschnupfen, Ekzem, Wurmkrankheiten, Arzneimittel- u. a. Allergien;
IgM b. akuter und chron.-persistierender Hepatitis, infekt. Mononukleose, prä- und perinatalen Infektionen;
↓ b. erblichen Immundefekten, bei erworbenen durch M. Hodgkin, Non-Hodgkin Lymphome, Corticoid- oder Zytostatikatherapie.

Komplement (Synerges System von 11 Serumproteinen): ↑ manchmal b. akuten Entzündungen, ↓ bei erblichen Defekten (z. B. Quincke-Ödem) und bei den meisten Erkrankungen z. B. beim systemischen Lupus erythematodes visceralis.

Normal nicht vorhandene Proteine:

Kryoglobuline: Anti-Immunglobuline: z. B. bei Tuberkulose, Lupus erythematodes, Glomerulonephritis, Intestinalkarzinomen, Hämoblastosen.

Paraproteine durch maligne Wucherung eines Globulin produzierenden Zellklons: Plasmozytom, Makroglobulinämie Waldenström und andere monoklonale Gammopathien

C-reaktives Protein b. Infekten, Nekrosen.
$$< 5mg/l$$

<u>49.</u>

<u>50. *Blutkörperchensenkungsgeschwindigkeit, BSG*</u>
♂ <15 mm in der ersten Stunde
♀ <20

Altersabhängikeit
↑↑ Hypergammaglobulinämie (Plasmozytom, Makroglobulinämien, Waldenström), Hypalbuminämie (nephrotisches Syndrom), entzündl. Erkrankungen seröser Höhlen und Gelenke sowie Kollagenosen.

↓ Polyzythämie, Polyglobulie, Exsikkose. Normalwerte häufig bei Virusinfektionen, bei malignen Tumoren möglich, auch während zweitägigen Nachhinkens der Senkung bei bakteriellen Infektionen oder Infarkt.

51a. Quellen erhöhter Enzymwerte

	ALAT	ALD	αAM	APH	ASAT	CHE	C(P)K	GLDH
Knochen				↑				
Muskel	(↑)	↑			↑		↑	
Herz		↑			↑		↑	
Leber	↑	↑			↑	↑		↑
Cholestase	↑			↑	↑			↑
Pankreas			↑		(↑)			
Speicheldrüse			↑					
Prostata								
Hämolyse					↑			

51. *Enzyme, Tabellen auf S. 404/405 und 406/407.*

52.

53.

54.

Fette

55. *Triglyceride*

0,35–1,7; Grenzber. – 2,3 mmol/l
30–150; Grenzber. – 200 mg/dl

↑ s. unter 57

	γGT	LDH	LAP	LIP	SDH	SPH	SPH$_T$	SPH$_{TF}$
Knochen						↑		↑
Muskel		↑						
Herz		↑						
Leber	↑	↑	↑		↑	↑		↑
Cholestase	↑		↑					
Pankreas			(↑)	↑				
Speicheldrüse								
Prostata	↑				(↑)	↑	↑	
Hämolyse		↑						

56. Cholesterol, gesamt

< 5,2 mmol/l
< 200 mg/dl

HDL-Cholesterol

> 1,0 mmol/l
> 40 mg/dl

LDL-Cholesterol („Leitfraktion" in der Arteriosklerose)
<4,1 mmol/l / 160 mg/dl (Primärprävention ohne Risikofaktoren)
<3,4 mmol/l / 130 mg/dl (Primärprävention mit Risikofaktoren)
<2,6 mmol/l / 100 mg/dl (Sekundärprävention, Diabetes)
↑ Risikofaktor für Koronarsklerose, Arteriosklerose;
↓ des HDL-Anteils dabei prognostisch ungünstig.

57. Lipoproteine

Auftrennung durch Lipoproteinelektrophorese:
Chylomikronen, Prä-β-VLDL-)Lipoproteine, β-(LDL-)Lipoproteine.

51b. Enzyme		Normbereich
ALAT (GPT)	Alaninaminotransferase	♂ 0,22–0,57 ♀ 0,18–0,40
ALD	Aldolase	8–52
αAM	α–Amylase *im Harn*	bis 9 0,6–2,4
AP(H)	Alkalische Phosphatase unt. 45 J. altersabh. Kinder	♂ 1,95–3,64 ♀ > 45 J. 3,64 ♀ 1,45–2,79 4–16
ASAT (GOT)	Aspartatamino- transferase	♂ 0,27–0,49 ♀ 0,24–0,44
CHE	Cholinesterase	♂ 102–174 ♀ 86–159
C(P)K	Creatinphosphokinase	♂ bis 2,65 ♀ bis 1,65
GLDH	Glutamatde- hydrogenase	bis 81
γ–GT	γ–Glutamyl- transpeptidase	♂ bis 0,57 ♀ bis 0,40
LDH	Lactatdehydrogenase	2,00–4,00
LAP	Leucinaminopeptidase	0,13–0,37
LIP	Lipase	bis 4,0
SDH	Sorbitdehydrogenase	bis 17
SPH	Saure Phosphatase, gesamt	65–185
SPH_T	tartrathemmb. d. Prostata	8–25
SPH_{TF}	tart.- u. formaldehydstabil	33–100

Grenzbereich	+in µmol/(s · l) ++in nmol/(s · l)	in U/l (U = IE, int. Einh.)
0,80 0,55	+ +	♂ < 23 ♀ < 19
	++	< 3,1
14 3,5	AE/l AE/h	
4,84 4,84 3,64	+ +	♂ 72–175 ♀ 55–170
0,58 0,56	+ +	♂ < 19 ♀ < 15
189 189	+	♂ 3,5–8,5 kU/l ♀ 2,8–7,4
3,34 2,00	+	♂ 10–80 ♀ 10–70
148	++	♂ < 4,0 ♀ < 3,0
1,00 0,67	+ +	♂ < 28 ♀ < 18
	+	120–240
	+	11–35
	+	20–160
	++	< 0,4
	++	4,8–13,5
	++	< 1,6
	++	

Hyperlipoproteinämie:	Typ I	IIa	IIb	III	IV	V
Triglyceride	↑		↑	↑	↑	↑
Cholesterol		↑	↑	↑		
Chylomikronen	↑					↑
Prä-β (VLDL)			↑	↑	↑	↑
β (LDL)	↑	↑	↑			

Sekundäre Hyperlipoproteinämie bei Diabetes, Pankreatitis, nephrotischem Syndrom (Chylomikronen + Prä-β); Niereninsuffizienz, Schwangerschaft (Prä-β); Hypothyreose oder primärer biliärer Zirrhose (β- Lipoproteine); genetische Formen
↓ Hypolipoproteinämien: erbliche Defekte; Fettresorptionsstörung: Pankreasinsuffizienz, Sprue; Hyperthyreose.

58.

59.

60.

Kohlenhydrate

61. Glucose

nüchtern	3,9– <6,1 mmol/l
	70–109 mg/dl
Gestörte Nüchternglucose:	6,1– <7,0 mmol/l
	110– <125 mg/dl
Diabetes mellitus	≥7,0 mmol/l
	≥126 mg/dl
im Harn	0 g/d

↑ Diabetes mellitus, Pankreaserkrankungen, Endokrinopathien (z. B. Cushing-Syndrom), Hirnerkrankungen, Herzinfarkt, Schock, Medikamente (z. B. Corticoide), alimentär

↓ b. Inselzelltumoren, Hypophyseninsuffizienz, Mangelernährung, Malabsorption, konsumierende Krankheiten, Addison, Strapazen, renale Glukosurie, Medikamente (z. B. Insulin).

62. Glucosetoleranztest

(75 g oral), oGTT Grenzbereich, unterhalb dessen normale, oberhalb dessen pathologische Werte liegen und innerhalb dessen Kontrollbeobachtungen erforderlich sind:

2-h-Wert normal	<7,8 mmol/l
	<140 mg/dl
Pathol. Glucosetoleranz	7,8–11,0 mmol/l
	140–199 mg/dl
Diabetes mellitus	≥11,1 mmol/l
	≥200 mg/dl

Harnpflichtiges

63. Kreatinin

♂ <97 µmol/l
♀ <80
♂ <1,1 mg/dl
♀ <0,9

↑ bei eingeschränkter Nierenfunktion

64. Harnstoff

< 8,3 mmol/l
< 50 mg/dl

↑ bei Niereninsuffizienz, Eiweißmast, Tumoren, Medikamenten.

65. Harnsäure

♂ < 382 µmol/l
♀ <357 µmol/l

↑ bei Gicht, Fastenkur, Plasmozytom, Leukosen, Polyzythämie, zahlreichen Medikamenten insbesondere Diuretika;
↓ bei Salicylaten.

66. Ammoniak

♂ <55 µmol/l
♀ <48
♂ <94 mg/dl
♀ <82

↑ bei Coma hepaticum, Darmblutungen, Enzymdefekten.

Herz- und Kreislauf

(Risikofaktoren für Arteriosklerose siehe Fette, 55–57)

67. Troponine I und T

Troponin I	Normal	<0,04 ng/l
	Grenzbereich	>0,04–0,4 ng/ml
	Definitiv erhöht	>0,4 ng/ml
Troponin T	Normal	<0,1 ng/ml

Cave: Jedes Labor hat eigene Normalwerte zu etablieren.

↑ Bei allen Erkrankungen, die mit Nekrosen von Kardiomyozyten einhergehen, als instabile Angina pectoris, nichttransmuraler Myokardinfarkt, ST-Hebungsinfarkt, Myokarditis, aber auch bei vielen anderen schweren Erkrankungen wie z. B. Sepsis, Schlaganfall, Lungenembolie etc.

68. D-Dimer

<190 µg/l

↑ Erhöht bei vielen Erkrankungen (Entzündung, Tumor etc.), aber auch bei thrombembolischen Erkrankungen (Phlebothrombose, Lungenembolie), sodass bei negativem D-Dimer eine Thrombose/Lungenembolie sehr unwahrscheinlich ist, d. h. der Parameter besitzt also einen sehr hohen negativen prädiktivem Wert.

Lunge

69. Spirometrie
Individuell nach Tabelle zu berechnende Sollwerte; Werte in % des Sollwerts.

Vitalkapazität (VK): ↓ unter 70 % b. *restriktiver* Ventilationsstörung: Pneumonie, Lungenödem, Staublunge, Pleuraerguss, Kyphoskoliose, Zwerchfellhochstand, Adipositas

Atemstoßtest (Einsekundenkapazität, FEV1): ↓ unter 70 % b. *obstruktiver* Ventilationsstörung: Fremdkörper, Stenose, Asthma, asthmoide Bronchitis.

70. Blut- und Alveolargasanalyse
pO_2 arteriell
$$9{,}65-14{,}34 \text{ kPa}$$
72–107 mmHg

↓ Belastung; bei respiratorischer Insuffizienz; in Ruhe bei sonstigen Normalbefunden eine Form der *Diffusionsstörung* durch Alveolarwandverdickung: z. B. allergische interstitielle Pneumopathie (Farmer-, Vogelzüchter-, Kürschner-Lunge usw.), Lungenfibrose.
pCO_2 arteriell

$$♂ \; 4{,}69-6{,}16 \text{ kPa}, \quad ♀ \; 4{,}29-5{,}76 \text{ kPa}$$
♂ 35–46 mmHg, ♀ 32–43 mmHg

↑ b. respiratorischer Azidose;
↓ b. respiratorischer (Über-)Kompensation, einer metabolischen Azidose.

71.

72.

Magen, Darm

73. Magensekretion

Basalsekretion (BAO)   1,5–4 mmol/h
Maximalsekretion (MAO)
  nach Pentagastrin   10–23 mmol/lh

↑ Hyperchlorhydrie bei Ulcus duodeni, Reizmagen, Gastrin produzierendem Pankreastumor (Zollinger-Ellison);
↓ chron.-atrophische Gastritis, Magenkarzinom.

74. Gastrin

<50 pmol/l
<100 pg/ml

↑ b. chron. atroph. Gastritis, Vagotomie, Ulc. duod., Gastrin produzierendem Pankreastumor (Zollinger-Ellison).

75. Xylose-Resorptionstest (25 g oral)

im Harn >4 g/5 h

↓ unter 4 g bei Malabsorption: Sprue-Syndrom, intestinale Lipodystrophie (Whipple), Amyloidose u. a. Dünndarmerkrankungen.

76. Vitamin-B_{12}-Resorptionstest, Schilling-Test

Von radioaktiv markiertem B^{12} oral
  im Harn >10 % der Testdosis/d

↓ unter 5 % b. Intrinsic-Faktor-Mangel oder malresorptiver Dünndarmerkrankung. Normalisierung bei Wiederholung mit zugleich Intrinsic-Faktor-Gabe beweist Intrinsic-Faktor-Mangel: perniziöse Anämie, Gastrektomie.

77. 5-Hydroxyindolessigsäure

im Harn <47 µmol/d
<9 mg/d

↑ bei Serotonin produzierenden Karzinoiden an Darm oder Bronchien.

78. Hämoccult-Test, Benzidinprobe
Positiv bei Ulzera und Karzinomen, aber auch Zahnfleischbluten, hämorrhag. Gastritis, Darmpolypen, Hämorrhoiden, Pfortaderstauung, hämorrhagischer Diathese.

79.

Pankreas

80. Sekretin-Pankreozymin-Test
Stimulierung mit Sekretin + Pankreozymbestimmungen im *Serum* (Lipase und α-Amylase) und im kontinuierlich abgesaugten Duodenalsaft (hier auch Trypsin).

81.

82.

Niere

83. Eiweiß
>*im Harn*: Ø
quantitativ <150 mg/d

↑ s. Tafel S. 298/299 „Proteinurie". Der Bereich zwischen 30 und 150 (bis 300) mg/d wird als Mikroalbuminurie bezeichnet – siehe auch 89. „Mikroalbuminurie".

84. Urinsediment pro Gesichtsfeld
Leukozyten normal bis 5 (unzuverlässig); bzw. ≤10 /µl
Erythrozyten normal bis 4 (unzuverlässig); bzw. ≤5 /µl

Bakterien normal 0 bis wenige;
Zylinder
Hyaline Z. normal 0 bis selten;
↑ b. Proteinurie
Leukozytenz. 0; Vorkommen bei Pyelonephritis
Erythrozytenz. 0; Vorkommen bei Nephritiden
Granulierte Z. 0; Vorkommen bei Nephritiden
Fetttröpfchenz. 0; Vorkommen bei nephrot. Syndrom

85. Zählurin
Leukozyten <=10 / µl
↑ s. „Proteinurie" Tafel S. 298/299;
Erythrozyten <=5 / µl
↑ s. „Hämaturie" Tafel S. 302/303;
Zylinder bis 2000/d
↑ s. oben

86. Keimzahl im Mittelstrahlurin
kulturell < 10^5/ml
als Siebetest: TTC-Test: Ø
↑ bei (Prä-)Pyelonephritis, Ureteritis, Zystitis, Prostatitis, Urethritis.

87. Konzentrationsversuch
max. Dichte mindestens 1028 g/l
↓ unter 1025 b. Nephropathien

88. Kreatinin-Clearance
♂ ≥110 ml/min
♀ ≥95 ml/min
auf 1,73 m³ Körperoberfläche normiert
↓ bei chron. Glomerulonephritis und anderen progredienten Nephropathien.

Kreatinin, Harnstoff s. oben[63-64].

89. Mikroalbuminurie
                30–150 mg/24 Stunden bzw. 20–200 mg/l
Typisches Frühsymptom einer diabetischen und hypertensiven Nephropathie.

90.

Nebenniere

91. Aldosteron
                75–400 pmol/l
                2,7–14,3 ng/dl
morgens vor dem Aufstehen
↑ prim. u. sekund. Hyperaldosteronismus;
↓ Nebennierenrindeninsuffizienz.

92. Cortisol
morgens   140–690 nmol/l
                5–25 mg/dl
↑ bei Cushing-Syndrom;
↓ Nebennierenrindeninsuffizienz.

93. 17-Ketosteroide
im Harn   ♂ <69 µmol/d
                ♀ <55
                ♂ <20 mg/d
                ♀ <16
↑ bei adrenogenitalem Syndrom, Cushing-Syndrom oder NNR-Karzinom;
↓ bei Hypogonadismus, Addison.

94. *Vanillinmandelsäure (Abbauprodukt von Adrenalin u. Noradrenalin)*
im Harn 0–35,0 µmol/d
0–7 mg/d
↑ b. Phäochromozytom, Neuroblastom.

95.

96.

Schilddrüse

97. *TT$_4$ Gesamt-Thyroxin*
65–155 nmol/l
50–120 µg/l

98. *fT$_4$ Freies Thyroxin*
10–26 pmol/l
0,6–1,8 ng/1

99. *TT$_3$ Gesamt Trijod-Thyronin*
1,2–3,1 nmol/l
0,8–2,0 *µg/l*

FT$_3$ Freies T$_3$
3,7–9,9 pmol/l
2,5–5,5 pg/l

Für T$_3$ und T$_4$ gilt
↑ Hyperthyreose;
↓ Hypothyreose.

100. TSH (Thyreoideastimulierendes Hormon)
$$1-6 \text{ mU/l}$$
↑ b. Hypothyreose,
↓ unter 0,5 bei Hyperthyreose

TSH-Stimulationstest nach 200 mg TRH
$$6-20 \text{ mU/l}$$

101. Tg Thyreoglobulin
$$2-70 \text{ µg/l}$$
↑ b. differenziertem Schilddrüsenkarzinom;
↓ unter 10 µg/l zeigt Erfolg von Radikaloperation und Bestrahlung eines Schilddrüsenkarzinoms an.

102. Schilddrüsenantikörper
TRAK TSH-Rezeptor-Antikörper
$$\text{bis } 9 \text{ U/l; Grenzber. } -14$$
↑ meist bei Basedow-Struma.

TgAK Thyreoglobulinantikörper.

MAK Mikrosomenantikörper (anti-TPO-AK)

↑ TAK und MAK meist bei Immunthyreoiditis, häufig bei M. Basedow.

Bindegewebe

103. Antistreptolysin-Titer (AST)
70–150, Grenzb. –250 E/l
↑ ansteigende Titer bei Streptokokkeninfekten: Angina, rheumatisches Fieber, Glomerulonephritis, Scharlach, Erysipel.

104. Rheumafaktoren
Latex-Fixationstest bis 1 : 64
Akryl-Fixationstest bis 1 : 64
Podliachouk-Harboe bis 1 : 64
Positiv *meist* bei Rheumatoidarthritis, M. Sjögren, *überwiegend* bei M. Felty, Lupus erythematodes visceralis, Sklerodermie, Dermatomyositis, *oft* bei chron. Infektionen, chron.-aggressiver Hepatitis, *manchmal* bei juveniler chronischer Arthritis, Panarteriitis nodosa, Silikose, bei Gesunden mit zunehmendem Alter, *selten* auch bei gesunden Jugendlichen.

105. Antinukleäre Faktoren (verschiedene immunologische Methoden)
Positiv *immer* bei Lupus erythematodes visceralis, *überwiegend* bei M. Sjögren, Sklerodermie, *oft* bei Rheumatoidarthritis, M. Felty, Dermatomyoditis, chron.-aggressiver Hepatitis, Leberzirrhose, Colitis ulcerosa, Myasthenia gravis, erworbenen hämolytischen Anämien, *manchmal* bei Tumoren und bei Gesunden.

106. **Antikörper gegen doppelsträngige DNA** (anti dsDNA)
Typisch für den systemischen Lupus erythematodes visceralis. Nachweis in 60–90% der Fälle.

107.

108.

Liquor cerebrospinalis

109. Liquordruck
1,3–2,1 kPa
10–16 mmHg bzw. 5–20 cmH$_2$O

↑ bei Meningitis, Hirnabszess, Hirntumor, Hirnödem, Hydrozephalus, Blutungen.

110. Zellzahl im Liquor
<4 / µl

↑ bei bakterieller Meningitis, Tumor, Blutung, nur *mäßig* z. T. bei Abszess und Polyneuritis, meist mäßig bei Virusmeningitis und Enzephalitis.

111. Eiweiß im Liquor
<0,4 g/l

↑ bei bakterieller Meningitis, Tumor, Blutung, Abszess, Polyneuritis, spinaler Kompression, *mäßig* bei Virusmeningitis oder Enzephalitis.

112. Glucose im Liquor
50–80% der Serumglucose.
2,80–4,40 mmol/l
50–80 mg/dl

↓ bei Meningitis

113. Lactat im Liquor
bis 1,1–1,9 mmol/l

↑ bei Apoplexie, epileptischem Anfall, bakterieller Meningitis

Raum für handschriftliche Eintragungen

Sachverzeichnis

A

Abduzenslähmung 95
Abszess, paranephritischer 68, 349
–, peridivertikulitischer 58
–, perityphlitischer 58
–, subphrenischer 45
ACTH-Test 126
Adams-Stokes'scher Anfall 114
Addison-Krise 116
Adenom, autonomes 164
Adipositas 317
– dolorosa 74
Adnexitis 60
Aerophagie 48, 321
Affenhand 95
Agilität 148
Agoraphobie 133
Agranulozytose 333, 360
Aids 330, 334
Aids Related Complex 244, 292, 334
Akanthosis nigricans 155
Akkommodationsparese 30
Akromegalie 165
Akroparästhesien 86
Akrozyanose 152, 321
Aktinomykose 222, 255, 291, 334
ALAT 406
Albumin 401
Aldolase 406
Aldosteron 415
Aldosteronismus 99
–, primärer 185, 313
Alkalose 124, 396
Alkoholismus 360
Allergien 362
–, enterale 321
allergische Erkrankungen 16
Allgemeininfektionen 328
Alveolargasanalyse 411
Alveolitis 207
αAM 406
Amiodarontherapie 156
Ammoniak 410
Amöbenruhr 242
Amyloidose 281
– des Darmes 370
Amyotrophe Lateralsklerose 93
Analgetika-Kopfschmerz 33
Anämie 127, 210, 366 ff.
–, aplastische 366
–, hämolytische 289, 367
–, megalozytäre 366
–, perniziöse 367, 369
–, sideroachrestische 367, 369
–, symptomatische megaloblastische 367
Aneurysma 159
–, arterio-venöses 184
– dissecans 50
Anfälle, demonstrative 122
–, epileptische 120

–, hysteriforme 122
–, tetaniforme 122
–, vegetative 322
Angina abdominalis 50, 56
– diphtherica 215
–, instabile 39
– lacunaris 327, 329
– necroticans 216
– pectoris 39
– Plaut-Vincenti 215
– specifica 215
– tonsillaris 215, 291, 334
– ulcero-membranacea 215
Angiopathie 377
Ankylostoma-Befall 335
Anorexia nervosa 149
Anthrax 336
Antinukleäre Faktoren 418
Antistreptolysin-Titer 418
Antithrombin 394
α_1-Antitrypsin 401
Anurie 308
Aortenaneurysma 195
Aorteninsuffizienz 183
Aortenisthmusstenose 183
Aortensklerose 183
Aortenstenose 189
Aphonie, psychogene 196
Apoplexie 91, 113, 114, 212, 237, 361
Appendizitis 58, 236
Argyrose 153
Arrhythmie, absolute 179
Arrhythmie, respiratorische 179
Arsenintoxikation 240
Arsenmelanose 153

Arteria basilaris 113
Arteriitis temporalis 26, 29, 325
Arthritis, parainfektiöse 336
–, paraneoplastische 84
–, reaktive 82
– cricoarytaenoidea 195
Arthrosis deformans 82
Arzneimittelexanthem 142, 336
ASAT 406
Askariden 274
Askaridiasis 140
AST 418
Astheniker 320
Asthma 199
– bronchiale 203
– cardiale 210
Asthmoide Bronchitis 204
Asystolie 179
Aszites 226 ff.
Ataxie, spinale hereditäre 101
Atemstoßtest 411
Atemtypen, pathologische 201
Atemwege, Blutungen 253 ff.
Atmung, periodische 201
Ausschleusungsstörung 273
Auswurf 199
AV-Block 178
– Typ Mobitz 178
– Typ Wenckebach 178
Azidose 396

B

Babinski 88
Bandscheibenschaden 67
Basenüberschuss 395
Bauchtrauma 55
Begleitarthritis 72, 82
Begleithepatitis 271
Betalipoproteine 408
Bewusstseinsstörungen 108 ff.
Bigeminie 179
Bilharziose 276, 336
Bilirubin 394
Biot'sche Atmung 201
Blasenkarzinom 305
Blasenpapillom 305
Blasenstein 305, 308
Blasentuberkulose 305
Blässe 320
Bleiintoxikation 96, 269, 368
Bleikoliken 56
Bleikolorit 154, 368
Bleisaum 368
Blut im Stuhl 259, 262
Blutdrucksteigerung 320
Bluterbrechen 258
Blutgasanalyse 411
Blutkuchen, Retraktion 393
Blutung, innere 370
– aus dem Magen 261
– aus den Atemwegen 253 ff.
– aus den Verdauungswegen 258 ff.
Blutungsanämie 367
Blutungszeit 377 f., 392
Blutwürgen 258
Bornholmer Krankheit 35, 350
Borreliose 345
Botulismus 96, 242
Bradykardie 178
Briden 250
Bronchialkarzinom 158, 325
Bronchialtumor 254
Bronchiektasen 199, 254
Bronchitis 38
–, asthmoide 204
bronchoalveoläre Lavage (BAL) 199
Bronchopneumonie 206, 327, 337
Bronzediabetes 154
Brucellosen 271, 276, 284, 293, 327, 330, 337, 360
Brustschmerzen 34 ff.
Brustwandabszess 222
Brustwandphlegmone 36
Budd-Chiari-Syndrom 289
Bulbärparalyse 196, 211, 217
–, progressive 93

C

Caeruloplasmin 402
Calcium 397
Canicolafieber 284
Capsula interna 88, 113
Cerebrosid-Speicherkrankheit 80
Chagaskrankheit 337
CHE 406
Cheyne-Stokes'sche Atmung 201
Chloasma uterinum 155
Chloranämie, achylische 369
Chlorid 396

Cholangiolitis 273, 276
Cholangitis 45, 273, 276, 286, 329, 337
Cholecystitis acuta 234
Cholelithiasis 46, 273
Cholera 242, 337
– nostras 338
Cholestase, toxische 273
Cholesterol 405, 408
HDL-Cholesterol 405
LDL-Cholesterol 405
Cholesterol-Speicherkrankheit 278
Cholezystitis 45
Chrysiasis 153
Churg-Strauss-Syndrom 362
Chylomikronen 408
Chylothorax 220
Cluster-Kopfschmerz 26, 29
CO-Gasvergiftung 110
Colitis ulcerosa 57, 243, 264, 362
Colon irritabile 49, 58, 247, 251, 321
Coma 365
– diabeticum 116, 212, 361
– hepaticum 117
– hyperthyreoticum 116
– uraemicum 117
Conn-Syndrom 99, 185, 313
Continua febris 329
Coombs-Test 372
Cor pulmonale 151
Corpus liberum 82
Corticoidtherapie 361
Cortisol 415
Coxsackie-Virusinfektion 93, 338
C(P)K 406

C-reaktives Protein 403
Crush-Niere 318
Curareintoxikation 98
Curschmann 10
Cushing-Syndrom 81, 146, 184, 361, 363, 365
Cystitis haemorrhagica 305

D

Darm, Obturation 55
Darm- und Mesenteriallymph-knoten-Tuberkulose 228
Darminfarkt 245
Darmmilzbrand 262
Darmparasiten 244
Darmspasmen 321
Darmtuberkulose 244
Darmverwachsungen 55, 250
Dehydratation 251
Deltoideuslähmung 95
Demonstrativer Anfall 122
Dengue-Fieber 329, 338
Depigmentierung 153, 156
Depression, vegetative 322
Dermatomyositis 76, 98, 338, 362
Descensus uteri 69
Desferrioxamin-Test 399
Diabetes insipidus 313
– mellitus 144, 149, 312
Diaphragma 194
Diarrhoe 238 ff., 321
–, funktionelle 247
–, gastrogene 245

D-Dimer 410
Diphtherie 202, 338
Diplegia spastica infantilis (Little) 123
Diskusprolaps 91
Diuretika-Absetzen 316
Divertikulitis 58, 243
anti dsDNA 418
Dolichokolon 248
Doppelbilder 134
Douglasabszess 60
Drogensucht 111
Ductus arteriosus Botalli, offener 183, 210
Dünndarmamyloid 246
Dünndarmdivertikel 262
Dünndarmkarzinoid 245
Dünndarmtumoren 262
Durchblutungsstörungen, periphere 85
Durst 312 f.
Durstfieber 325
Dyschezie 251
Dysenterie 241, 352
Dyskinesien 321
Dysmenorrhoe 53, 321
Dyspepsie 247, 321
Dysphagia sideropenica 215
Dyspnoe 200 ff., 320
–, exspiratorische 203 f.
–, inspiratorische 202, 204
–, psychogene 212
Dysproteinämie 382
Dystrophia adiposo-genitalis (Fröhlich) 146
Dysurie 308

E

Ebola-Virus 358
Eisen 398
Eisenbindungskapazität 398
Eisenmangelanämie 366
Eisenmangelfieber 326
Eisen-Speicherung 281
Eisentransportkapazität, unzureichende 369
Eiweiß 413
– im Liquor 419
Ejaculatio praecox 321
Eklampsie 117, 123, 319, 361
Ekzem 138, 143
Elektrophorese, Serumprotein 400
Elektrounfall 174
Elliptozytose 268
Embolie, arterielle 85, 113
Emphysembronchitis 204
Encephalitis lethargica 127
Endocarditis 339
– lenta 284, 330, 362
Endometriose 253, 259
Enteritis 57, 339
– regionalis 243
Enteropathie, exsudative 246, 316
–, Gluten-induzierte 246
Enzephalitis 31, 90, 112, 129, 186, 211, 339
Enzephalopathie 147, 190
Enzyme 404
Enzymquellen 404
Eosinopenie 362 f.
Eosinophilie 362 f.
EPH-Gestose 300

Epidermophytie 141
Epididymitis 142
Epilepsie 117, 123, 361
Epileptische Anfälle 120
Epistaxis 253
Erbrechen 230 ff., 321
–, acetonämisches 234
–, demonstratives 237
–, ketonämisches 230, 234
Errötensneigung 320
Ersatzbefriedigung durch Essen 147
Ersatzrhythmus, arteriovenöser 178
Erysipel 291, 315, 327, 329, 339
Erythromelalgie 74
Erythrozyten 390
–, basophil getüpfelte 391
Erythrozyten-Enzymopathien 269, 371
Erythrozytose 374 f.
Essen als Ersatzbefriedigung 147
Exophthalmus 159 f.
Exsudat 220, 226
Extrasystolen 320
–, kompensatorische Pause 178

F

Faktorenmangel, angeborener 383
Faktorenmangel, erworbener 383
Fallhand 95
Fallot'sche Missbildungen 210
Familienanamnese 15
Fassthorax 204
Fazialislähmung 95
Fehlregulation, emotionale 326
Feldfieber 284
Felsenbeinbruch 134
Felty-Syndrom 84, 286, 294, 324, 329, 340, 360, 362
Femoralislähmung 96
Ferritin 399
Fett-Leber 281
Fettsucht 145 ff.
–, alimentäre 147
Fettverteilung, dysplastische 146
Fibrinogen 393
Fibularislähmung 96
Fieber 324 ff.
–, 2. Gipfel nach Fieberabfall 329
–, hohes andauerndes 329
–, lange anhaltendes 330
–, rheumatisches 83, 324, 351
– und Organsymptomatik 331 ff.
–, virale hämorrhagische 358
Fieberanstieg, steiler 328
Fieberdiagnostik, allgemeine Regeln 330
Fieberrezidive, rhythmische 329
Fiebertypen 327 ff.
Filariasis 229
Filzlaus 141
Fischbandwurm 370
Fistel, gastrokolische 246
Fleckfieber 284, 327, 329, 340
Flecktyphus 360
Flöhe 140
Folsäure-Mangel 366
Frambösie 340
Frühsommer-Meningoenzephalitis 93, 340

FSME 93, 340
Fünf-Tage-Fieber 81, 327, 329, 340, 358, 362, 365

G

Gallenkolik 46
Gallenmangeldiarrhoen 246
Gallensäuren 144
Gallenwege 321
–, Dyskinesien 46, 321
Gallenwegskarzinom 262, 274
Gallenwegsparasiten 46
Gammopathie-Polyneuritis 86
Gastralgie 321
Gastrin 412
Gastritis 48
Gastroenteritis 233, 240
Gaumensegellähmung 217, 338
Geburtstrauma 90
Gefäßlähmung 152
Gehirnerkrankungen 136
Gehörgangsfurunkel 30
Gelbfieber 329, 340
Gelenktuberkulose 83
genetische Erkrankungen 15
Gerinnungstest 377, 378
Gesamteiweiß 400
Gestagene 172
Gestose 184
Gicht 84, 144, 195, 325, 341, 361
Gichtniere 301
Gießfieber 324
Gilbert-Krankheit 270
Glaukom 30

GLDH 406
Gliederschmerzen 72 ff.
– bei Infektionskrankheiten 76
β-Globulin 402
Gc-Globulin 402
Globusgefühl 217, 320
Glomerulonephritis 68, 182, 300, 303, 316, 319, 341
– chronica 99
Glomerulosklerose, diabetische 183
–, Kimmelstiel-Wilson 183
Glomustumor 85
Glossopharyngeus, Schädigung 95
Glottisödem 202, 216
Glucose 408
– im Liquor 419
Glucosetoleranztest 409
Gluten-induzierte Enteropathie 246
Glykogen-Speicherkrankheit 278
α_1-Glykoprotein 402
Gonorrhoe 141, 311, 341
Goodpasture-Syndrom 256
GOT 406
GPT 406
Gravidität 62, 230, 273, 321
Grenzstrangreizung 322
grippaler Infekt 341 f.
Grippe 286, 327, 341, 365
Grubenwurm 335
γ-GT 406
Guillain-Barré-Syndrom 94
Gummata, syphilitische 282
Gürtelrose 44, 342
Gynäkomastie 171 f.

H

Hakenwurm 335
Halslymphknotenschwellungen 296
Halsrippe, Druckschädigung 94
Halsvenenstauung 168 ff.
Haltungsschwäche 64
Hämangiome 253, 259
Hämarthrose 84
Hämatemesis 258, 260
Hämatokrit 390
Hämatom 159
–, epidurales 31, 113
–, spinales epidurales 93
–, subdurales 31, 113
Hämatothorax 209, 220
Hämaturie 302 ff.
Hämoccult-Test 413
Hämochromatose 154, 272, 278
Hämoglobin 390
Hämoglobinurie, paroxysmale 318
–, – nächtliche 373
Hämolyse 367
Hämopexin 402
Hämophilie 378
Hämophilieartige Krankheitsbilder 382
Hämoptoe 253
Hämorrhagische Diathese 224, 227, 259, 302, 319, 377 ff.
Hämorrhoiden 265
Haptoglobulin 402
Harnsäure 409
Harnstoff 409, 414
Harnstrahlstopp 308
Harnwege, Dyskinesien 321
HDL-Cholesterol 405
Head'sche Zone 75
Hegglin 10
Heiserkeit 192 ff.
Hemiplegie 88
Hemmkörperhämophilie 379, 383
Hepatitis 45, 276, 285, 341
–, anikterische 279
–, chronische 271
– epidemica 362, 365
Hepato-lentikuläre Degeneration 272
Hepatomegalie 276 ff.
Hepatose 270, 279
Hermaphroditismus 171
Herpangina 214
Herpes simplex 214, 342
– zoster 44, 342
Herzangstneurose 40
Herzinfarkt 235, 325
Herzinsuffizienz 169, 209, 223
Herzrhythmusstörungen 135, 174 ff.
Hiatushernie 38, 48
Hirnabszess 32, 90, 112, 342
Hirndruck 32, 124
Hirndruckzeichen 186
Hirndurchblutungsstörungen 135
Hirnembolie 123
Hirnmetastasen 90, 112, 186, 211
Hirnödem 124
Hirnprozesse, chronisch degenerative 91
Hirnschädigung 326

Hirnsinusvenenthrombose 31
Hirntumor 90, 112, 127, 129, 186, 211, 236
Hitzewallungen 321
Hitzschlag 110, 324
Höhenschwindel 133
hormonelle Störungen 17
Hungerdystrophie 224, 227
Husten 198
Hydronephrose 68, 181
Hydrophthalmus 159
Hydrops intermittens 84
5-Hydroxyindolessigsäure 412
Hydrozephalus 124, 237
Hyperaldosteronismus 316
Hyperbilirubinämie, posthepatitische 270
Hyperfibrinolyse 383
Hyperhidrosis 320
Hyperlipoproteinämie 408
Hyperparathyreoidismus 81, 313
Hyperpigmentierung 153, 156
Hyperreflexie 236
hypertensive Krise 180
Hyperthyreose 128, 144, 149, 166, 184, 326, 365
Hypertonie 27, 135, 180 ff., 320
–, emotionelle 185
–, essenzielle 185
–, pulmonale 170
Hypoglossus, Schädigung 95
Hypoglykämie 27, 91, 123
Hypokaliämie 99, 251, 317
Hyponatriämie 117
Hypophyseninsuffizienz 189

Hypothyreose 126, 146, 166, 190, 251
Hypotonie 27, 126, 135, 188 ff., 320
Hypovitaminosen 144
Hysteriforme Anfälle 122

I

Icterus intermittens juvenilis 270
Ikterus 266 ff., 282
–, Cholestase-Typ 266
–, Hämolyse-Typ 266
–, Zellschädigungstyp 266
Ileitis terminalis 243
Ileus 53, 60, 234, 250
Immunelektrophorese 401
Immunglobuline 402
immunologische Erkrankungen 16
Immunthyreoiditis (Hashimoto) 164
Impotenz 321
Infektanämie 367
Infektion, Heilphase 362
Infektionskrankheiten 16
–, Gliederschmerzen 76
–, obere Luftwege 342
Infusionsfehler 316
INR 394
Insulinom 146
Interkostalneuralgie 36
Internusschwäche 196
Intertrigo 72
Intoxikation mit Blei 96
– mit Botulinumtoxin 96, 242
– mit CO 110

– mit Curare 98
– mit Lösungsmittel 111
– mit Morphin 111
– mit Schlafmittel 111
– mit Succinylcholin 98
Intracran. Missbildung 120
Iodfehlverwertung 162
Iridozyklitis 30
Ischiadicuslähmung 96
Ischuria paradoxa 308
Ischurie 308

J

Jackson-Epilepsie 117, 121

K

Kaffeesatzbrechen 259
Kala-Azar 154, 327, 343
Kalium 397
Kälte-Proteinurie 298
Kälteagglutinine 151, 372
Kälteautoantikörper-Anämie 269
Kältehämoglobinurie, paroxysmale 373
Kammerersatzrhythmus 178
Kammertachykardie 178
Kardiomyopathie 174
Kardiospasmus 217, 232
Karotissinussyndrom 115
Karpaltunnelsyndrom 86
Karzinom, hepatozelluläres 282
–, hypernephroides 303
–, metastasierendes 361
Katzenkratzkrankheit 291, 343
Kayser-Fleischer-Kornealrandring 272
Ketonämisches Erbrechen 230
17-Ketosteroide 415
Keuchhusten 198, 202, 365
Kiefergelenkschmerzen 29
Kimmelstiel-Wilson 300
Kinderlähmung 92, 211, 350
Kinetosen 134
Kleiderlaus 140
Klimakterium 128, 147, 321
Klinefelter-Syndrom 171
Knochenlues 80
Knochenmarkverdrängungen 368
Knochennekrosen, aseptische 81
Knochentuberkulose 80
Koagulopathie 378
Kohlenmonoxid-Vergiftung 110
Kokardenzell-Anämie 268
Kokzygodynie 67
Koliken, uterine 59
Kollagenosen 362
– der Nieren 182
Kollaps 188 ff., 190
Kolondivertikel 265
Kolonkarzinom 49, 58, 244, 250, 264
Kolonpolypen 265
Koma 110
Komplement 403
Kontaktdermatitis 138, 142
Konzentrationsversuch 414
Kopf-Schmerzbahnen, Läsionen 32
Kopflaus 140

Kopfschmerz 26 ff., 320
- durch Analgetika 33
-, posttraumatischer 33
Koproporphyrin 395
Koronarsyndrom, akutes 39
Krallenhand 95
Krampfadern 86
Krampfanfälle 120 ff.
Krätze 140
Kraurosis vulvae 144
Kreatinin 409, 414
Kreatinin-Clearance 414
Krupp 338
Kryoglobuline 152, 403
Kummerspeck 147
Kupfer 399
Kupfer-Speicherung 279
Kussmaul'sche Atmung 201
Kyphose 64

L

Labyrinthitis 134
Lactasemangeldiarrhoe 246
Lactat im Liquor 419
Lähmung 88 ff.
-, schlaffe 88
-, spastische 88
-, periodische 98
Lambliasis 343
Lanz-Punkt 236
LAP 406
Laryngitis actinomycotica 194
- acuta 194
- chronica 194
- diphtherica 194
- tuberculosa 194
Laryngozele 194
Larynxstenose 151
Lassa-Virus 358
Lateralsklerose 93
Laurence-Moon-Biedl-Syndrom 146
Läuse 292
Laxanzienabusus 250
LDH 406
LDL 408
LDL-Cholesterol 405
Leber-Echinokokkus 281
Leberabszess 45, 281, 343
Leberegel 274
Leberinsuffizienz 316, 368
Leberkarzinom 262, 274, 325
-, primäres 282
Leberkrankheiten 131
-, chronische 382
Lebermetastasen 274, 282
Leberruptur 226
Leberschäden, toxische 270, 279
Lebervenenthrombose 289
Leberzirrhose 224, 272, 282, 289, 315, 361
Legionellose 343
Leichenfinger 321
Leitsymptom 13
Leptospirosen 284, 343
Leptospirosis icterohaemorrhagica Weil 271, 276
Leukämie 143, 286, 344, 368
-, akute 81, 287
-, aleukämische 361

–, chronisch lymphatische 295
–, chronisch myeloische 286
–, eosinophile 362
–, lymphatische 365
leukämoide Reaktion 360
Leukoderm 155
Leukopenie 360 f.
Leukosen 344
Leukozyten 392
Leukozytose 360 f.
Lichen ruber planus 143
Linksherzinsuffizienz, akute 210
LIP 406
Lipodystrophia intestinalis 154, 244, 294, 358
Lipodystrophie 148
–, intestinale 154, 244, 294, 358
Lipoproteine 405
Liquor, Eiweiß 419
–, Glucose 419
–, Laktat 419
–, Zellzahl 419
Liquordruck 419
Liquorunterdruck 32
Listeriose 276, 344, 365
Little-Syndrom 90
Lobärpneumonie 205, 254, 327, 329, 344
Lokalinfektionen 328
Long QT-Syndrome 114, 123
Lordose 65
Lösungsmittelintoxikation 111
Lues 112, 292, 294, 345, 354, 362
Lungenabszess 199, 255, 345
Lungenatelektase 205
Lungenembolie 37, 170, 208, 224, 235, 256, 345
Lungenerkrankungen 150
Lungenfibrose 207
Lungengangrän 199
Lungeninfarkt 325
Lungenkavernen 199
Lungenmetastasen 208
Lungenmilzbrand 256
Lungenmykose 345, 350
Lungenödem 204
Lungenphthise 356
Lungenresektion 205
Lungentuberkulose 207, 222, 255, 356
Lungentumor 208
Lupus erythematodes 182, 362
Lupus erythematodes disseminatus 223, 279
Lupus erythematodes visceralis 77, 223, 226, 279, 300, 324, 330, 345, 360, 372
Lux. cox. cong. 72
Lyme-Krankheit 329, 345
Lymphadenitis mesenterialis 56
Lymphadenopathiesyndrom 292
Lymphgefäßverschluss 315
Lymphknotenschwellungen 290 ff.
Lymphocytosis acuta infectiosa 345
Lymphogranulomatose 280, 325, 327
Lymphogranulomatosis inguinalis 292
Lymphoidzellenangina 345, 347, 365
Lymphome, maligne 168, 288, 325,

327, 348
Lymphozytopenie 365
Lymphozytose 365
Lyssa 217, 312, 346, 355

M

M. Addison 126, 149, 154, 190, 245, 363, 365
M. Bang 284, 337, 365
M. Basedow 116, 163, 245
M. Bechterew 67, 209
M. Boeck 294, 362
M. Christian-Schüller-Hand 278
M. Crohn 59, 243, 264, 362
M. Gaucher 80, 154, 278
M. Gierke 278
M. Glanzmann 381
M. Hodgkin 143, 280, 287, 294, 330, 347, 361, 362, 365
M. Niemann-Pick 278
M. Osler 381
M. Paget 66, 79
M. Raynaud 74, 152, 321
M. Recklinghausen 66, 313
M. Reiter 84, 351
M. Scheuermann 64
M. Still 83, 286, 294, 324, 354
M. Waldenström 86
M. Weil 284, 358
M. Werlhof 382
M. Whipple 154, 244, 294, 358
M. Wilson 272, 279
Magenbeschwerden, funktionelle 48
Magenkarzinom 49, 233, 325
Magensekretion 412
Magersucht 148 f.
Magnesium 398
MAK 417
α_1-Makroglobulin 402
Malaria 140, 276, 286, 327, 329, 346, 362, 365
– tropica 327
Maligne Lymphome 168, 288, 325, 327, 348
Malleus 346, 352
Maltafieber 284, 337, 346
Marfan-Syndrom 37, 50
Markhemmung 382
–, splenomegale 361, 368
Markverdrängung 382
Marmorknochenkrankheit 79
Masern 293, 327, 329, 346, 360, 362, 365
Massenblutung 237
Matthes 10
Maul- und Klauenseuche 346
Mc. Burney-Punkt 236
MCH 391
MCHC 390
MCV 391
Medianuslähmung 95
Mediastinalemphysem 168
Mediastinalhämatom 169
Mediastinaltumor 169, 203
Mediastinitis 37, 168
Megakolon 248
–, toxisches 57
Meigs-Syndrom 223
Melanosarkom 156

Ménière-Syndrom 134, 235
Meningitis 31, 111, 327, 329, 346
–, bakterielle 90
Meningoenzephalitis 236
Meniskusschäden 82
Mesenterialarterienverschluss 50
Mesenterialinfarkt 56, 263
Mesenterialvenenthrombose 47
metabolische Myopathien 78
metabolische Störungen 17
Metalldämpfe 324
Metastasierung 368
Methämoglobinämie 151
Meulengracht-Krankheit 270
Migraine cervicale 26, 29
Migräne 26, 28, 235
Mikroalbuminurie 415
Miktionsstörungen 308 ff.
Miliartuberkulose 327, 329, 356, 365
Milzbrand 336, 347
Milzinfarkt 50
Milzruptur 226
Milzschwellung, akute 50
Milzstechen 50
Milzvenenthrombose 288
Mineralölmelanose 155
Mitralstenose 256
Mittelbauchschmerzen 52 ff.
Mittelstrahlurin 414
Mononucleosis infectiosa 215, 271, 276, 285, 293, 347, 362
Monoplegie 88
Monozytenangina 335, 347
Monozytose 362 f.

Morbus s.a.M.
Morbus haemolyticus neonatorum 269, 371
Morgagni 9
Morgagni-Syndrom 146
Morgenröte 363
Morphiumvergiftung 111, 125
Mukoviszidose 204
Multiple Sklerose 118, 127, 129, 196
Mumps 286, 329, 347, 360, 362
Muskelatrophie 88
–, progressive spinale 93
Muskeldystrophien 97, 131
–, Beckengürteltyp 97
–, Gesichtstyp (Erb) 98
–, Schultergürteltyp 98
–, Typen 98
–, –, Becker-Kiener 97
–, –, Duchenne 97
–, –, Leyden-Möbius 98
Muskelhypertonus 88
Muskelhypotonus 88
Muskelrheumatismus 64
Myalgia epidemica 35, 350
Myasthenia gravis 99, 130, 211
Myelitis 92
Myeloische Leukose 325
Myeloproliferative Erkrankungen 280, 286
Myelose, funikuläre 106
Mykose der Lungen 345, 350
Myoglobinurie 78
Myokardinfarkt 39
Myokarditis 39, 347

Myome 70
Myopathie, chronisch progressive okuläre 159
–, metabolische 78
Myositis 76
Myxödem 190, 224, 317

N

N. vestibulocochlearis 136
Nahrungsmittelallergie 244
Narkolepsie 118, 127
Natrium 396
Nebenniereninsuffizienz 149
Nebennierenrindeninsuffizienz 190, 365
Nebennierenrindentumor 172
neoplastische Veränderungen 17
Nephrolithiasis 304
Nephropathie, diabetische 300
Nephrosklerose 183
Nephrotisches Syndrom 68, 224, 227, 301, 316, 319
nervale Störungen 18
Neuralgie 32
Neuritis N. optici 30
Neurodermitis 143
Neurofibromatose 156
Neuropathie 96, 320, 326
Nierenabszess 68, 348
Nierenamyloidose 301
Nierenarterienstenose 182
Nierenbeckenkarzinom 304
Nierenbeckenpapillom 304
Nierenerkrankungen 181

Niereninfarkt 69, 182, 304, 348
Niereninsuffizienz 132, 310, 368
Nierenkolik 67
Nierentuberkulose 299, 302
Nierentumor 69
–, maligner 303
Nierenversagen, akutes 310, 318 f.
Nierenzellkarzinom 303, 362
Nissen 140
Non-Hodgkin-Lymphome 288, 295, 330, 348, 362
Normalwerte und Abweichungen 385 ff.
Nykturie 308

O

Oberbauchschmerzen 42 ff., 44
–, Abwehrspannung 43
–, Schmerzanfall 43
oberen Luftwege, Infekt 342
Obstipation 248 ff., 321
–, atonische 251
–, spastische 251
Obturation des Darmes 55
Obturatoriuslähmung 96
Ochronose 82
Ödeme 314
–, asymmetrische 315
–, hereditäre chronische 317
–, symmetrische 315 ff.
Oesophagitis erosiva 260
Ohnmacht 320
Okulomotoriuslähmung 95
Oligakisurie 308

Oligophagie 148
Oligurie 308
Orbitalphlegmone 159
Orbitopathie, endokrine 160
Orientbeule 348
Ornithose 348
Orthostatische Proteinurie 298
Osmotische Resistenz 391
Ösophagitis 38, 216
Ösophagospasmus 38
–, akuter 217
Ösophagusachalasie 38, 48, 217, 232
Ösophagusdivertikel 38, 195, 214, 231
Ösophaguskarzinom 38, 195, 232, 261
Ösophaguskompression 232
Ösophagusstenose 214
Ösophagusstriktur 232
Ösophagusvarizen 261
Ösophagusvarizenblutung 232
Osteochondrose 66
Osteogenesis imperfecta 79
Osteomalazie 66, 79
Osteomyelitis 80, 329
Osteomyelofibrose 280, 287, 361, 368
Osteomyelosklerose 280, 287, 361
Osteopenie 66, 79
Osteoporose 66, 79
Ostitis deformans (Paget) 66, 79
Ostitis fibrosa generalisata (Recklinghausen) 66, 313
Östrogene 172
Otitis media 30, 291

Ovalozytose 268, 371
Ovarialtumor 70
Ovarialtumor (Meigs) 227
Ovarialtumor-Stieldrehung 59
Ovulationshemmer 138
Oxyuriasis 140

P

Panarteriitis nodosa 77, 96, 182, 280, 300, 304, 324, 330, 348, 362
Pancoast-Tumor 86, 169
Pancreatitis acuta 234
Pankarditis 349
Pankreasinsuffizienzdiarrhoe 246
Pankreaskarzinom 47, 261, 274
Pankreasnekrose, akute 261
Pankreaszyste 47, 69
Pankreatitis 46, 69, 349
–, nekrotisierende 261
Panzerherz 223
Papilia Vateri, Verschwellung 273
Paralyse 211
–, progressive 211
Parametritis 70
Parametropathia spastica 70
Paraproteine 403
parasitäre Erkrankungen 16
Parästhesien 106
Parasystolie 179
Paratyphus 241, 284, 327, 329, 349, 360
Paresen 113
Pathogenesen 15

pCO$_2$ 395
PCR 37
pektanginöse Beschwerden 320
Pelvidystonie 321
Pemphigus vulgaris 349, 362
Periarteriitis nodosa 300, 348
Periarthritis humeroscapularis 82
Pericarditis constrictiva 170, 223
– sicca 40
Perikarditis 349
Perikardtamponade 170
Peritonealkarzinose 227, 229
Peritonitis 44, 54, 226, 236
–, spontane bakterielle 228
Pertussis 198
Pest 327, 329, 349
Pfeiffer'sches Drüsenfieber 215, 271, 276, 285, 293, 347, 362
Pfortaderhochdruck 227
Pfortaderkompression 288
Pfortaderthrombose 47, 288
pH 395
Phäochromozytom 33, 185
Phlebothrombose 85
Phlegmone 315
Phosphat, anorganisches 397
Phrenicus, Schädigung 95
physikalische Schädigungen 15
Pickwick-Syndrom 127, 151, 209
Pigmentanomalien 153 ff.
Pigmentlarve 155
Pilzpneumonie 345, 350
Plasmozytom 81, 298, 368
Pleuraempyem 36, 220
Pleuraerguss 208, 220 ff.
Pleuramesotheliom 36

Pleuraschwarte 209
Pleuritis 44
– carcinomatosa 36, 223
– diaphragmatica 216
– exsudativa 36, 209
– sicca 36, 208
Pleurodynia epidemica 35, 350
Plexusneuritis 95
Plummer-Vinson-Syndrom 215
Pneumocystis-jiroveci(carinii)-Infektion 350
Pneumonie 205
–, atypische 206, 336
–, käsige 199
–, parapneumonische 222
Pneumothorax 36, 209
Poliomyelitis acuta 93, 211, 350
Pollakisurie 308
Polycythaemia rubra vera 143, 184, 280, 287, 375
Polydipsie 310
–, psychogene 313
Polyglobulie 374, 375
Polymerase-Kettenreaktion 37
Polymyalgia rheumatica 77, 325, 330, 350
Polymyositis 98, 131
Polyneuritis 211
Polyneuropathie 96
Polyphagie 145
Polyserositis 223, 226
Polyurie 308
Polyzythämie 374
Porphyria acuta 56, 97
– – intermittens 251
– erythropoetica 371

Postcholezystektomiesyndrom 46
Postikusparese 203
Präalbumine 401
Präbetalipoproteine 408
Praecoma 230
– Addisoni 235
– hepaticum 235
– hyperglycaemicum 235
– uraemicum 235
Präeklampsie 33
Präkoma 33, 134
Proktitis 142, 243, 265
Prostataadenom 310
Prostatakarzinom 306, 310
Prostatitis 141, 301, 305, 310
Prostigmintest 130
Protein, C-reaktives 403
Proteinurie 298 ff.
Prurigo 143
Pruritus 138 ff.
–, demonstrativer 139
Pseudodiabetes insipidus 313
Pseudohermaphroditismus 171
Pseudomyxom 227
Pseudopolyglobulie 375
Psittakose 350
Psoriasisarthritis 84
psychische Störungen 18
Psychopharmaka-Missbrauch 111
Pubertät 321
Pulmonalstenose 157, 210
Purpura allergica 380
– anaphylactica 381
– hereditaria 380
– necroticans 381
– rheumatica 182, 319
– senilis 381
– vesiculosa 381
Pyelitis 301
– acuta 350
Pyelonephritis 68, 181, 299, 304, 350
–, akute 319
– chronica 99
Pylorusstenose 233
Pyodermie 74
Pyonephrose 68, 351
Pyothorax 220
Pyramidenbahn 88

Q

Q-Fieber 329, 351, 365
Quecksilberintoxikation 240
Quincke-Ödem 142, 314

R

Radialislähmung 95
Radikulitis 94
Rattenbisskrankheit 329, 354
Refluxkrankheit 38, 48
–, gastro-ösophageale 260
Refluxösophagitis 48
Refraktionsanomalien 30
Regulationsschwäche 320
Regulationsstörung bei Erschöpfung 321
– bei Rekonvaleszenz 321
– bei Schichtarbeit 321

– bei Schlafdefizit 321
Reizblase 308, 321
Reizkolon 247
Reizmagen 321
Rektumkarzinom 265
Rekurrensfieber 329, 351
Rekurrenslähmung 195
Rekurrensparese 203
Retikulozyten 391
Retraktion 377, 378
Retroflexio uteri 69
Retropharyngealabszess 216
Rheumafaktoren 418
Rheumatisches Fieber 83, 324, 351
Rheumatoidarthritis 83, 223, 324, 352, 362
Rickettsiosen 284, 352
Riesenzellarteriitis 325
Rift-Valley-Virus 358
Rippenfraktur 35
Rippenosteomyelitis 35
Rippenperiostitis 35
Rippentuberkulose 35
Rippentumor 35
Röntgenkater 230
Röteln 285, 292, 327, 352, 360, 365
Rotz 346, 352
Rovsing 236
Rückenmark 88
Rückenmarkprozesse 86, 310
Rückenmarktumoren 70, 92
Rückenschmerzen 62 ff.
–, Aggravation 63
–, Simulation 63
Rückfallfieber 351

Ruhr 241, 263, 327, 352
Rumpel-Leede 377, 378

S

Salmonellen-Enteritis 327, 353
Salmonellosen 241
Salzmangel-Syndrom 78
Sanduhrmagen 232
Sarkoidose 294, 362
SARS 353
Säufergastritis 233
Schädel-Hirn-Trauma 236
Scharlach 285, 327, 353, 362
Schießscheibenzell-Anämie 268
Schilddrüsenantikörper 417
Schilddrüsenhormone 167
Schilling-Test 412
Schlafkrankheit 126, 353
Schlaflosigkeit 128 f.
Schlafmittelvergiftung 111, 125
Schlafsucht 125 ff.
Schlammfieber 284
Schluckbeschwerden 38
Schluckstörungen 213 ff.
Schmerzen, radikuläre 70, 75
Schmerzzustände, neurogene 101
Schnappatmung 201
Schock 188 ff., 191, 319, 361
–, anaphylaktischer 115, 191
–, apoplektischer 191
–, hypoglykämischer 116, 191
–, hypovolämischer 191
–, kardiogener 191
–, traumatischer 191

Schoenlein-Henoch-Syndrom 319
Schreikrämpfe 122
Schrumpfbulbus duodeni 233
Schüttelfrost 328
Schwächegefühl 130 ff.
Schwangerschaftsanämie 367, 370
Schwangerschaftsnephropathie 300
Schwangerschaftstoxikose 184
Schweinebrucellose 284, 337
Schweinezüchterkrankheit 284
Schwindel 133 ff., 320
–, vasovagaler 136
SDH 406
Seekrankheit 134
Seitenstrangangina 216, 335
Sekretin-Pankreozymin-Test 413
Senkungsgeschwindigkeit 403
Sensibilitätsstörungen 100 ff.
Sepsis 112, 276, 283, 292, 327, 329, 360
–, akute 353
– lenta 284, 327
Serratuslähmung 95
Serumeiweiß-Mangel 315
Serumkrankheit 353
Serumproteine, Elektrophorese 400
Seufzeratmung 320
Shunt 210
Sichelzellanämie 268, 371
Siderosen, sekundäre 281
Siderozyten 391
Siegenthaler 10
Simmond'sche Kachexie 148
Simulation 109, 247, 306, 326
Singultus 320
Sinus-cavernosus-Thrombose 160

Sinusbradykardie 178
Sinusitis 26, 160
– maxillaris 29
Skalenus-Syndrom 84, 94
Sklerodermie 354
Sklerose, progressive 182
Skoliose 64
Skorbut 381
Sodoku 329, 354
Somnolenz 110
Sonnenstich 110
Sopor 110
Spannungskopfschmerz 28
Spannungspneumothorax 169
Spasmophilie 196
Spätblutung 377, 378
Speicherkrankheiten 289
Spermatozystitis 142
SPH 406
Sphärozytose 268, 370
Sphincter-Oddi-Dysfunktion 46
Sphingomyelin-Speicherkrankheit 278
Spina bifida 65
Spinale hereditäre Ataxie Friedreich 101
Spinalis-anterior-Syndrom 92
Spinalparalyse, spastische 91
Spirometrie 411
splenomegale Markhemmung 361, 368
Splenomegalie 283 ff.
Spondylitis 65
– ankylosans (Bechterew) 67
Spondylolisthesis 67

Spondylosis deformans 65
Spontanfrakturen 78
Sport-Proteinurie 298
Sprue 158
Stakkatohusten 198
Standardbicarbonat 395
Staublunge 205
Stauungsproteinurie 300
Stauungspseudogastritis 233
Stauungszirrhose 272
Steatorrhoe 369
Sterkobilinogen 395
Stomatitis aphthosa 214
– necroticans 215
– ulcerosa 214, 346, 354
Stomatozytose 268
Strabismus 30
Strahlenfibrose des Mediastinums 169
Strahlenschäden 360
Strangulationsileus 263
Stress 363, 365
Stressulkus 50
Struma 162 ff., 202
–, paraneoplastische 165
– maligna 164
– nodosa 164
– retrosternalis 168
Strumigene Kost 162
Stuhlverstopfung 53
Stupor 110
–, psychogener 118
Subarachnoidalblutung 31, 113
Subclavian-steal-Syndrom 115
Subikterus 268
Succinylcholinintoxikation 98

Sudeck'sche Atrophie 78
Sulfhämoglobin 151
Symptomkombination 13
Synkope 110
Synkope, vagovasale 114
Syphilis 112, 292, 294, 345, 354, 662
Syphilitische Gummata 282
Syringomyelie 101, 118

T

Tabes dorsalis 101
Tachykardie 178, 320
–, paroxysmale 178
5-Tage-Fieber 81, 327, 329, 340, 358, 362, 365
Target-Zell-Anämie 268, 371
Teerstuhl 258, 262
Teleangiectasia multiplex hereditaria 381
Tendovaginitis 76
Tetanie 77, 123
–, latente 322
Tetaniforme Anfälle 122
Tetanus 124, 217, 355
TgAK 417
Thalamusschmerz 75
Thalassämie 268, 367, 369 f.
Thoraxdeformierung 209
Thoraxstarre 209
Thrombasthenie 381
Thrombelastographie 393
Thrombinzeit 393
Thrombophlebitis 85, 291, 355

Thromboplastinzeit, partielle 393
–, Quick-Wert 393
Thrombose, arterielle 85
Thrombozyten 392
Thrombozytenzahl 377 f.
Thrombozythasthenie 377
Thrombozytopathie 377
Thrombozytopenie 377
–, idiopathische 382
Thymom 158
Thyreoglobulin 167, 417
Thyreoiditis acuta 162
–, chronisch-fibröse 163
– de Quervain 163
–, subakute 163
Thyroxin 416
Tibialislähmung 96
Tietze-Syndrom 35
Tiffeneau-Test 204
Tod 115
Tollwut 217, 312, 346, 355
Tonsillitis 355
toxische Schädigungen 16
Toxoplasmose 90, 293, 355, 365
Tracheitis 38
– sicca 198
TRAK 417
Transferrin 402
Transsudat 220, 226
Transversusschwäche 196
Trichinose 242, 327, 329, 356
Trichomonaden 141
Trigeminus, Schädigung 95
Trigeminusneuralgie 32
Triglyceride 405, 408
Trikuspidalinsuffizienz 169

Trochlearislähmung 95
Trombozytenzahl 378
Trommelschlägelfinger 157 f.
Troponine 410
TSH 417
Tubarabort 59
Tubarruptur 59, 236
Tuberkulose 132, 286, 291, 321, 330, 356, 362
– der Darm- und Mesenteriallymphknoten 228
Tularämie 293, 329, 357, 360
Tumor im kleinen Becken 315
Tumoranämie 367
Tumordruck 97
Tumorkompression 250
Typhus 241, 284, 360, 362
– abdominalis 125, 263, 271, 276, 327, 329, 357
– exanthematicus 126, 357

U

Überernährung 147
Ulcus duodeni 49, 261
– pepticum jejuni 262
– ventriculi 49
Ulkusblutung 234
Ulkusperforation 49
Ulnarislähmung 95
Unfalltrauma 94
Ungezieferphobie 139
Unterbauchschmerzen 52 ff.
Urämie 33, 144, 240, 313, 382
Uratnephropathie 301

Ureteritis 301, 304
Ureterstein 304
Uretersteinkolik 55
Uretertumor 305
Urethritis 301, 311
Urinsediment 413
Urobilinogen 395
Urtikaria 142, 314
uterine Koliken 59

V

Vanillinmandelsäure 416
Varizellen 293, 327, 357, 360, 362, 365
vegetative Anfälle 322
– Funktionsstörungen 320 ff.
Vena-cava-superior-Thrombose 169
Verbrauchskoagulopathie 382, 383
Verdauungswege, Blutungen 258 ff.
Verlausungsmelanodermie 154
Verschlussikterus 266, 276
Virusenteritis 358
Virusgrippe 358, 360
Virushepatitis 270, 358
Virusinfektion 360
–, myotrope 315
Viruspneumonie 206, 286, 358, 362, 365
Vitalkapazität 411
Vitamin-B_6-Mangel 97
Vitamin B_{12}-Mangel 106, 366
Vitien, angeborene 151
–, kongenitale 157

Vitiligo 156
VLDL 408
Vorhofflattern 178
Vorhofflimmern 178
Vorhofseptumdefekt 210

W

Wadenschmerz 72
Wanzen 140
Wärmeautoantikörper 372
Wärmeautoantikörper-Anämie 269
Wasserlassen, Brennen 308
Watschelgang 97
Wegener'sche Granulomatose 182
Weinkrämpfe 122
Willebrand-Jürgens-Syndrom 381
Windpocken 357
Wirbelfraktur 65
Wirbelluxation 62
Wirbelmetastase 65, 92
Wirbelsäulenprozesse 86
Wolhyni'sches Fieber 81, 327, 329, 340, 358, 362, 365
WPW-Syndrom 174
Wundstarrkrampf 124, 217, 355

X

Xylose-Resorptionstest 412

Y

Yersinia-enterocolitica-Infekt 330
Yersinia-Infektion 358

Z

Zählurin 414
Zeckenbissfieber 329, 359
Zeckenenzephalitis 329
Zellzahl im Liquor 419
Zerebralsklerose 26, 29, 129, 135
Zerebrosid-Speicherkrankheit 278
Zerebrovaskuläre Insuffizienz 113
Zinkfieber 324
zirkulatorische Störungen 17
Zirrhose, biliäre 272, 276
–, primär biliäre 144
Zitteranfälle 122
Zöliakie 246
Zungenlähmung 217
Zwerchfellhernie 214
Zyanose 150 ff.
Zystenleber 281
Zystenniere 181
Zystennieren 302
Zystitis 301
Zytomegalie 271, 359

Raum für handschriftliche Eintragungen

Raum für handschriftliche Eintragungen

Raum für handschriftliche Eintragungen